thermo scientific

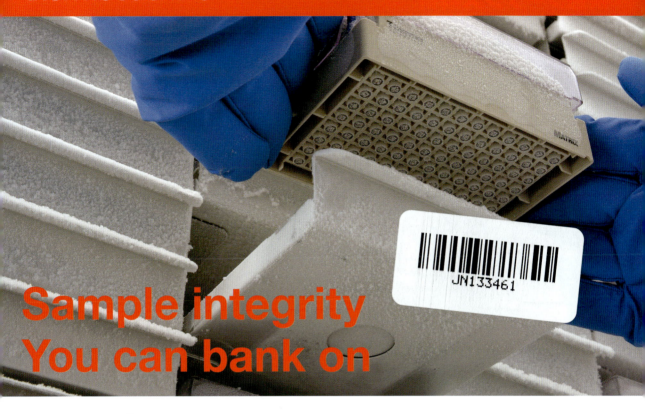

Sample integrity
You can bank on

サンプル管理のソリューション

Thermo Scientific™ Matrix™ / Nunc™ 2Dコード付チューブ

超低温保存によるダメージからサンプルを守りつつ、確実なサンプルトラッキングを実現。サンプルの品質維持、管理作業の精度向上と効率化をサポートします。

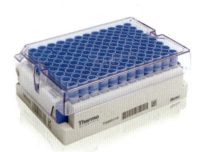

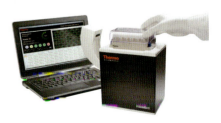

研究用にのみ使用できます。診断目的およびその手続上での使用はできません。
記載の社名および製品名は、弊社または各社の商標または登録商標です。
標準販売条件はこちらをご覧ください。 www.thermofisher.com/jp-tc
For Research Use only. Not for use in diagnostic procedures. © 2018 Thermo Fisher Scientific Inc. All rights reserved.
All trademarks are the property of Thermo Fisher Scientific and its subsidiaries unless otherwise specified.

サーモフィッシャーサイエンティフィック株式会社
TEL：03-6832-9270　FAX：03-6832-9271

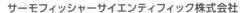 facebook.com/ThermoFisherJapan　 @ThermoFisherJP
www.thermofisher.com

Thermo Fisher
SCIENTIFIC

遺伝子医学 MOOK 34
臨床応用に向けた疾患シーケンス解析

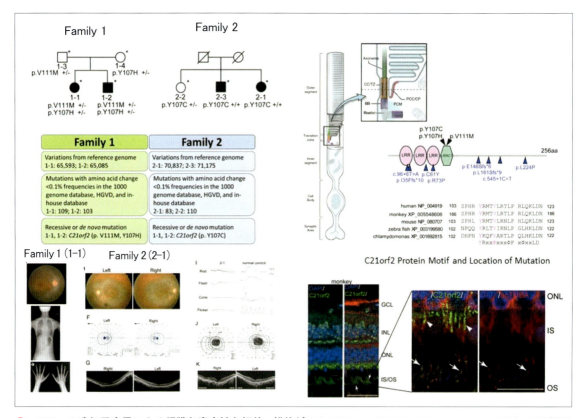

● *C21orf2* 遺伝子変異による網膜色素変性と杆体 - 錐体ジストロフィー（文献7より）　　（本文44頁参照）

網膜色素変性と錐体 - 杆体ジストロフィー（cone-rod dystrophy）の新たな遺伝子として C21orf2 が須賀らによって発見された[7]。異なる病気であるものの，遺伝子変異はタンパク質の同一ドメイン（leucine rich repeat C-terminal domain）に存在した。タンパク質は視細胞の内節と外節の視細胞接続繊毛（connecting cilium）に存在する。視細胞の図は Rachel et al.（Cilia, 2012）より一部改変。

巻頭 Color Gravure

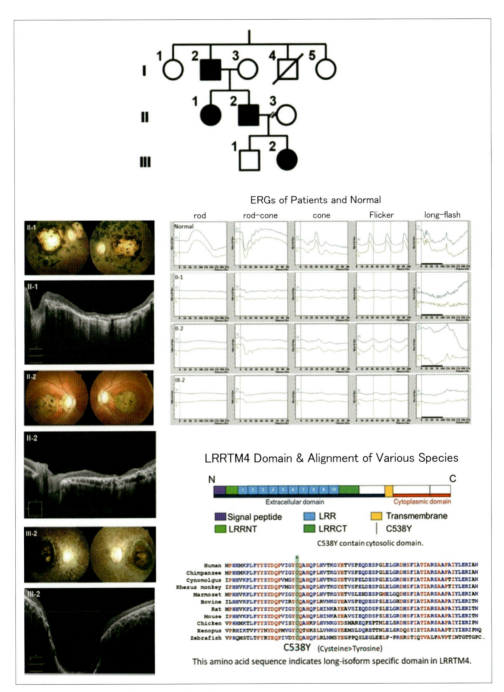

● *LRRTM4*の遺伝子変異による黄斑ジストロフィー（文献9より）　　　　（本文45頁参照）

黄斑ジストロフィーの新たな遺伝子としてC21orf2が川村，須賀らによって発見された[9]。この黄斑ジストロフィーは3世代の優性（顕性）遺伝の家系であり，杆体細胞の反応がすべての患者で消失している。現在この変異体の機能解析やノックインマウスの作製が進められている。

巻頭 Color Gravure

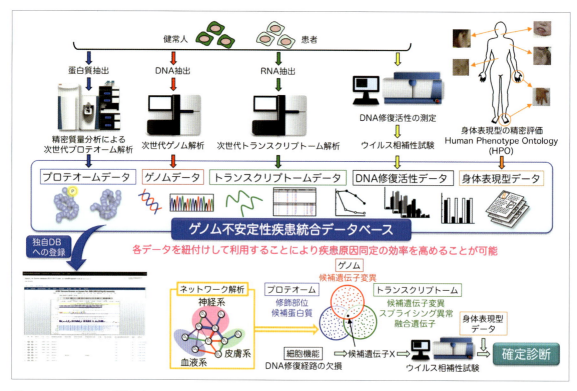

● マルチオミクス解析の概要図 　　　　　　　　　　　　　　　　　　（本文49頁参照）

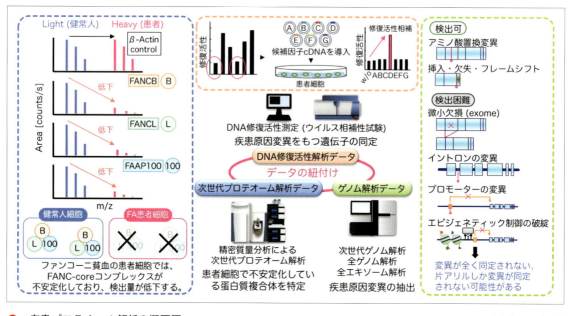

● 疾患プロテオーム解析の概要図 　　　　　　　　　　　　　　　　　（本文52頁参照）

巻頭 Color Gravure

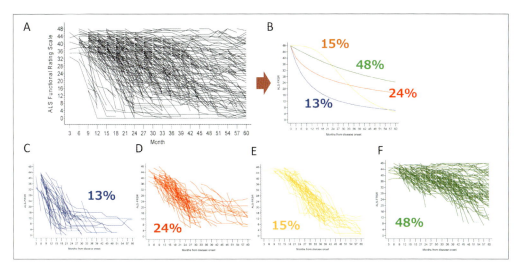

● **ALSFRS-R の経時的変化の類型化**（文献 24 より改変）　　　　　　　　　　（本文 59 頁参照）

A. JaCALS 登録の孤発性 ALS 患者における ALSFRS-R スコアの経時的変化をグラフに示すと，極めて多彩であることがわかる．
B. それらのパターンを 4 種類（C-F）に分類し，関連する遺伝子多型を探索した．
C. 急速進行型（rapid decline cluster）
D. 単調進行型（intermediate decline cluster）
E. シグモイド型（sigmoidal decline cluster）
F. 緩徐進行型（moderate decline cluster）

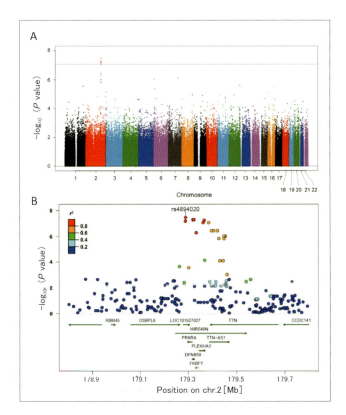

● **Manhattan plot**（文献 24 より改変）　　　　　　　　　　（本文 60 頁参照）

A. 急速進行型とその他の 3 群を比較し，関連解析を施行したところ，有意に関連（$p=3.47 \sim 8.34 \times 10^{-8}$）する SNPs を 7 つ認めた．
B. A の有意な SNPs の領域（2q31.2）を拡大したもの．

巻頭 Color Gravure

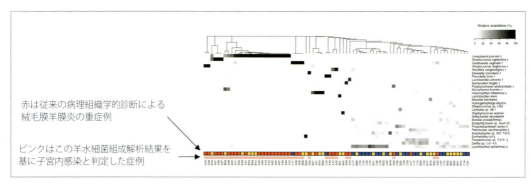

● 羊水細菌組成の特徴から子宮内感染の重症度を推測 （本文69頁参照）

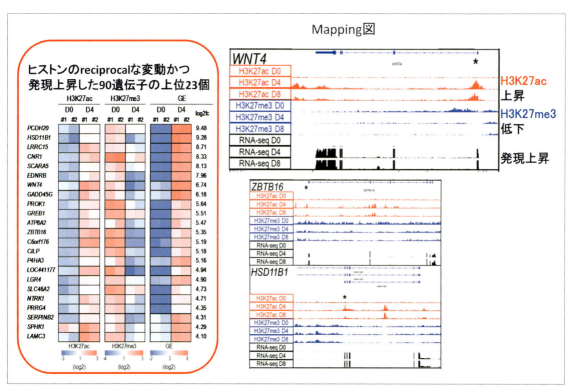

● 子宮内膜の脱落膜化モデルを用いたオミックス解析 （本文70頁参照）

巻頭 Color Gravure

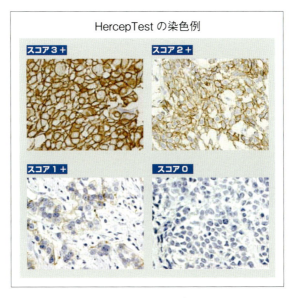

● HercepTest とトラスツズマブの適応

（本文 138 頁参照）

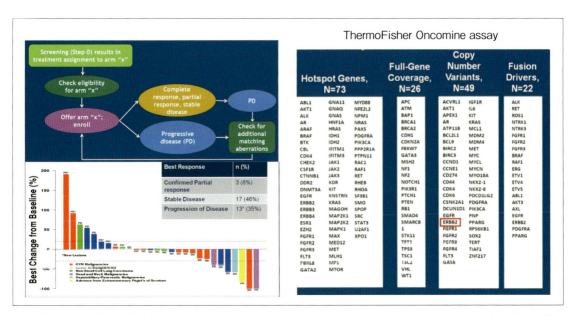

● NCI-MATCH 試験（文献 27 より）

（本文 141 頁参照）

巻頭 Color Gravure

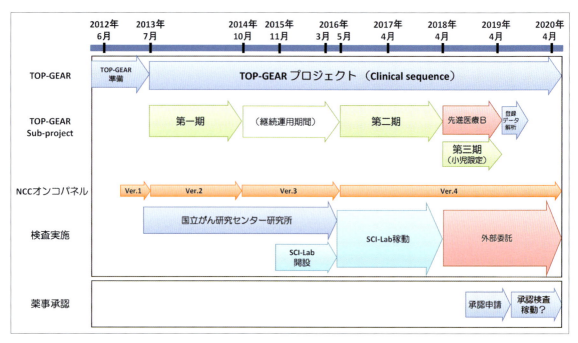

● TOP-GEAR プロジェクト　　　　　　　　　　　　　　　　　　　　　　　　　　　　　　　（本文149頁参照）

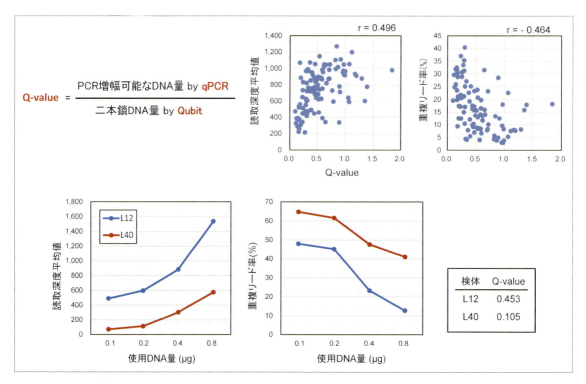

● DNA 品質の確認（文献4より）　　　　　　　　　　　　　　　　　　　　　　　　　　　（本文150頁参照）
上：独自の品質評価値 Q-value と NGS 品質データ．下：DNA 使用量増加による NGS 品質データの改善

巻頭 Color Gravure

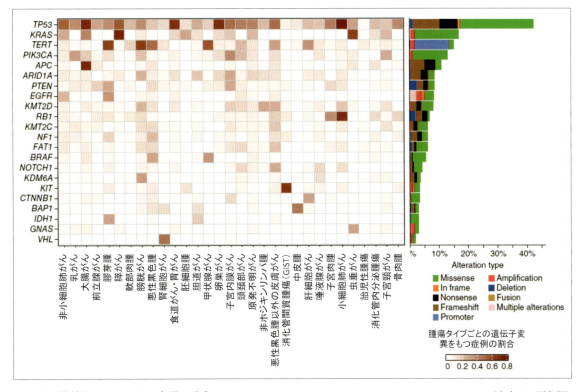

● 臓器横断的なドライバー変異の分布　　　　　　　　　　　　　　　　　　　　　　　　（本文165頁参照）

進行症例を中心に1万例の臨床検体の解析を行ったメモリアルスローンケタリングがんセンターの解析例。TP53のように各臓器のがんで高頻度に認められるものもあるが，Ras-MAPK経路に含まれる分子の変異は低頻度ながら各臓器において観察される。

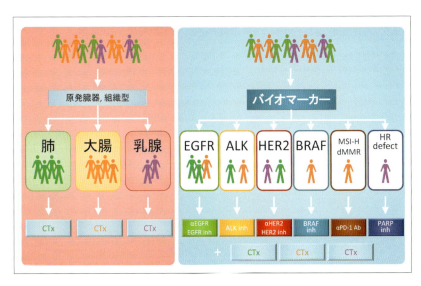

● 臓器横断的な治療選択
　　　　　（本文166頁参照）

原発臓器の種類や組織型によって決められてきた薬物療法のレジメンから，治療標的分子の活性化を指標とするバイオマーカーによって薬剤の選択を行うように変化し，さらに臓器横断的な適応が期待されるようになった。

巻頭 Color Gravure

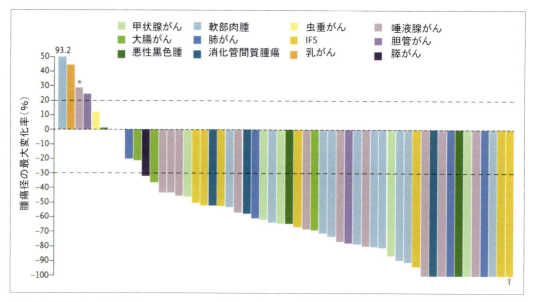

● 臓器横断的に行われた larotrectinib の臨床試験の結果　　　　　　　　　　　　　　　　　　（本文 167 頁参照）

NTRK 融合遺伝子陽性の固形がんに一様に顕著な抗腫瘍効果が観察された。IFS: infantile fibrosarcoma

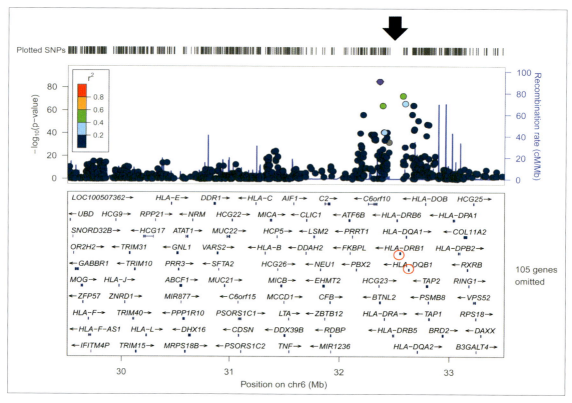

● *HLA-DRB* 遺伝子のコピー数多型による SNP-GWAS の空白領域：*HLA* 遺伝子自体の多型解析の必要性
（文献1より）　　　　　　　　　　　　　　　　　　　　　　　　　　　　　　　　　　　　　（本文 195 頁参照）

トランスレーショナルリサーチを支援する
遺伝子医学 MOOK 34

臨床応用に向けた疾患シーケンス解析

【編集】**松本直通**
（横浜市立大学大学院医学研究科教授）

難波栄二
（鳥取大学研究推進機構教授）
（鳥取大学医学部附属病院）

古川洋一
（東京大学医科学研究所教授）

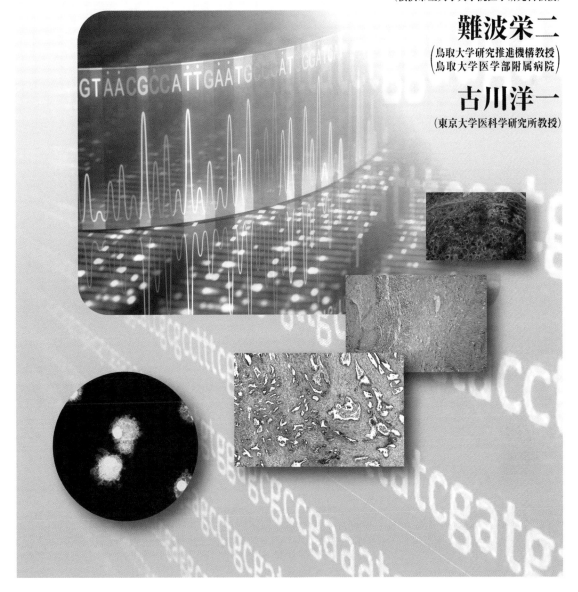

序文

　2009年にヒト疾患の遺伝的原因解明への次世代シーケンス（next generation sequencing：NGS）技術の応用の可能性が示され，2010年からNGS解析を用いたヒト疾患の新規疾患責任遺伝子の単離・同定が始まった。NGSの高い塩基配列解読能力とSNV（single nucleotide variant）決定の正確性は，既知疾患遺伝子の変異解析から新規責任遺伝子同定まで，シームレスかつ網羅的にNGS解析の利用範囲を拡大させてきた。特に希少難病は遺伝的要因が強く，タンパク質をコードする遺伝子領域のSNVや短いIndel（insertion and deletion）が疾患の85％程度を説明可能なため，NGS解析の重要な対象とされ，世界的に大きな進展が認められる分野となった。

　本邦でも国が強く後押しする形で，NGSを用いた難治性疾患に関する原因解明を目的とした研究事業が立ち上がった。2011-2013年度に厚生労働省が「次世代遺伝子解析装置を用いた難病の原因究明，治療法開発プロジェクト」という名目で全国に拠点研究班5拠点・一般研究班10拠点を形成し（第一期），NGSを用いた難病の原因究明の研究が大きく動き出した。本プロジェクトは2014-2016年度「疾患群毎の集中的な遺伝子解析及び原因究明に関する研究（遺伝子拠点研究）」で全国6拠点（第二期）（この時期に担当部署が厚生労働省からAMEDに移管），2017-2019年度「オミックス解析を通じて希少難治性疾患の医療に貢献する基盤研究（オミックス解析拠点）」で全国9拠点（第三期，AMED）と形を変え現在まで継続している。さらに重要なプロジェクトとして未診断疾患イニシアチブ（initiative on rare and undiagnosed diseases：IRUD）が2015年度に始まった。IRUDは疾患カテゴリーがはっきりせず原因も未解明で従来の医療の直接の対象になりにくかった疾患群に焦点を当て，その原因を解明しようとする意欲的なプロジェクトで，まず小児プロジェクトが先行する形で発足し，続いて成人プロジェクトが発足，3年目に両者が融合するという形で一期目が終了した。そして2018-2020年度の第二期IRUDが始まった。この2つの大きな国家主導プロジェクトが進行する間の難病の遺伝子解析は大きく様変わりし，研究段階から（臨床に有益な）遺伝子診断という実臨床応用レベルに変貌しつつある。

　がんの領域では，海外で治療薬選択のためにNGSを用いたがん遺伝子パネル検査が普及しつつある。日本においてもその導入の期待が高まる中で，先進医療としての実施が準備されつつある。2018年に厚生労働省が，がんゲノム医療中核拠点病院（11拠点）とがんゲノム医療連携病院を選定し，がんを対象とし，がん遺伝子パネル検査を主とするNGS解析の実臨床応用へ向けて大きく踏み出すこととなった。

　この現状を捉え，「臨床応用に向けた疾患シーケンス解析」というタイトルで，鳥取大学生命機能研究支援センター・難波栄二教授，東京大学医科学研究所臨床ゲ

ノム腫瘍学分野・古川洋一教授と私の3名が共同編者となり，第一線で活躍しているアクティブな研究者を中心に執筆を依頼した。AMEDの難病研究班・周産期や指定難病，がんに関して実臨床をめざした研究，そしてシーケンスに関して極めて重要なデータベース，精度管理，ELSIに関わる先生方である。本企画で，研究～臨床応用のシーケンスに関わる幅広い読者に，有益な情報の提供ができれば幸いである。

2018年10月

横浜市立大学大学院医学研究科遺伝学　**松本直通**

トランスレーショナルリサーチを支援する
遺伝子医学 MOOK 34

臨床応用に向けた疾患シーケンス解析

目　次

編　集：松本直通（横浜市立大学大学院医学研究科遺伝学教授）
　　　　難波栄二（鳥取大学研究推進機構研究戦略室教授／鳥取大学医学部附属病院遺伝子診療科）
　　　　古川洋一（東京大学医科学研究所臨床ゲノム腫瘍学分野教授）

　巻頭 Color Gravure ……………………………………………………… 4
　●序文 …………………………………………………………………… 14
　　　　　　　　　　　　　　　　　　　　　　　　　　　松本直通

第1章　総論

1. 基盤技術（次世代シークエンサー以外）………………………… 22
   　　　　　　　　　　　　　　　　　　　　　　　　　難波栄二
2. 次世代シーケンス解析技術の進歩とその臨床応用 …………… 27
   　　　　　　　　　　　　　　　　　　　山口貴世志・古川洋一
3. ロングリードによるタンデム繰り返し配列の検出 …………… 32
   　　　　　　　　　　　　　　　　　　　　　　　　　森下真一

第2章　難病

1. オミックス解析を通じて希少難治性疾患の医療に貢献する基盤研究
   1）オミックス解析による遺伝性網脈絡膜疾患の病因・病態機序の解明 … 38
   　　　　　　　　　　　　　　　　　須賀晶子・吉武和敏・岩田　岳
   2）ゲノム不安定性を示す希少難治性疾患の
   　　次世代マルチオミクス解析による病因究明 ………………… 48
   　　　　　　　　　　　　　　　　　　　　　　　　　荻　朋男
   3）大規模臨床，ゲノム，不死化細胞リソースを基盤とした
   　　オミックス解析による孤発性ALS治療法開発 ……………… 55
   　　　　　　　　　　　　　　　　　中村亮一・熱田直樹・祖父江　元
   4）遺伝性筋疾患の統合的ゲノム解析 …………………………… 62
   　　　　　　　　　　　　　　　　　大久保真理子・飯田有俊・西野一三

5）周産期領域におけるオミックス解析の臨床応用 ························· 66
　　　　　　　　　　　　　　　　　　　　　　　　　　　秦　健一郎

　6）希少難病の高精度診断と病態解明のためのオミックス解析 ·········· 71
　　　　　　　　　　　　　　　　　　　　　　　　青井裕美・松本直通

　7）東京大学医科学研究所における
　　　がんの臨床シークエンスシステム研究の背景 ······················· 76
　　　　　　　　　　　　　　　　　　　　　　　　　　　宮野　悟

　8）臨床応用に向けた疾患シーケンス解析 ································ 83
　　　　　　　　　　　　　　　　　　　　　　　　　　　辻　省次

2. 遺伝子情報に基づいた遺伝性難聴の個別化医療 ························· 88
　　　　　　　　　　　　　　　　　　　　　　　　宇佐美真一・西尾信哉

3. 遺伝性心血管疾患における遺伝子解析による原因究明と医療への応用 ···· 93
　　　　　　　　　　　　　　　　　　　　　　　　　　　朝野仁裕

4. 「研究」から「検査」へ：
　　次世代シーケンシングによる遺伝子検査の課題 ······················· 99
　　　　　　　　　　　　　　　　　　　　　　　　　　　小原　收

第3章　IRUD

1. 未診断疾患に対する診断プログラム：
　　IRUD（Initiative on Rare and Undiagnosed Diseases）·········· 108
　　　　　　　　　　　　　　　　　　　　　　　　高橋祐二・水澤英洋

2. モデル生物コーディネーティングネットワークによる
　　希少・未診断疾患の病因遺伝子の機能解析 ·························· 115
　　　　　　　　　　　　　　　　　　　　　　　　　　　井ノ上逸朗

第4章　周産期

1. 周産期のゲノムシーケンスの現状 ······································ 122
　　　　　　　　　　　　　　　　　　　　　　　　加藤武馬・倉橋浩樹

第5章　がん

1. 遺伝性腫瘍に対するクリニカルシーケンス ···························· 130
　　　　　　　　　　　　　　　　　　　　　　　　　　　平沢　晃

● CONTENTS

2. 分子標的治療薬とコンパニオン診断 ································ 136
高橋俊二

3. 造血器腫瘍に対するクリニカルシーケンス ························ 143
中村聡介・横山和明・東條有伸

4. NCCオンコパネル検査システムとTOP-GEARプロジェクト ········· 148
久保 崇・河野隆志

5. 海外におけるがんクリニカルシークエンス ······················· 155
加藤真吾

6. リキッドバイオプシーによるクリニカルシークエンス ·············· 160
西尾和人

7. 全国規模のがんゲノムスクリーニングと臨床開発 ················· 164
土原一哉

8. 二次的所見とその対応
－静岡がんセンタープロジェクトHOPEの経験－ ················ 172
浄住佳美・松林宏行・堀内泰江・楠原正俊

第6章　人材育成

1. 次世代スーパードクターの育成 ································ 180
福嶋義光・古庄知己

2. ジェネティックエキスパート認定制度 ·························· 185
中山智祥

第7章　重要事項

1. 臨床ゲノム情報統合データベース整備事業 ······················ 192
徳永勝士

2. 次世代シークエンシング検査の品質保証 ························ 197
宮地勇人

3. ゲノムシーケンス解析の臨床応用における倫理的配慮 ············· 205
高島響子・武藤香織

索引 ·· 214

執筆者一覧（五十音順）

青井裕美
横浜市立大学大学院医学研究科 遺伝学教室

朝野仁裕
大阪大学大学院医学系研究科 循環器内科学　講師

熱田直樹
名古屋大学医学部附属病院 神経内科　病院講師

飯田有俊
国立精神・神経医療研究センター メディカル・ゲノムセンター 臨床ゲノム解析室　室長

井ノ上逸朗
国立遺伝学研究所 人類遺伝研究部門　教授

岩田 岳
国立病院機構 東京医療センター 臨床研究センター（感覚器センター）分子細胞生物学研究部　部長

宇佐美真一
信州大学医学部 耳鼻咽喉科教室　教授

大久保真理子
国立精神・神経医療研究センター 神経研究所 疾病研究第一部 研究員

荻 朋男
名古屋大学環境医学研究所 発生遺伝分野　教授
名古屋大学大学院医学系研究科 人類遺伝・分子遺伝学教室　教授

小原 收
かずさDNA研究所　副所長

加藤真吾
横浜市立大学附属病院 がんゲノム診断科　講師

加藤武馬
藤田医科大学 総合医科学研究所 分子遺伝学研究部門　助教

浄住佳美
静岡県立静岡がんセンター ゲノム医療推進部 遺伝カウンセリング室　認定遺伝カウンセラー

楠原正俊
静岡県立静岡がんセンター研究所 地域資源研究部　部長

久保 崇
国立がん研究センター 先端医療開発センター ゲノムトランスレーショナルリサーチ分野　研究員
国立がん研究センター研究所 臨床ゲノム解析部門　研究員

倉橋浩樹
藤田医科大学 総合医科学研究所 分子遺伝学研究部門　教授

河野隆志
国立がん研究センター研究所 ゲノム生物学分野　分野長
国立がん研究センター 先端医療開発センター ゲノムトランスレーショナルリサーチ分野　分野長

古庄知己
信州大学医学部附属病院 遺伝子医療研究センター　センター長

須賀晶子
国立病院機構 東京医療センター 臨床研究センター（感覚器センター）分子細胞生物学研究部　主任研究員

祖父江 元
名古屋大学大学院医学系研究科　特任教授
名古屋大学脳とこころの研究センター

高島響子
国立国際医療研究センター メディカルゲノムセンター ゲノム医療倫理室　上級研究員

高橋俊二
がん研究会有明病院 総合腫瘍科　部長，院長補佐

高橋祐二
国立精神・神経医療研究センター 脳神経内科　診療部長

辻 省次
国際医療福祉大学ゲノム医学研究所　所長
東京大学大学院医学系研究科 分子神経学講座　特任教授

土原一哉
国立がん研究センター 先端医療開発センター トランスレーショナルインフォマティクス分野　分野長

東條有伸
東京大学医科学研究所 先端医療研究センター分子療法分野　分野長，教授
東京大学医科学研究所附属病院　病院長

徳永勝士
東京大学大学院医学系研究科 人類遺伝学分野　教授

中村聡介
東京大学医科学研究所 先端医療研究センター分子療法分野

中村亮一
名古屋大学大学院医学系研究科 脳神経内科　講師

中山智祥
日本大学医学部 病態病理学系 臨床検査医学分野　教授

難波栄二
鳥取大学研究推進機構 研究戦略室　教授
鳥取大学医学部附属病院 遺伝子診療科

西尾和人
近畿大学医学部 ゲノム生物学教室　教授

西尾信哉
信州大学医学部 人工聴覚器学講座　講師

西野一三
国立精神・神経医療研究センター 神経研究所 疾病研究第一部　部長

執筆者一覧

秦　健一郎
国立成育医療センター研究所 周産期病態研究部　部長

平沢　晃
岡山大学大学院医歯薬学総合研究科 病態制御科学専攻 腫瘍制御学講座（臨床遺伝子医療学分野）　教授

福嶋義光
信州大学医学部 遺伝医学教室　名誉教授，特任教授

古川洋一
東京大学医科学研究所 臨床ゲノム腫瘍学分野　教授

堀内泰江
東京都医学総合研究所 精神行動医学研究分野　主席研究員

松林宏行
静岡県立静岡がんセンター ゲノム医療推進部 遺伝カウンセリング室　部長

松本直通
横浜市立大学大学院医学研究科 遺伝学　教授

水澤英洋
国立精神・神経医療研究センター　理事長・総長

宮地勇人
東海大学医学部 基盤診療学系 臨床検査学　教授

宮野　悟
東京大学医科学研究所 ヒトゲノム解析センター DNA 情報解析分野　教授

武藤香織
東京大学医科学研究所 ヒトゲノム解析センター 公共政策研究分野　教授

森下真一
東京大学大学院新領域創成科学研究科 メディカル情報生命専攻　教授

山口貴世志
東京大学医科学研究所 臨床ゲノム腫瘍学分野　特任講師

横山和明
東京大学医科学研究所附属病院 血液腫瘍内科　助教

吉武和敏
国立病院機構 東京医療センター 臨床研究センター（感覚器センター）分子細胞生物学研究部　客員研究員

編集顧問・編集委員一覧 (五十音順)

編集顧問

河合　忠　自治医科大学名誉教授

笹月健彦　九州大学高等研究院特別主幹教授
　　　　　九州大学名誉教授
　　　　　国立国際医療センター名誉総長

高久史麿　公益社団法人地域医療振興協会会長
　　　　　東京大学名誉教授

本庶　佑　京都大学高等研究院副院長，特別教授
　　　　　京都大学名誉教授

村松正實　埼玉医科大学ゲノム医学研究センター名誉教授
　　　　　東京大学名誉教授

森　　徹　京都大学名誉教授

矢﨑義雄　国際医療福祉大学名誉総長
　　　　　東京大学名誉教授

編集委員

浅野茂隆　東京大学名誉教授
　　　　　早稲田大学名誉教授

上田國寬　学校法人玉田学園神戸常磐大学名誉教授
　　　　　京都大学名誉教授

垣塚　彰　京都大学大学院生命科学研究科高次生体統御学分野教授

金田安史　大阪大学大学院医学系研究科遺伝子治療学教授

北　　徹　京都大学名誉教授

小杉眞司　京都大学大学院医学研究科医療倫理学／遺伝医療学分野教授

清水　章　京都大学医学部附属病院臨床研究総合センター教授

武田俊一　京都大学大学院医学研究科放射線遺伝学教室教授

田畑泰彦　京都大学ウイルス・再生医科学研究所生体材料学分野教授

中尾一和　京都大学大学院医学研究科メディカルイノベーションセンター特任教授

中村義一　株式会社リボミック代表取締役社長
　　　　　東京大学名誉教授

成澤邦明　東北大学名誉教授

名和田新　九州大学大名誉教授

福嶋義光　信州大学医学部遺伝医学教室名誉教授，特任教授

淀井淳司　京都大学ウイルス研究所名誉教授

第1章

総論

第1章　総論

1．基盤技術（次世代シークエンサー以外）

難波栄二

　鳥取大学での1000例を超える実績を元に，疾患シークエンス解析について概説する。一塩基置換，微小な欠失・挿入の同定，次世代シークエンサー（NGS）結果の確認にはPCR直接シークエンス法が必要である。本法はPCR条件が重要である。シークエンスの効率化のための変性高速液体クロマトグラフィー法などもある。トリプレットリピート病のリピート延長の検出はNGSでは困難で，サザンブロット法やPCR法が用いられるが，様々な長さのリピートを簡便に正確に検出することは必ずしも容易ではない。新たな脆弱X症候群のリピート検出についても紹介する。

はじめに

　本特集では，主に次世代シークエンサー（NGS）による疾患シークエンス解析を取り上げている。現在，NGSの登場により遺伝病の原因遺伝子の解明は急速に進歩しており，遺伝学的診断・検査（遺伝学的検査）にも大きな変革がもたらされている。

　しかし，NGSがヒトの遺伝病の解明に役立つ可能性が示されたのは，わずか10年前である[1]。それ以前はPCR産物をサンガー法[用解1]により解析するPCR直接シークエンス法が遺伝学的検査の中心であった。現在においても，NGSで見つかった遺伝子バリアント[用解2]（変異）の確認にはこの方法が用いられる。また，現在のショートリードのNGSでは，トリプレットリピート病[用解3]の解析は困難である。ここでは，われわれが鳥取大学で行ってきた実績を元に，NGS以外の方法による疾患シークエンス解析について概説する。

I．鳥取大学での遺伝学的検査の実績[2]

　2000年1月から2013年9月までの間，123の日本の機関（43都道府県）と海外11ヵ国からの依頼を受け，62疾患，1006検体の遺伝学的検査を行った。疾患別の検体内訳としては，筋強直性ジストロフィー症（DM），脆弱X症候群（FXS），ニーマンピック病C型，ジュベール症候群，ライソゾーム病などが多い（表❶）。これは，神経筋疾患や先天代謝異常症の研究を行っていたためであるが，新たに解析システムを構築し実施した例も少なくない。

　これらの中で，ジュベール症候群，先天性糖鎖合成異常症，神経線維腫症，結節性硬化症のように，多くの原因遺伝子，あるいはエクソン数の多い原因遺伝子による疾患の遺伝学的検査は物理的な限界があり，実施を断念せざるを得なかった経緯がある。現在はNGSを用いることにより，これらの疾患を含め多くの疾患の遺伝学的診断が実施できる体制を構築している[3]。

key words

サザンブロット法，一本鎖高次構造多形（SSCP）法，変性高速液体クロマトグラフィー（DHPLC）法，PCR直接シークエンス法，キャピラリーシークエンサー，トリプレットリピート病，脆弱X症候群

1. 基盤技術（次世代シークエンサー以外）

表❶　鳥取大学での遺伝学的検査（62疾患の中の上位10疾患）（文献1より）

Disease	Gene symbol	Number of genetic cases	
Myotonic dystrophy	*DMPK*	250*	115‡
Fragile X syndrome	*FMR1*	173	19‡
Niemann-Pick disease type C	*NPC1*	73*	24‡
GM1 gangliosidosis	*GLB1*	56*	20‡
Joubert syndrome	*NPHP1*, *CEP290*, *AHI1*, *TMEM67*, *RPGRIP1L*	42*	9‡
Gaucher disease	*GBA*	40*	9‡
Tay-Sachs disease	*HEXA*	38*	12‡
Porphyria	*HMBS*, *PPOX*, *CPOX*	38	3‡
Pompe disease	*GAA*	32	8‡
Cowden syndrome	*PTEN*	30	6‡

＊　出生前診断を含む
‡　病的バリアントを検出した検体数

Ⅱ．一塩基置換，微小な欠失・挿入の検出

1．PCR直接シークエンス法

　本法では，目的のエクソンとその周辺領域をゲノムDNAからPCR法で増幅し，その増幅産物をサンガー法の原理により，キャピラリーシークエンサーで解析する。キャピラリーシークエンサーの発達により，多くの検体を効率的に解析できるようになってきた。われわれは24本のキャピラリーを備えたABI Genetic Analyzer 3500xL（ThermoFisher社）を用いている。本法では，目的のDNA領域ごとにPCRのプライマーや条件が異なり，この条件が十分に整っていないとシークエンス結果が得られないことがある。この条件などは，以前は既報告を参考にしていた。しかし最近では，これらの情報を公開していないことも多く，また既報告での条件がわれわれの解析システムで最適とも限らない。そのために，われわれはPCRのプライマーや条件は独自に設定している。具体的には目的とするゲノム配列をデータベースから入手し，遺伝子解析ソフトであるGenetyxやPrimer 3などのツールによりエクソンの近傍50bpを含む領域をターゲットにPCRプライマーを設計する。PCR条件ではアニーリングの温度が最も重要であり，われわれはこの温度が60℃以上となるようPCRプライマーを設定している。目的の塩基配列のGC含有を検討しておくことも必要で，GC含有の高い配列（70％を超

える）では，DNAポリメラーゼなどPCR条件を変更することが必要な場合もある。最初の設定で満足のゆく結果が得られないことがあり，その場合にはプライマーを再設計するなど，実際の検体を解析する前に条件を十分に検討しておく必要がある。また複合ヘテロ接合の遺伝子バリアントでは，シークエンス波形の確認が必要となる。

2．一本鎖高次構造多型（SSCP）法

　日本で開発された方法である[4]。本法は遺伝子バリアントの一本鎖構造の変化を，変性剤を加えないポリアクリルアミドゲル電気泳動で検出するものである。われわれは2000〜2001年頃に結節性硬化症の原因遺伝子（*TSC1*，*TSC2*）など，比較的エクソン数の多い原因遺伝子の解析に利用した。しかし，最終的な遺伝子バリアントはPCR直接シークエンス法で解析することが必要で，さらに検出率が80〜90％程度とすべての遺伝子バリアントを検出することができないため，現在ではわれわれはこの方法は用いていない。

3．変性高速液体クロマトグラフィー（DHPLC）法

　本法は特殊なカラムを備えた高速液体クロマトグラフィーのシステムである。本法ではカラムの温度を変化させることにより100％に近い検出感度を得ることができる[5]。しかし，本法も泳動パターンの違いによりPCR産物内の遺伝子バリアントを推定する方法であり，最終的にPCR直接シークエンス法での解析が必要となる。またオートサンプラーにより自動的に解析できるが，1サ

ンプルごとに，それぞれ7分程度の時間がかかるため，多数のサンプルの解析にはかなりの時間が必要となる．われわれは2004年から2010年まで本法を用いていた．

Ⅲ．トリプレットリピート病の繰り返し配列（リピート）延長の検出

現在のショートリードのNGSでは，リピート延長により発症するトリプレットリピート病の診断は困難である．以下にリピート延長の検出方法について解説する．最近ではロングリードNGSの開発が進んできており，この方法によりリピート延長が検出できることが期待される．

1. ゲノムDNAを用いたサザンブロット法

これは比較的多量のゲノムDNA（1検体あたり5～10μg）を制限酵素で処理し，電気泳動の後にメンブランにブロッティングし，リピート領域を含むDNAプローブで検出する方法である．高感度に検出するためにはDNAプローブをアイソトープでラベルする必要がある．しかし，アイソトープの使用には厳しい規制があり，非アイソトープによる検出方法も開発されている．非アイソトープ法によるFXSの診断例を示すが，アイソトープラベルのほうが検出感度は高い[6]（図❶）．本法はPCR法に比べると検体量が多く必要で操作が煩雑であり，さらに短いリピート延長の長さを正確に検出できないなどの欠点がある．

2. キャピラリーシークエンサーによる解析法

蛍光ラベルしたプライマーを使い，PCR法で目的のリピート領域を増幅した後に，キャピラリーシークエンサーで解析する方法である．本法では1リピートの違いまで正確に検出することが可能で，脊髄小脳変性症，歯状核赤核淡蒼球ルイ体萎縮症（DRPLA），ハンチントン舞踏病など比較的短いリピート延長の診断に用いられる．しかし，DMやFXSなどの長いリピート延長の検出はこの方法では困難である．しかしPCRの条件を工夫することにより，DMやFXSのリピート延長が検出できるtriplet repeat primed PCR（TP-PCR）法[7)8)]が開発されている．この方法は簡便であるが，延長があるかどうかを判断する定性的な解析であり，延長の程度を判断することは困難である（図❷）．

3. PCR法とサザンブロット法の組み合わせ

本法はDMやFXSなどの長いリピートを検出するために，PCR法で増幅したリピート領域のDNAを，キャピラリーシークエンサーではなくサザンブロット法で解析する．PCR法で目的のリピート領域のDNAを増幅することにより，通常のゲノムDNAによるサザンブロット法より格段に高い検出感度を得ることができ，さらにキャピラリーシークエンサーでは解析できない長い延長リピートも検出することができる．感度が高いために，プローブも簡便な合成オリゴヌクレオチドを使うことができ，非アイソトープによる検出で十分な感度が得られる．われわれも本法によりFXSならびにDMのリピート延長の解析を実施してきた[6)9)]（図❸）．しかし，本法は延長の程度が強いリピートほど検出される長さの範囲が広がってくるために，元のゲノムDNAのリピート延長の程度を正確には反映しないことがある．

4. 新たな脆弱X症候群の診断法

GCが多いリピートは，PCR法での増幅効率

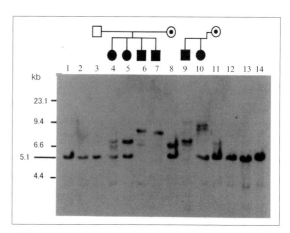

図❶　脆弱X症候群家系でのサザンブロット法
（文献6より）

ゲノムDNAを制限酵素EcoRIで切断し電気泳動後にナイロンメンブランに転写し，digoxigeninでラベルしたプローブにてハイブリダイゼーションを行った．最後に非アイソトープであるケミルミネッセンスのシステムで検出した．正常は5.1kbのバンドとなる．4から11の検体ではCGGリピートの延長による様々な長さの正常よりも長いバンドが見られる．

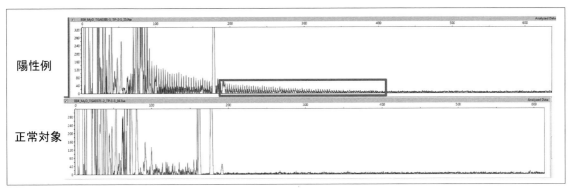

図❷ 筋強直性ジストロフィー症での Triplet repeat primed PCR 法
Sigh らの方法[7]で解析した．陽性例では，正常にはないリピート延長による波形が検出できる．しかし，そのリピートの長さを判断することはできない．

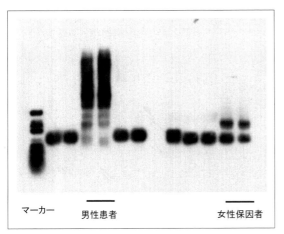

図❸ 脆弱 X 症候群家系での PCR 法とサザンブロット法を組み合わせた解析
PCR 産物を電気泳動後にナイロンメンブランに転写しビオチンでラベルした (CGG)₅オリゴヌクレオチドでハイブリダイゼーションを行い，ケミルミネッセンスのシステムで検出した．男性患者では CGG リピート延長による長いスメアー上のバンドが見られる．女性保因者では正常よりも長いバンドが確認できる．延長したリピートの正確な長さを測定するのは困難である．

が著しく低下する．そのために，FXS の原因である *FMR1* 遺伝子の CGG リピートの検出は，他のリピートよりもかなり困難である．FXS 患者ではこのリピートは 201 を超えるが，55 から 200 の CGG リピートをもつ保因者などの場合には，脆弱 X 関連振戦 / 運動失調症候群（FXTAS）などが発症する可能性がある．そのために，様々な長さの CGG リピートを簡便に検出する方法の

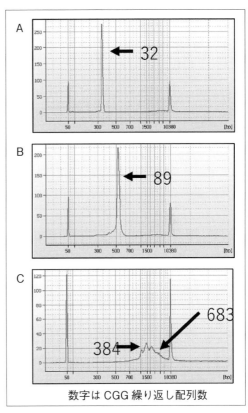

図❹ FragilEase による *FMR1* 遺伝子 CGG リピートの解析例
バイオアナライザーでの解析チャートを提示する．A は正常対象（32 リピート），B は保因者の前変異（89 リピート），C は患者の全変異（384 リピートと 683 リピート）．いずれのリピートも正確に長さを判断することができる．

開発が世界的にも行われていた。われわれもより簡便な方法を模索していたが，最近報告されたFragilEase（PerkinElmer 社）を検討したところ，すべての長さのCGG リピートを正確に簡便に検出できることが確認できた[10]（図❹）。本法ではバイオアナライザー電気泳動システム（Agilent 社）を用いており，すべての長さのCGG リピートを正確に同定することができる。

FXS およびFXTAS は2015 年に指定難病となり，2016 年4 月にはこれらの遺伝学的検査は保険収載された。われわれは，これらの疾患の遺伝学的診断を普及させるため，2017 年から衛生検査所で本検査を実施できる体制を整えた。

Ⅳ．比較的大きな欠失や挿入，ゲノムコピー数の検出

われわれは，multiple ligation-dependent probe amplification（MLPA）法を用いている[11]。様々な疾患に対応したキットが販売されているが，新しく同定された原因遺伝子など対応できない場合がある。キットは均質で，安定したデータを得ることができる。われわれは本法による出生前診断にも対応している。リアルタイムPCR 法を用いてゲノムの量を定量する場合もあるが，最近では，比較的新しい技術であるデジタルPCR 法が用いられるようになってきた[12]。FISH 法やアレイCGH 法については，ここでは省略する。

おわりに

現在は，NGS による疾患シークエンス解析が主流となっている。しかし現段階では，NGS で見つかった遺伝子バリアントはPCR 直接シークエンス法での確認が推奨されている。また，トリプレットリピート病ではNGS での解析は困難である。今後もロングリードのNGS など技術が進歩し，効率的な疾患シークエンス解析となってゆくことが期待される。さらに，この疾患シークエンスの技術を保険診療として遺伝学的診断に導入し，医療レベルの向上をめざすことが求められる。

用語解説

1. **サンガー法**：1977 年にサンガーらが発表したDNA シークエンスの方法で，低濃度の鎖停止ヌクレオチドを用いて反応を行う。
2. **遺伝子バリアント**：従来，疾患の原因となる遺伝子の異常を「遺伝子変異」と呼んでいたが，病気の原因となるかどうか判断のできないものも多いことが明らかになってきたために，近年は「遺伝子バリアント」と呼ぶことが推奨されている。
3. **トリプレットリピート病**：遺伝子の塩基配列のうちCGG やCAG などの3 塩基の単位の繰り返しが延長し発症する疾患を指し，神経・筋疾患が多い。脆弱X 症候群が最初の疾患で，1991 年 FMR1 遺伝子のCGG 繰り返し配列延長が明らかにされた。

参考文献

1) Wheeler DA, Srinivasan M, et al : Nature 452, 872-876, 2008.
2) Adachi K : Yonago Acta Med 57, 37-43, 2014.
3) Okazaki T, Murata M, et al : Yonago Acta Med 59, 118-125, 2016.
4) Hayashi K : Genet Anal Tech Appl 9, 73-79, 1992.
5) Yu B, Sawyer NA, et al : Curr Protoc Hum Genet Chapter 7, Unit710, 2006.
6) Nanba E, Kohno Y, et al : Brain Dev 17, 317-321, 1995.
7) Sigh S, Zhang A, et al : Front Genet 5, 94, 2014.
8) Lyon E, Laver T, et al : J Mol Diagn 12, 505-511, 2010.
9) Nanba E, Ito T, et al : Brain Dev 18, 122-126, 1996.
10) Kwok YK, Wong KM, et al : Clin Chim Acta 456, 137-143, 2016.
11) http://www.falco-genetics.com/salsa/outline.html
12) Whale AS, Huggett JF, et al : Nucleic Acids Res 40, e82, 2012.

難波栄二
1981 年　鳥取大学医学部卒業
1982 年　松江赤十字病院小児科
1983 年　鳥取大学医学部脳神経小児科
1985 年　国立精神・神経センター神経研究所
1987 年　北九州市立総合療育センター小児科
1988 年　米国ノースカロライナ大学脳と発達研究所
1991 年　鳥取大学医学部脳神経小児科
1995 年　同遺伝子実験施設助教授
2003 年　同生命機能研究支援センター教授
2007 年　同医学部附属病院遺伝子診療科（兼任）
2018 年　同研究推進機構研究戦略室

第1章 総論

2．次世代シーケンス解析技術の進歩とその臨床応用

山口貴世志・古川洋一

　次世代シーケンス（NGS）技術の進歩とその普及による解析コストの低下は，NGSの利用目的や応用範囲を急速に広げつつある。がんの分野においても，パネル解析による薬剤選択，シングルセル解析による腫瘍の多様性・進化の解明，circulating tumor DNA解析による腫瘍進展・再発のモニタリング，治療応答性・耐性解析など，研究のみならず実臨床への応用が進みつつある。さらには膨大な文献データ，医薬品情報，治験データなどを学習させた人工知能を用いて，がんゲノムのバリアント情報に対応した最適な治療薬を予測するサービスも開始されている。NGSを用いたがんゲノム医療の更なる進展が期待される。

はじめに

　次世代シーケンス（NGS）解析には複数の技術が用いられているが，massive parallel sequencing（塩基配列を並列で大規模に決定すること）を基本としている。解析技術としては，Illumina社が採用したsequencing by synthesis（SBS）や，Ion Torrent社が採用した合成の際に放出される水素イオン（pH変化）を検出する技術などがある。加えて，Pacific Biosciences社やOxford Nanopore社からロングリード解析も可能な機器が開発され，ロングリードの利点を生かした解析も行われている。他にもトンネル電流を利用してDNA 1分子の塩基配列を決定する装置の開発や，メチル化DNAやRNAを直接解読しようという試みも行われており，今後の展開が期待される。

　シーケンサー自体の技術革新に加えて，NGSを用いた解析技術の利用範囲も広がっている。RNAシーケンスによる発現解析，DNAのメチル化を調べるバイサルファイトシーケンス，1細胞内の核酸を調べるシングルセル解析，転写因子結合領域やヒストン修飾を網羅的に調べるChIP-seq，オープンクロマチン領域を調べるFAIRE-seqやDNase-seq，ATAC-seqなど，様々な技術と組み合わせて用いられている。その利用対象・目的の点でも，シーケンスデータを医療に応用するクリニカルシーケンスや，生物進化を調べるためのゲノムシーケンス，細菌叢中の各菌種構成や頻度を調べるメタゲノム解析など，解析対象・目的が多様化している。本稿では，これらの中で今注目を集めている臨床応用を目的としたシングルセルシーケンスとリキッドバイオプシー，AIを用いたクリニカルシーケンスについて紹介する。

I．がんのシングルセルシーケンス解析

　がんは多数の遺伝子変異を獲得した細胞集団であるが，腫瘍の進展過程で新たな変異を獲得し増殖した複数の細胞群からなる不均一な集団であ

---

key words

シングルセル解析，circulating tumor cell（CTC），cell-free DNA（cfDNA），自然言語処理，circulating tumor DNA（ctDNA），リキッドバイオプシー，heterogeneity，機械学習，クリニカルシーケンス，人工知能（AI），精密医療（プレシジョンメディシン）

り[1]，ある特定の治療に対して抵抗性のクローンが残存し，それが再発あるいは転移能を獲得し根治を困難なものにしている[2]。また，固形がんではがん細胞に加え，それらを取り囲む線維芽細胞，血管構成細胞および免疫担当細胞などから構成される間質細胞も含まれるため，少数のクローンが保有する遺伝子変異が希釈され，バルク細胞のシーケンスでは低頻度の変異が見逃されてしまう可能性がある。

1細胞を取り出す技術の革新はNGSと組み合わせることにより，1細胞ごとにゲノム解析（scWES, scWGS）やトランスクリプトーム解析（scRNA-seq），メチローム解析（scBS-seq, scRRBS），さらにはオープンクロマチン（scATAC-seq）やクロマチン相互作用（scChIP-seq）の解析を可能とした。シングルセルシーケンス解析は，いかに技術的なアーティファクトやノイズを減らせるかが鍵となり，1細胞を物理的に分離する技術，解析に事足りる量までゲノムを増幅すること，目的に応じたシーケンス技術を選び効率よくゲノムに潜む多様性を検出すること，最後に増幅バイアスやシーケンスエラーなどを含むデータを正しく解釈することが重要である[3]。これらの方法について図❶にまとめた。

最近，末梢血を用いたがんの早期発見や適切な治療法の選択，治療後のモニタリングとしてCTC（circulating tumor cell）と呼ばれる血中循環腫瘍細胞による低侵襲な診断法が注目されている。CTCは主に上皮間葉転換を経て血流中を循環するがん細胞で，血液〜10 mLから単離される腫瘍細胞の数は白血球約1000万個に対してわずか数個である。CTCの検出はがんの発見や治療の予後を予想するだけでなく，CTCに発現するバイオマーカーや遺伝子変異，発現変化を解析することにより，従来から行われている腫瘍組織を用いた解析と同様に，腫瘍細胞の特徴を検出できる可能性が高まっている。即座に臨床場面で使用されるのは難しいものの，DNAの増幅技術，対費用効果，データ解析環境などの難題が克服されれば，個々のCTCの全ゲノム解析により点突然変異や挿入・欠失，構造異常，コピー数変化など包括的なゲノムの変異やheterogeneityを理解し，より精密な診断，治療法の選択に役立つものと期待される。

シングルがん細胞シーケンス解析は，がん発生初期に起こった変異から，つい最近起こった新しい変異，わずかな細胞に含まれる稀な変異など，腫瘍が蓄積するすべての変異を検出できる可能性を秘めている。一方で，エラーやバイアスなくシ

	Single Cell 単離	前準備	NGS	Data 解析
ゲノム解析	マニュアルピッキング セルソーティング LCM（レーザーキャプチャーマイクロダイセクション） マイクロフルイディクス	**全ゲノム増幅** DOP-PCR MDA MALBAC PicoPLEX あるいは 標的領域の増幅	**シーケンス** WGS（全ゲノム） WES（全エクソーム） Targeted seq	**検出** 一塩基置換（SNV） 塩基の挿入/欠損（Indel） コピー数多型（CNV） 構造多型（SV）
その他	など	**前処理** RNA増幅 バイサルファイト処理 免疫沈降反応 など	RNA-seq BS-seq / RRBS ChIP-seq ATAC-seq / DNase-seq Hi-C など	転写産物の定量や構造 DNAメチル化 クロマチン相互作用 オープンクロマチン クロマチン高次構造

図❶　シングルセルがんシーケンスの概要

DOP-PCR：degenerate oligonucleotide primed PCR，MDA：multiple displacement amplification，
MALBAC：multi annealing and loping based amplification cycles

ングルセルのゲノムを増幅できる方法（全ゲノム増幅，WGA）は確立されておらず，シングルセルゲノム解析は技術的には発展途中にある．最近，オランダのCleversらは，大腸腫瘍と正常な大腸粘膜から複数のシングルセルに由来するオルガノイドを樹立し，シーケンスによって体細胞変異を調べ腫瘍内の細胞のゲノム多様化や抗がん剤の感受性について検討した[4]．大腸がん細胞では，塩基置換，小さな挿入・欠失，再構成を含む大規模な変異の多様化が起こっており，それと平行して，DNAメチル化，遺伝子発現，抗がん剤の感受性の多様化も生じていた．薬剤の応答に関しては，同一腫瘍内にあり比較的近い変異パターンをもった細胞間であっても，1000倍近く抗がん剤の感受性が異なる例もあった．

このように，1細胞のマルチオミックス解析や新しい技術とシーケンス解析を組み合わせることにより，詳細ながん細胞の生物学的情報がもたらされ，従来のヘテロな細胞の集団の研究では得られない新しい知見が得られるものと期待される．

II．リキッドバイオプシー

シングルセル解析と並んで注目されているNGS解析は，リキッドバイオプシーである．リキッドバイオプシーとは，腫瘍組織の情報を収集するためのバイオプシーを，生体内の体液（主に血液）で行う方法の総称で，前述のCTCやエクソソームDNA，cell-free DNA（cfDNA），cell-free RNAの解析が含まれる．なかでも，がん患者の末梢血中の細胞外成分に存在するcfDNAは，腫瘍細胞が崩壊して放出された腫瘍由来circulating tumor DNA（ctDNA）を含んでいる可能性があり，その検出あるいは活用について様々な研究が行われてきた．リキッドバイオプシーの長所は，腫瘍組織の生検採取が困難な症例でも安全かつ簡便に採取可能である点で，ctDNAが検出できれば侵襲的な生検を行わずとも，腫瘍の遺伝子変化をリアルタイムに調べることができる．また，リキッドバイオプシーは体内の様々な部分に存在する腫瘍から遊離したDNAを解析するため，腫瘍組織の一部のDNAを調べる生検に対し，より多くの腫瘍細胞のDNA情報が得られるという利点もある[5]．ctDNAの解析には，通常はNGSを用いた少数の遺伝子領域のアンプリコンシーケンスあるいはパネル解析が行われるが，デジタルPCRなどを用いて特定の変異の高感度解析も可能である．これまでの後方視的な研究から，ctDNAの解析は治療切除後の腫瘍細胞の残存や治療効果・再発のモニタリング，化学療法後の耐性変異の検出などに有用であることが示されている[6)-8)]．採血後の血球の崩壊により非腫瘍細胞のDNAがcfDNAとして混在することから，採血後の検体処理時間や保存方法など解析の前処置が結果に影響を与える[9]．またctDNAは血液中にわずかにしか存在しないことから，NGSでは同一領域を深く解析するディープシーケンスを行う必要があり，cfDNA中の＞0.1％の変異を検出するためには，少なくとも数千リードの深度で解析をしなければならない．現時点では，進行がんや再発がんに対する臨床的妥当性・有用性が示されているが，がんのスクリーニングや早期病変に対する臨床的妥当性・有用性は示されていない[9]．

III．AIを用いたクリニカルシーケンス

人工知能（AI：artificial intelligence）は，産業や金融，運輸，広告などの分野で利用が始まっているが，創薬分野においても，IBMやBERG，Atomwise，Deep Genomicsなどの企業が，AIを用いた薬剤開発，バイオマーカー探索などを行っている．

様々な画像情報，生体活動情報，検査データが用いられている医療においても，AIの活用が始まっている．例えば，眼底の網膜の画像から糖尿病性網膜症を検出するよう学習させたAIは，眼科医よりも眼底検査による糖尿病性網膜症の診断精度が優れていることが示され[10]，IDx社のAIを活用した眼底カメラおよび診断システムは，FDAにより医療機器として承認された．病理診断の分野でも，乳がんのリンパ節転移の画像を学習させたAIの診断と，病理医の診断を組み合わせることで，リンパ節転移の診断精度が96.6％

から99.5％に向上し，誤診を85％低下させることが報告されている[11]。ゲノム情報解析においては，IBM社が開発したWatsonの利用が日本においてもスタートしている。Watsonは，自然言語処理（natural language processing）と機械学習（machine learning）を組み合わせたシステムで，このシステムに医学・科学論文や学術出版物の情報，FDAが承認した薬剤情報，臨床試験情報，臨床ガイドライン，ゲノム情報，特許情報，化合物に関するデータなどを学習させたWatson for Genomics（WfG）は，がんゲノム医療に特化したAIである。

WfGに関しては，すでに北米を中心に30以上の施設で導入され，その有効性が検証されている。本システムにがんゲノム変異情報を入力すると，ドライバーとなる遺伝子変異候補を抽出するとともに有効な薬剤候補を予測し提示する。北カリフォルニア大学病院における1018症例の治療法選択において，少数の専門医グループが選んだ治療選択肢に比較して，WfGでは323症例で多くの選択肢が見つかった。また，医師が治療薬の選択肢がないと判定した315例の中の98例に対して，WfGによってactionableなオプションが見つかったと報告している[12]。これらの選択肢がWfGで新たに提示された理由は，新たな治療法あるいは臨床試験が新規に加わったためであり，AIはより網羅的かつ最新情報に基づいた治療選択肢を提供できることを示唆している。

東大医科学研究所附属病院では，2015年7月よりWfGを用いた研究を開始している。解析のフローを図❷に示した。がんゲノム解析とWfGを用いた情報解析研究に参加を希望する患者からインフォームドコンセントを取得し，腫瘍組織あるいは血液からDNAを抽出しWESまたはWGS解析を行っている。シーケンスデータはNGSに接続されたサーバーから，ヒトゲノム解析センターにあるスパコン内の独立した領域に自動的に転送され，マッピングやアライメントが行われる。シーケンスデータのクオリティチェックを行った後に，同一患者の腫瘍細胞と非腫瘍組織・血液のデータを比較して体細胞変異情報をまとめたファイルを作成する。このファイルをインターネットに接続されたパソコンに転送し，セキュリティの高いクラウドを介してWfGのサーバーへアップロードする。WfGの解析結果は5〜10分程度で提示される。われわれは独自に非腫瘍組織・血液

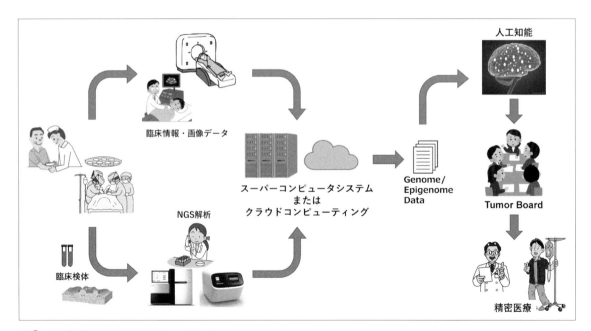

図❷　AIを用いたクリニカルシーケンス

のバリアントの中に家族性腫瘍原因遺伝子の病的変化がないかどうか，別途検索している。WfGの提示したドライバー変異候補，治療薬剤候補，および家族性腫瘍関連遺伝子の生殖細胞系列変化情報を，2週に1度開催されるTumor Boardにおいてディスカッションし，治療薬あるいは臨床試験などの選択肢の可能性を再検討・評価した後に結果を主治医に報告している。固形腫瘍に関しては，解析した26症例の中で治療薬候補が提示されたのは22例であり，そのうち実際に治療薬が投与されたのは2例であった。

IV. 次世代シーケンス技術がもたらす今後の医療

本稿に紹介したように，次世代シーケンス技術は膨大な情報を提供する。すでに腫瘍細胞のゲノム変化に加え，その背景となる生殖細胞のゲノム変化，さらにはエピゲノム解析データなどの情報が入手可能である。これらの情報は，患者の臨床情報や他の検査データ，画像データ，治療経過データと関連づけられ膨大なビッグデータを形成する。これらのデータを，人工知能を用いて解釈することで，より精密な治療戦略の開発に役立つものと期待される。

参考文献

1) Navin N, Kendall J, et al : Nature 472, 90-94, 2011.
2) Marusyk A1, Almendro V, et al : Nat Rev Cancer 12, 323-334, 2012.
3) Gawad C, Koh W, et al : Nat Rev Genet 17, 175-188, 2016.
4) Roerink SF, Sasaki N, et al : Nature 556, 457-462, 2018.
5) Bardelli A, Pantel K : Cancer Cell 31, 172-179, 2017.
6) Crowley E, Di Nicolantonio F, et al : Nat Rev Clin Oncol 10, 472-484, 2013.
7) Taniguchi K, Uchida J, et al : Clin Cancer Res 17, 7808-7815, 2011.
8) Chu D, Paoletti C, et al : Clin Cancer Res 22, 993-999, 2016.
9) Merker JD, Oxnard GR, et al : J Clin Oncol 36, 1631-1641, 2018.
10) Gulshan V, Peng L, et al : JAMA 316, 2402-2410, 2016.
11) Ehteshami Bejnordi B, Veta M, et al : JAMA 318, 2199-2210, 2017.
12) Patel NM, Michelini VV, et al : Oncologist 23, 179-185, 2018.

山口貴世志
2002年	東京薬科大学大学院薬学研究科博士課程修了 科学技術振興事業団研究員
2003年	米国イリノイ大学生物医科学ポスドク
2004年	米国テネシー大学病理生物学ポスドク
2008年	東京大学医科学研究所臨床ゲノム腫瘍学分野助教
2015年	同特任講師

古川洋一
1987年	東京大学医学部医学科卒業 同医学部附属病院および関連病院外科
1992年	がん研究所生化学部（中村祐輔研究室）
1996年	WHO国際がん研究機構留学
2004年	東京大学医科学研究所ヒトゲノム解析センター特任教授 同附属病院ゲノム診療部部長（併任）
2007年	同研究所臨床ゲノム腫瘍学分野教授

第1章 総論

3．ロングリードによるタンデム繰り返し配列の検出

森下真一

　現在公開されているヒトゲノムや多細胞生物のゲノムの多くが未完成である。特に，ある単位の配列が並んで何度も繰り返すタンデム繰り返し配列の解読が難しく，見落とされる傾向にある。タンデム繰り返し配列は脳疾患と関連していることが多く，それらを検出できるようになることは，とても大切である。1万塩基対以上のDNA断片を解読できるロングリードシーケンサー PacBio RSⅡ が 2011 年に市場化され，その後，Nanopore 社のシーケンサーも利用可能になり，タンデム繰り返し配列の検出は容易になりつつある。本稿では，これまでにどのような問題が解決され，また現在どのような問題が残っているかを紹介する。

はじめに
－見落とされてきたタンデム繰り返し配列

　ヒトゲノム配列の中で個人差が大きな部分といえば，1塩基変異を思い浮かべる人も多いであろう。過去 10 年間，次世代型シーケンサーが普及し，100 塩基対程度の短い DNA 断片を解読したショートリードが手軽に収集可能になり，個人間の1塩基変異が集積された。例えば MIT/Harvard の Broad Institute が公開している gnomAD ブラウザーでは約 12 万人の exom データと約 1.5 万人の全ゲノムデータから得られた1塩基変異に関するアレル頻度と遺伝子型頻度が，民族ごとに閲覧可能である。頻度の低いアレルや遺伝子型も利用可能であり，全ゲノム相関解析（GWAS）の実施や，連鎖解析（linkage analysis）で見つかった変異の新規性を確かめるのに重宝である。

　一方，ショートリードで見つけにくい変異の代表例として，ある単位の塩基配列が縦列的に（タンデムに）繰り返して伸長しているタンデム繰り返し配列がある。単位となる塩基配列は1塩基～1万塩基と多様である。CA が繰り返すマイクロサテライト配列は，ゲノムマーカーとして利用されてきている。3～6塩基を単位とするタンデム繰り返し配列は，脳疾患罹患者の DNA サンプルのエキソン，イントロン，非翻訳領域に見つかってきている[1]。3～6塩基の短い単位がタンデムに繰り返す配列は，特に STR（short tandem repeats）と呼ばれている。著名な例の1つは，不随意運動，認識力低下，情動障害などの症状が現れるハンチントン病である。遺伝子 huntingtin のエキソン領域でグルタミンをコードする CAG の繰り返し回数が，健常人では 28 回未満であるのに対して，罹患者ではそれ以上となり，繰り返し回数と重篤度が相関することが知られている[2]。エキソンにおける STR は，タンパク質の3次元構造と機能を変性させる。

　次に非翻訳領域での STR の例を紹介する。脆弱 X 症候群の罹患者では，X 染色体末端の FMR1 遺伝子の 5' 端非翻訳領域で，CGG が 200 回以上繰り返す〔以下（CGG）$_{200}$ と表現〕STR が報告されている。この STR は FMR1 のプロ

---

key words

ロングリード，タンデム繰り返し配列，STR，脳疾患，選択的シーケンシング，PacBio，Nanopore

モーター領域まで侵食し，CpGアイランドをメチル化し，その結果 FMR1 の転写を抑制する[3]。$(CGG)_{200}$ の全長は600塩基に達するため，全体を100塩基長程度のショートリードで読み通せない。加えて，Illumina社のHiSeqなどのショートリードシーケンサーは，CG率が70％を超える領域の解読を苦手としている。$(CGG)_{200}$ のようにCG率100％の領域は解読できない。このように従来技術では難読だったSTRも，Pacific Biosciences社のロングリードを使えば軽々と解読できることを示した論文が2013年に報告された[4]。この論文以降，難読領域STRを解読するために，ロングリードシーケンサーを使用するアプローチが広がる[5]。

I. 脳疾患と関連するイントロン内でのSTR

イントロン内のSTRが脳疾患と関連している例も数多く報告されている。これらのSTRの単位は，これまでの例と異なり3塩基とは限らない。例えば，筋強直性ジストロフィー（type 2）では $(CCTG)_{\sim 5000}$，脊髄小脳変性症（spinocerebellar ataxia）のSCA10（type 10）には $(ATTCT)_{800-4500}$，SCA31には $(TGGAA)_{220-300}$ が見つかっている。これらのSTRを含むイントロン領域から転写されたRNAが，核内でRNAの塊（RNA foci）として凝縮しており，脳疾患に関与していることが示唆されている[6]。またイントロン中のSTRは，エキソン中のSTRに比べると非常に長くなる傾向にあり，1万塩基以上のDNA断片を解読できるロングリードシーケンシング技術は重宝である。

2018年に東京大学の石浦，辻らが報告した良性成人型家族性ミオクローヌスてんかん（BAFME）に関与するSTRの研究は，イントロン中のSTRの機能的意味を掘り下げている[7]。本疾患の多発家系を連鎖解析により調べた過去の研究では，疾患関連領域を8番染色体内のある領域まで絞り込んでいた。その領域の38個の遺伝子中に原因となる1塩基変異があるかどうかも調べられたが，残念ながら特定されていなかった。

石浦，辻らが注目したのは SAMD12 の4番目と5番目のエキソン間のイントロン中のSTRである。標準ヒトゲノムではTTTTAが20回程度繰り返すが，罹患者ではTTTTAに加えてTTTCAも伸長している。このSTRの位置はショートリードを使った解析から推定できたが[5]，STRそのものを読み通すことはショートリードでは無理であった。そこで58名の罹患者のDNAサンプル中で，STRの長さをサザンブロット法で推定したところ，2千から18千塩基まで分布していることがわかった。さらにSTRが長くなるほど発症年齢が低くなる相関関係が見出された。またTTTCAのFISHプローブを使った実験から，皮質ニューロン中でTTTCAのSTRがRNA fociを形成することが確認された。

このSTRを含む領域のDNA配列を決定することは容易ではなかった。まず，この領域を含むBACクローンを，ロングリードシーケンサーPacBio RS IIで解読したものの，その長さはサザンブロットから推定されるSTRの長さを大きく下回っていた。おそらくBACクローニング時にSTRは短く削られたと推測される。次に試したのがNanoporeを使ったロングリードシーケンシングである。2つのサンプルから各々，STR $(TTTTA)_{598}(TTTCA)_{458}$ と $(TTTTA)_{221}(TTTCA)_{225}(TTTTA)_{81}$ を解読でき，サザンブロットの推定値と概ね一致した。石浦，辻らはこの SAMD12 領域での転写をRNA-Seqにより調べたところ，当該STRの上流に比べて下流では転写量が大きく減少すること（abortive transcription）を確認しており，このSTRの関与が示唆された。

II. より長い単位のタンデム繰り返し配列がゲノムアセンブリを攪乱する

STRよりも長い単位をもつタンデム繰り返しも知られている。その単位は，10～100塩基，ヒトセントロメアを構成する171塩基のアルファサテライト，7千塩基を超えるrDNAなど様々である。これらの長さは，現在のロングリードが解読できる限界をも超えており，いまだに解明が進んでいない。ヒトゲノムに限った課題ではなく，

DNAサイズが1億塩基対を超える多細胞生物のゲノムにおいても問題になっている。

例えば線虫の標準ゲノムは，BACクローンをサンガー法で解読することでゲノムが構築され，1998年に論文が報告された．ギャップが1つもないゲノムとされていたが，その後，線虫標準ゲノムの不完全さを指摘する報告が多い．線虫はタンデム繰り返し配列の典型的な例であるセントロメア領域をもたないため，現在のロングリードシーケンシング技術を用いて再解読すれば，完全なゲノムを復元できる可能性がある．そこでわれわれは，PacBio, Nanopore, Hi-Cのロングリードシーケンシング技術を用いて再解読を試みた．

DNAを断片化し，解読してロングリードを収集し，それらから元のDNAを復元する作業をゲノムアセンブリと呼ぶ．ゲノムアセンブリを実行するプログラムとしては，2000年頃からMyersが研究開発してきているCeleraアセンブラが著名である．Celeraのアイデアに基づいて，いくつかロングリード用のプログラム，例えばFALCON, Canu, miniasm, HINGEなどが発表されている．多様な生物のゲノムアセンブリに使われているが，1つの種のゲノムアセンブリには1つのプログラムだけが使われることがほとんどである．その理由はおそらく，異なる複数のプログラムで復元すると，異なるゲノムが出力され，どれが正しいかを分析することが非常に難しいからであろう．そこで1つのプログラムでゲノムを解読し，BACクローン配列と比較するなどして正当性を主張する．現在の技術水準では，正解ゲノムにたどり着けないことを理解している査読者は，複数のゲノムを比較して正しい配列を導くことをあえて要求しない．

著者のグループはStanford大学とCornell大学の研究者と一緒に，この問題を深く理解したいと考えた．線虫から得られたロングリードを，4つのプログラム（FALCON, Canu, miniasm, HINGE）を使ってゲノムアセンブリし，配列を比較してみた．どのアセンブラも異なるゲノムを出力し，どのゲノムも約100個のギャップをもっていた．ギャップは異なる位置に入る傾向にあり，お互いのゲノムを比較しながらギャップを埋めてゆくと最終的に5個のギャップが残った．これら5つのギャップはどれも，異なる2つのタンデム繰り返し配列（1万塩基を超える長さ）が隣り合って存在しており，その単位長は数十塩基であった．5つギャップのうち3つは，5〜10万塩基のNanoporeのロングリードにより埋めることができた．rRNAのタンデム繰り返し配列について別途調べたが，現在のロングリードの技術レベルでは配列を完全に読み通すことはできなかった．このように，ゲノムアセンブリの最大の障害はタンデム繰り返し配列と考えられる．

Ⅲ．低コストなクリニカルシーケンシングに向けて

クリニカルシーケンシングの現場では，何もゲノム全体を解読するのではなく，疾患に関連することが理解された変異やSTRだけを選択的に解読したい．従来からPCR，マイクロアレイが，最近ではCRISPR-Cas9が対象領域を増幅するのに使われてきている．ここでは近未来のアプローチとしてNanoporeを使った選択的シーケンシングの可能性を議論する．

Nanoporeでは，1本鎖DNAをちょうど通すことができる適度な大きさの穴をもつ膜タンパク質の中を，1本鎖DNAを通過させる（図❶）．通過時に塩基ごとに異なるイオン電流を計測できるので，電流の時系列を塩基列へと変換する．DNAは帯電しているため，膜タンパク質にかける電圧を調整すれば，DNAが通過する速度を調節できる．ただし速ければよいのではなく，電流を観測するセンサーの検出精度を損なわないように通過速度を設定する必要がある．2〜3年前は1秒間の通過速度は数十塩基に抑えられていたが，2018年現在は1秒間に450塩基の速度で動作しても大丈夫なほど，センサーの検出力は上がっている．例えば1秒間で読んだ450塩基が，ヒトゲノムのどの位置に由来するかを高速に判定できれば，どの辺を解読しているかをリアルタイムで把握できる．もし興味をもっている対象配列の周辺であれば解読を継続し，そうでなければ解

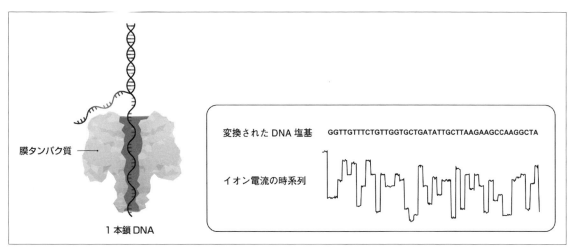

図❶ Nanopore を使った選択的シーケンシング

読を中断し，他のDNA断片の解読へと移行したい。このように臨機応変にシーケンシングを継続もしくは中断することを実現できないであろうか？

Nanoporeでは膜タンパクに電圧をかけてDNAを誘導して通すので，電圧を逆転するだけで，DNAは逆向きに動く。不要なDNA断片とリアルタイムに判定できたら解読を中断し，対象配列だけを選択的に解読する方法が2016年に報告されている[8]。残念ながら，この方法を実装したプログラムは，Nanoporeの解読速度が1桁向上したため，現在は動作しない状態にある。現在の速度に追いつくには，電流の時系列を塩基変換する手間を省き，直接電流データから対象DNA領域由来か否かを判定できれば効率的である。例えば電流データから特徴量を取り出して，ある閾値を超えるか否かで対象領域を判定できれば高速に動作する。このようにしても精度（precision）を最大化できればさらによい。舛谷らはこの問題を肯定的に解決できることを示し，現在のNanoporeの解読速度でも選択的シーケンシングを実現する高速なプログラム dyss を研究開発し公開している[9]。このプログラムは，手のひらに載るサイズの小型PCで動作する。NanoporeのMinIONとともに利用すれば，手のひらに載るシーケンサーと計算機を組み合わせて，クリニカルシーケンシングを実行できるようになるかもしれない。

まとめ

ロングリードシーケンシングが普及し，これまで検出が困難だったタンデム繰り返し配列の全貌がわかりつつある。脳疾患の原因変異として古くから知られているSTRも，配列を決定できる場合が多くなった。イントロン中で伸長するSTRは特に長くなりがちであるが，それらを検出し，疾患を起こす原理を理解するために役立ちはじめている。ゲノムアセンブリを撹乱するタンデム繰り返し配列は，新しく解読されたゲノムでも完全に把握されているわけではないことを注意したい。

なぜゲノムアセンブリのプログラムは，タンデム繰り返し配列を不得手とするのか？ タンデム繰り返し配列やAlu，LINEなどのゲノム中に多数のコピーをもつ配列は，それらを読み通すロングリードが得られない場合，その場所をゲノム内で特定することが難しいことは，MyersがCeleraアセンブラを開発している当初から述べている。そこで臭いものには蓋をする戦略，すなわち難読領域と容易に解読できる領域を分離して取り扱うグラフ構造（string graph, 図❷）をMyersは2005年に提案している[10]。現在のロングリード用のゲノムアセンブラはこの考え方を取り入れ，少しずつ異なる発見的手法（ヒューリスティクス）

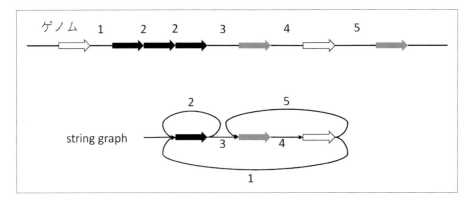

図❷ グラフ構造
ゲノム上の各々の繰り返し配列を1つのノードにまとめ，ゲノム上での繰り返し配列の前後関係を，ノード間の有向辺として表現したのが string graph である．繰り返し配列によるゲノムアセンブリの撹乱をいったん棚上げにして，番号を振ったそれ以外の配列を解読・決定することに力を注げるように配慮したグラフ構造．

を実装して，精度と速度を競っている．そのため線虫の例でも，4つのプログラムは各々異なるゲノムを出力した．われわれはこれらのゲノムが補完的であることを利用してギャップを埋めたものの，このような付け焼き刃な対応は無論したくない．ロングリードの精度や長さは過去数年間着実に改善されており，ロングリードのエラーパターンの理解も進んでいる．現在使われている発見的手法が，理論的に分析され，最適化アルゴリズムとして整理されれば，数年以内にこれらの問題が解決されるかもしれない．

謝辞
辻省次先生，石浦裕之先生，Eugene Myers 先生，Andrew Fire 先生からは共同研究を通じてタンデム繰り返し配列解析の奥深さを教えていただいています．この場をお借りして，深謝いたします．

参考文献

1) Mirkin SM : Nature 447, 932-940, 2007.
2) Walker FO : Lancet 369, 218-228, 2007.
3) McLennan Y, Polussa J, et al : Curr Genomics 12, 216-224, 2011.
4) Loomis EW, et al : Genome Res 23, 121-128, 2013.
5) Doi K, Monjo T, et al : Bioinformatics (Oxford) 30, 815-822, 2014.
6) Wojciechowska M, Krzyzosiak WJ : Hum Mol Genet 20, 3811-3821, 2011.
7) Ishiura H, Doi K, et al : Nat Genet 50, 581-590, 2018.
8) Loose M, Malla S, et al : Nat methods 13, 751, 2016.
9) Masutani B, Morishita S : Bioinformatics, 2018, in press.
10) Myers EW : Bioinformatics (Oxford) 21 Suppl 2, ii79-85, 2005.

参考ホームページ

・gnomAD
 http://gnomad.broadinstitute.org/

森下真一
1985年 東京大学理学部情報科学科卒業，理学博士 IBM
1990年 スタンフォード大学
1997年 東京大学医科学研究所
2000年 東京大学理学部情報科学科
2003年 同大学院新領域創成科学研究科メディカル情報生命専攻および理学部生物情報科学科教授

専門は情報科学および生命科学．

第2章

難病

第2章 難病

1. オミックス解析を通じて希少難治性疾患の医療に貢献する基盤研究

1) オミックス解析による遺伝性網脈絡膜疾患の病因・病態機序の解明

須賀晶子・吉武和敏・岩田　岳

　視覚情報はヒトが得る最も重要な情報であり，これが障害されると生活や仕事に大きな支障をきたす。感覚器器官の1つである眼の網膜は，光を電気信号に変換する視細胞働とそれに接続する双極細胞や神経節細胞から構成される。遺伝性網脈絡膜疾患（37疾患）の多くは網膜に局在するタンパク質が遺伝子変異によって機能しないことから発症する。すでに257遺伝子が報告されているが，日本人での解析は十分に行われていない。われわれはこのような状況を改善するためにオールジャパン体制で家系単位の全エクソーム解析と変異体の機能解析による病因・病態機序の解明を試みた。

はじめに

　視覚情報のセンサーに当たる眼は，角膜，虹彩，水晶体，硝子体，網膜[用解1]，脈絡膜[用解2]で構成されているが（図❶），後極部に存在する網膜は光を電気信号に変換する視細胞働とそれに連結する双極細胞，神経節細胞などで層構造をとっている。特に視細胞が集中する網膜の中心に位置する黄斑[用解3]は凹型構造によって，血管や網膜神経節細胞が光路を妨げないようになっている。希少難病に位置づけられる遺伝性の網脈絡膜疾患の多くは，視細胞，網膜色素上皮細胞，双極細胞，神経節細胞に局在するタンパク質の変異体による機能障害によって発症する。眼は透明な組織であることから，古くから網膜病態が観察され，多数の病名に分類されてきた。網膜の遺伝子解析と

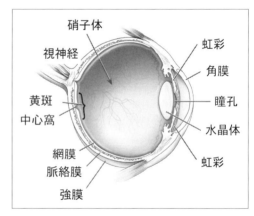

図❶　眼球の構造

光は角膜と水晶体を通過して網膜の中央に位置する黄斑に結像する。黄斑の中心に位置する中心窩に視細胞（錐体細胞，杆体細胞）が高い密度で存在する。高等霊長類では，この黄斑の存在によって解像度の高い視覚情報を得ることができる。

> **key words**
> 網膜，ゲノム解析，ゲノム編集，ノックインマウス，遺伝性網脈絡膜疾患，データベース

しては1988年の脳回転状脈絡網膜萎縮（gyrate atrophy）のオルニチンアミノ転移酵素（Ornithine Aminotransferase）遺伝子変異の発見[1)2)]や，網膜色素変性のロドプシン（Rhodopsin）遺伝子変異の発見[3)]などがきっかけとなって，1990年代から眼科での遺伝学や分子生物学の研究が盛んになってきた。

しかしながら，日本では連鎖解析とポジショナルクローニングによる候補遺伝子の探索など，労働力と研究費を必要とする研究は進まず，欧米の論文で発表された遺伝子変異を日本人で確認する内容が主流であった。われわれはこのような状況を改善するために，2011年に感覚器センターを中心に7つの眼科施設（名古屋大学，三重大学，近畿大学，東京慈恵会医科大学，帝京大学，愛知医科大学）によって厚生労働省の研究班が結成され，遺伝性網脈絡膜疾患（37疾患）（図❷）の家系を対象とした全エクソーム解析が開始された。4年後には日本医療研究開発機構の研究班として，33大学の眼科施設と協力して遺伝子解析が進められている（図❸）。遺伝性網脈絡膜疾患の原因としてこれまでに257遺伝子が報告されているが（RetNet：Retinal Information Network）[4)]，本研究班で収集した患者家系のうち7割では未報告の遺伝子変異が検出されている。

I．網膜の構造と診断方法

厚さ0.2〜0.3 mmの網膜は神経細胞の視細胞（杆体細胞，錐体細胞），双極細胞，水平細胞，無軸索細胞（アマクリン細胞），神経節細胞に加え

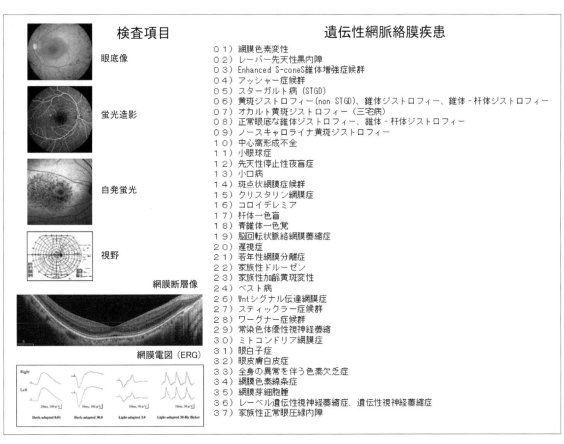

図❷　遺伝性網脈絡膜疾患の検査内容と疾患群
遺伝性網脈絡膜疾患の診断に必要な検査項目と疾患リスト。網膜色素変性は国内に3万人以上の患者がいると推定されている。

第2章 難病 1. オミックス解析を通じて希少難治性疾患の医療に貢献する基盤研究

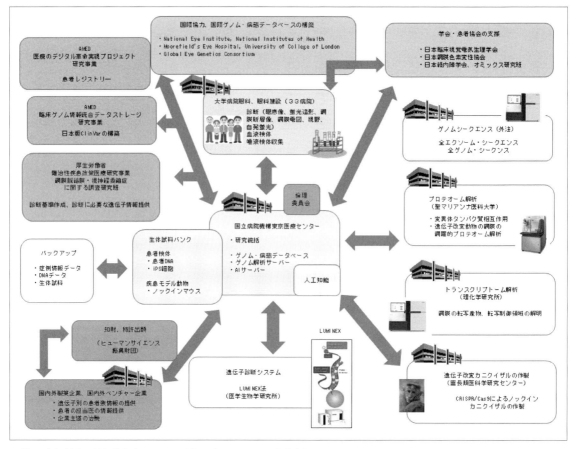

図❸　遺伝性網脈絡膜疾患のオールジャパンによる研究体制

日本医療研究開発機構（AMED）によって支援されている遺伝性網脈絡膜疾患の研究体制は学会，患者団体，大学，研究所，企業，財団，国際コンソーシアム，AMEDおよび厚生労働省の研究班など，多数の共同研究者と連携して研究とその実用化が行われている．

て，グリア系細胞（ミュラー細胞，アストロサイト）と血管系細胞で構成される．直径1.5～2.0 mmの黄色を呈する黄斑は視神経乳頭の中心から4 mm耳側に位置した網膜のほぼ中央に位置する．黄斑の中心の直径約0.35 mm（中心窩）は陥凹し，無血管な錐体細胞のみが存在する構造となっている．黄斑は魚類，爬虫類，鳥類へと受け継がれたが，哺乳類の登場時にはいったん消失し，霊長類で再現されることが知られている．黄斑の中心は無血管でありながら活発に機能しなければならない部位であり，脈絡膜側からの十分な栄養・酸素の供給を必要とする．錐体細胞の障害は視野の中心部が見えづらくなったり，色の識別ができなくなったりする（色覚異常）のに対して，杆体細胞の機能が失われると暗いところで物が見えにくくなったり（鳥目，夜盲），視野が狭くなるといった症状を起こす．遺伝性網脈絡膜疾患の診断方法としては，眼底像，網膜断層像，蛍光造影，自発蛍光像，視野，網膜電図などによって診断される（図❷）．網膜電図は網膜を構成する細胞からの発光時の電気変化を捉え，その波形から異常な細胞を推測することができる．これらの情報を組み合わせて総合的に診断されている．

Ⅱ．遺伝性網脈絡膜疾患の分類と症例情報収集システムの構築

遺伝性の網脈絡膜疾患は視細胞，双極細胞，神

経節細胞や網膜色素上皮細胞を病巣としており、網膜変性、黄斑変性、脈絡膜変性などが含まれる。網膜変性には網膜色素変性、錐体ジストロフィー、先天停在性夜盲、白点状網膜症、小口病などがある。網膜色素変性は厚労省の難病に指定されており、日本に3～5万人の患者がいると推定されている。網脈絡膜変性にはレーバー先天盲、白点状網膜症、脈絡膜ジストロフィー、ミトコンドリア網膜症などがあり、黄斑変性には錐体ジストロフィー、錐体-杆体ジストロフィー、スターガルト病、卵黄状黄斑ジストロフィー、先天網膜分離症、オカルト黄斑ジストロフィーなどがある[5)6)]。これに加えて神経節細胞の変性による家族性の緑内障や視神経萎縮症などが存在する。遺伝性網脈絡膜疾患の病因遺伝子数は今後、アジア、アフリカ、南アメリカの遺伝子解析が進むにつれて、さらに2～10倍に増加すると予想されており、最終的には世界で数家系しか存在しない病因遺伝子までたどり着く可能性がある（図❹）。

Ⅲ. 遺伝性網脈絡膜疾患の全エクソーム・全ゲノム解析のハードウエア構成と解析フロー

遺伝性網脈絡膜疾患の病因遺伝子変異の探索

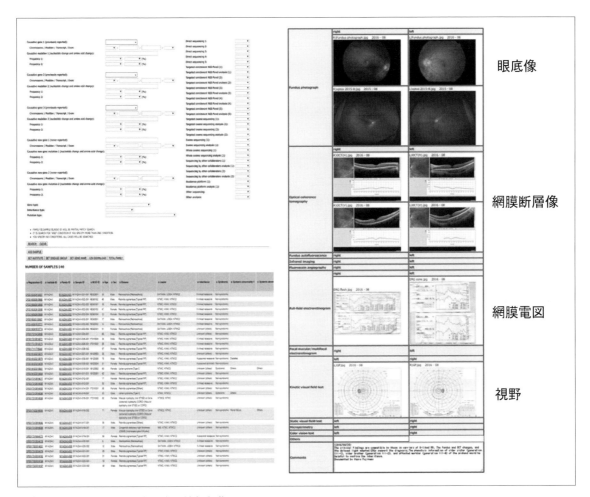

図❹　遺伝性網脈絡膜疾患の症例情報収集システム
遺伝性網脈絡膜疾患の患者家族の症例情報は匿名化された状態で一括管理されている。家系図、眼底像、網膜断層像、網膜電図、視野などの情報が遺伝子型と一体で検索できるようになっている。このデータベースは国際コンソーシアム（Global Eye Genetics Consortium）でも利用される予定である。

には次世代シーケンサーを用いた全エクソーム解析あるいは全ゲノム解析を行っている。次世代シーケンサーから得られるシーケンスデータ（FASTQ）の容量は，1検体あたり全エクソーム解析だと10 GB，全ゲノム解析だと100 GB程度と極めて大きい。これらのビッグデータを解析するためのクラスターサーバを自前で準備し，1ノードあたり4コアのCPUを30台連結させて，合計120コアのクラスターサーバを運用している（図❺A）。30台のクラスターサーバに解析を行わせる際は，グリッドエンジンとしてSon of Grid Engineを用いてジョブの分散処理を行っている。また，リシーケンス[用解4]ではメモリを大量に必要とする解析は少ないため，CPU 1コアあたり8 GBのメモリの設計で，問題なく解析が行われてきた。ストレージと解析ノード間はLANケーブルで接続し，LinuxなどUNIX系のOSで利用されるファイル共有システムNFSによってデータを共有している。リシーケンス解析ではストレージへのアクセス速度が全体の律速段階となることも多いため，ストレージからスイッチまでの間は10 Gbpsの高速LANインターフェースを使用している（図❺A）。

われわれはすでに2000検体以上のデータを解析しており，FASTQだけでも10 TB以上，解析結果を含めると100 TB以上のストレージを消費している。今後全ゲノム解析のコストが安くなるにつれ，全エクソーム解析から全ゲノム解析へ移行する状況にもあり，大量のデータを安価に保存する方法を考えておく必要がある。われわれはオープンソースの分散ファイルシステムGlusterFSを用い，解析ノードにハードディスクドライブを追加し，100 TBの分散ファイルシステムを安価に構築した。GlusterFSを用いた分散ファイルシステムでは単一のストレージサーバに比べると読み書きの速度が遅くなってしまうが，解析が一通り終わった後でも保存する必要のある使用頻度の低い解析結果の保管場所として用いている。

われわれの解析フロー（図❺B）は標準的に用いられているBroad Institute Genome Analysis Toolkit（GATK）のBest Practices Workflowに従って解析を行っている。具体的には，BWA memを用いてシーケンスデータを参照ゲノムhg38にマッピングし，Picardを用いて重複したリードの除去を行う。さらにGATKのBaseRecalibratorを用いて塩基のクオリティスコアを補正した後，GATKのHaplotypeCallerを用いてGVCFファイルを検体ごとに作成する。ここまでのステップは検体ごとに解析を行うことができるため，比較的簡単に並列計算が可能である。検体ごとにGVCFを作成し終えたら，すべての検体のGVCFを統合してSNV，IDNELを抽出するために，再度GATK HaplotypeCallerを用いる。このステップは染色体ごとに分割して実行することで，並列解析を実行している。現時点の最新バージョン3.8では1500検体でも問題なく変異を抽出することができる。抽出したSNV，INDELはSnpEffを用いてアミノ酸に置換が生じる変異に限定し，アノテーション時の計算量を減らしている。さらに1000 genomesといった国際的なSNP頻度情報や，東北メディカルメガバンクの日本人アリル頻度情報といった情報を付与し，1％以上の頻度で出現する頻度の高い変異は候補から除外している。また商用データベースであるHGMDも用いて既知の原因変異について情報を付与している。ただ最近はNIHが整備しているClinVarでも遜色ない情報が得られるようになりつつある。最後に家系ごとに優性，劣性，X連鎖のいずれの遺伝形式であるかを考慮しつつ，家系情報を用いて候補変異の絞り込みを行う。こうしたリシーケンスの解析において，親子3人のトリオで解析を行う場合，劣性の遺伝形式であれば，通常10個程度の候補変異が抽出される。しかし優性の遺伝形式であれば，トリオ解析では通常100個以上の候補変異が残ってしまうため，家系内の罹患検体，正常検体を5人以上は揃える必要がある。

Ⅳ．日本人で見つかる遺伝性網脈絡膜疾患の新規病因遺伝子変異

本研究では約1300家系の情報とDNA検体が収集され，約900家系について全エクソーム解析が行われた。約3割の家系において既知遺伝子変

1）オミックス解析による遺伝性網脈絡膜疾患の病因・病態機序の解明

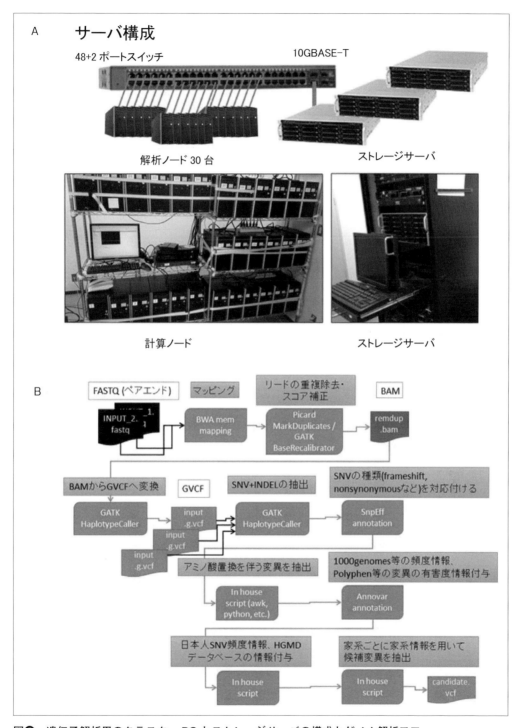

図❺ 遺伝子解析用のクラスター PC とストレージサーバの構成とゲノム解析フロー
A. 全エクソーム解析，全ゲノム解析は FASTQ ファイルから病因遺伝子変異の抽出まで，東京医療センターの解析サーバを用いて行われている。
B. 健常者の全エクソーム解析と全ゲノム解析によって頻度情報が充実してきており，候補遺伝子変異の選別に大きな効果をもたらしている。

異が検出されたが，約3割の家系については未報告の遺伝子変異か遺伝子が発見された．残りの約4割について既知遺伝子変異は検出されておらず，継続して病因遺伝子変異を解析中である．遺伝性網脈絡膜疾患について，過去30年間に約250病因遺伝子（約12,000遺伝子変異）が報告されているにもかかわらず，日本人の遺伝子変異の多くがその中に含まれないことは極めて興味深い．遺伝性網脈絡膜疾患の遺伝子解析が主に欧米で行われており，白人を中心とした病因遺伝子変異とは異なる遺伝子変異が日本人だけでなく，他のアジア圏で発見されると予想される．研究班では毎月未報告の遺伝子変異を論文投稿している（http://jegc.org/research.html）．日本人の既知遺伝子における未報告の遺伝子変異を新たに150以上発見し，これらを検出するための診断キットの作製と，その保険収載をめざした取り組みを行っている（図❷）．

V．日本人で見つかる遺伝性網脈絡膜疾患の新規病因遺伝子

解析された家系には新規病因遺伝子による発症と考えられる約50家系が発見された．われわれはこれらの候補遺伝子の中から機能的に網脈絡膜疾患に関係すると推測されるものを選択し，免疫染色，細胞株への変異体遺伝子の導入，患者iPS細胞から分化誘導した網膜細胞を分析し，病因遺伝子に必要な証拠を蓄積している．候補遺伝

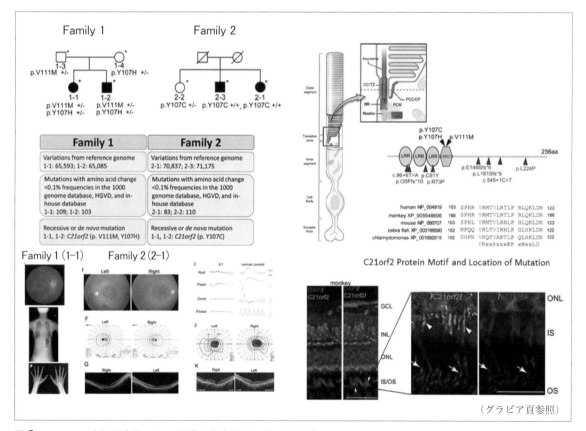

図❻ *C21orf2* 遺伝子変異による網膜色素変性と杆体-錐体ジストロフィー（文献7より）

網膜色素変性と錐体-杆体ジストロフィー（cone-rod dystrophy）の新たな遺伝子として *C21orf2* が須賀らによって発見された[7]．異なる病気であるものの，遺伝子変異はタンパク質の同一ドメイン（leucine rich repeat C-terminal domain）に存在した．タンパク質は視細胞の内節と外節の視細胞接続繊毛（connecting cilium）に存在する．視細胞の図は文献8より一部改変．

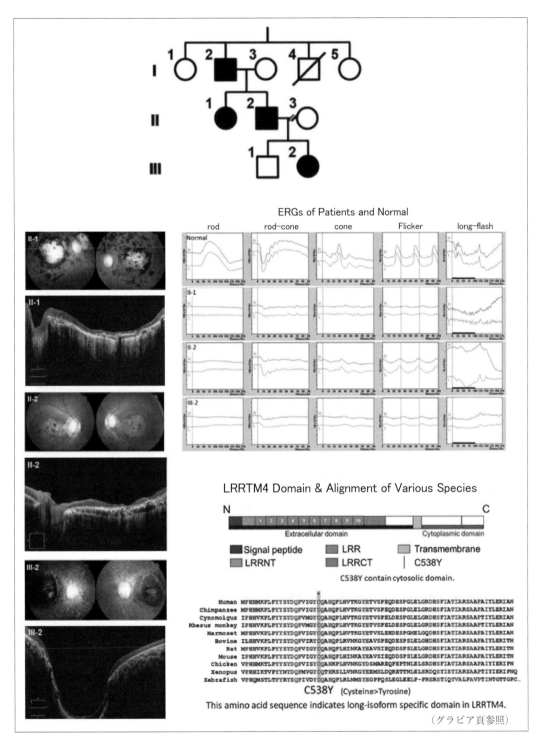

図❼ LRRTM4 の遺伝子変異による黄斑ジストロフィー(文献9より)

黄斑ジストロフィーの新たな遺伝子として LRRTM4 が川村,須賀らによって発見された[9]。この黄斑ジストロフィーは3世代の優性(顕性)遺伝の家系であり,杆体細胞の反応がすべての患者で消失している。現在この変異体の機能解析やノックインマウスの作製が進められている。

子がコードするタンパク質のアミノ酸配列がヒトとほぼ一致している場合はCRISPR/Cas9を用いたゲノム編集技術によってノックインマウスを作製し，ヒトと類似する病態を発症するか検証する．このような実験手法によって，毎年3遺伝子を報告している．この中には網膜色素変性と錐体-杆体ジストロフィーの新しい病因遺伝子として劣性（潜性）遺伝の*C21orf2*の発見がある（図❻）[7)8)]．C21orf2は視細胞の内節と外節をつなぐ視細胞接続繊毛（connecting cilium）に局在するタンパク質である．日本人の遺伝子変異は他国の患者とは異なり，C21orf2タンパク質の同一ドメイン（leucine rich repeat C-terminal domain）に存在した．この遺伝子はJeune症候群の病因遺伝子としても報告されている[9)]．また，黄斑ジストロフィーを発症する優性（顕性）遺伝の家系からは新しい病因遺伝子として*LRRTM4*が発見された（図❼）[10)]．患者の杆体細胞の反応が消失していることを網膜電図によって明らかにされている．LRRTM4はLRRTMタンパク質ファミリーの1つとして，神経シナプスの成長や機能に重要な役割が報告されており，海馬での発現は報告されているが，網膜での機能は全く知られていない[11)]．われわれはノックインマウスを作製して，シナプス・タンパク質の変異体によって視細胞が変性する病態機序を解明する計画である．

おわりに

近年の全エクソーム解析や全ゲノム解析によって，患者家族の全員の協力があれば，家系単位で病因遺伝子を検出することが可能となってきた．全エクソーム解析が開始された2011年頃には，遺伝子変異の検出率は約17％であったが，2018年には53％にまで向上している．しかしながら，同じ遺伝子変異をもった家族を探し出すことはオールジャパン体制（Japan Eye Genetics Consortium：JEGC）でも困難であり，国外のコンソーシアムとの共同研究が必須となっている．2014年には，このような事態を予測して，アジアコンソーシアム（Asian Eye Genetics Consortium：AEGC）を米国国立眼研究所（National Eye Institute, National Institute of Health）と立ち上げ[12)]，アジア諸国との情報交換や共同研究を促進している．最近ではSpark Therapeutics社（Novartis Pharmaceuticals社）の*RPE65*遺伝子の変異によるレーベル先天性黒内障に対する遺伝子治療がFDAの承認を得て，治療が開始されている．さらに異なる病因遺伝子についても同様な遺伝子治療の治験が多数実施されており，病因遺伝子の探索から治療への時代へと確実に移行していくと思われる．

このような患者数が極めて少ない遺伝性の希少難病研究は国際的な枠で行われる必要があり，臨床試験に適切な患者のリクルートを世界規模のネットワークで探し出す方向で進んでいる．われわれは2018年5月にアジアコンソーシアムをグローバルコンソーシアムに拡大し（Global Eye Genetics Consortium：GEGC），南米とアフリカの家系を対象に，ヨーロッパや米国の研究グループと共同で遺伝子解析を行っている[13)]．すでに25ヵ国が参加する巨大コンソーシアムに成長しており，今後の展開が期待される．最後に，遺伝子領域はゲノムのわずか1.6％しか占めておらず，残りの98.4％の非遺伝子領域で発現するノンコーディングRNAの機能と眼疾患との関連について，今後の発見に期待している．

用語解説

1. **網膜**：眼の後極に存在する視細胞とこれに接続する視神経細胞が面状に並んだ部分．光情報を電気信号に変換し，脳へと信号を伝達する．
2. **脈絡膜**：強膜の内側にある血管が豊富な膜で，網膜に酸素や養分を補給し，老廃物を運び出す役割がある．加齢黄斑変性では脈絡膜から網膜への血管の滲出によって視細胞死に至る．脈絡膜の内側にある網膜色素上皮からの網膜の剥離（網膜剥離）によっても，この部分の網膜機能は極端に低下する．
3. **黄斑**：網膜の中心部にある直径2mmほどの黄色領域．錐体細胞が集中し，視覚の解像度と色覚を決定する最も重要な部位である．
4. **リシーケンス**：ヒト，マウスなどすでにゲノム配列が参照配列として入手可能な生物種について，個体ごとのゲノム配列を解読すること．

参考文献

1) Mitchell GA, Brody LC, et al : J Clin Invest 81, 630-633, 1988.
2) Hotta Y, Kennaway NG, et al : Am J Hum Genet 44, 353-357, 1989.
3) Dryja TP, McGee TL, et al : Nature 343, 364-366, 1990.
4) RetNet : Retinal Information Network
   https://sph.uth.edu/retnet/
5) Akahori M, Tsunoda K, et al : Am J Hum Genet 87, 424-429, 2010.
6) Fujinami K, Kameya S, et al : Invest Ophthalmol Vis Sci 57, 4837-4846, 2016.
7) Suga A, Mizota A, et al : Invest Ophthalmol Vis Sci 57, 4255-4263, 2016.
8) Rachel RA, Li T, et al : Cilia 1:22, 2012.
9) McInerney-Leo AM, Wheeler L, et al : Am J Med Genet A 173, 1698-1704, 2017.
10) Kawamura Y, Suga A, et al : J Hum Genet, 2018. doi:10.1038/s10038-018-0465-4.
11) de Wit J, O'Sullivan ML, et al : Neuron 79, 696-711, 2013.
12) Prakash P, Iwata T : Advances in Vision Research, Genetic Eye Research in Asia and the Pacific vol I, Springer, 2017.
13) Prakash P, Iwata T : Advances in Vision Research, Genetic Eye Research in Asia and the Pacific vol II, Springer, 2018.

参考ホームページ

- Japan Eye Genetics Consortium
  http://jegc.org
- Global Eye Genetics Consortium
  http://gegc.org
- Son of Grid Engine
  https://arc.liv.ac.uk/trac/SGE
- GlusterFS
  https://www.gluster.org/

岩田　岳
1988年　名城大学農学部大学院博士課程修了
　　　　米国 National Eye Institute, National Institute of Health 客員研究員
1989年　米国 Bascom Palmer Eye Institute, University of Miami School of Medicine 研究員
1991年　米国 National Eye Institute, National Institute of Health 研究員
1995年　同上級研究員
1999年　国立病院東京医療センター臨床研究部主任研究員
2004年　国立病院機構東京医療センター臨床研究センター室長
2007年　同部長

第2章　難病

1. オミックス解析を通じて希少難治性疾患の医療に貢献する基盤研究

2) ゲノム不安定性を示す希少難治性疾患の次世代マルチオミクス解析による病因究明

荻　朋男

　ゲノムDNAを安定に維持するには「DNA損傷応答・修復システム」が必須である。本システムの異常により発症する難治性遺伝性疾患が数多く存在し，発育異常・神経変性・早期老化など多様な病態を示すが，その本質的な原因はゲノムの不安定化である。関連遺伝子の異常により発症する「ゲノム不安定性疾患」の原因究明には，技術の普及と進歩が目覚ましい次世代ゲノム解析法が広く用いられる一方で，ゲノム解析のみでは疾患原因遺伝子変異の同定が困難な症例が増えている。本稿では，ゲノム解析・トランスクリプトーム解析・精密質量分析（疾患プロテオーム解析）・細胞機能解析・身体表現型評価などの最新オミクス技術を融合した，次世代マルチオミクス解析システムを導入することで，ゲノム不安定性疾患を中心とした遺伝性疾患の診断率向上と病態解明をめざした取り組みを紹介したい。

はじめに

　生物のゲノムDNAは様々な外的・内的要因により常に損傷を受けている。このため，遺伝情報を安定に維持・伝達するには「DNA損傷応答・修復システム」が必須である。ヒトでは，本システムの異常により発症する難治性遺伝性疾患が数多く存在し，「ゲノム不安定性疾患群」を構成している。各疾患とも発育異常・神経変性・早期老化などの多様な病態を呈するが，その本質的な原因はゲノムの不安定化である。過去の症例解析から，多くのDNA修復や損傷応答に関係する遺伝子が同定され分子機能が明らかにされてきた。しかしながら，いまだに発症メカニズムと分子病態が不明な疾患が多数存在し，さらにこれらの疾患は症状がオーバーラップするため確定診断にも難渋することが多い。

　ゲノム不安定性疾患は，色素性乾皮症など日本国内で比較的患者数が多いものでも発症頻度は出生数万人に1名程度であり，なかにはゼッケル症候群のように世界的にも患者数が非常に少ない疾患も存在するため[1]，関係者が連携して症例収集・診断を行うことが不可欠である。次項に詳述するが，多くが孤発例であることから，ゲノム

---

key words

ゲノム不安定性疾患群，DNA損傷応答・修復システム，色素性乾皮症，コケイン症候群，ファンコーニ貧血症候群，次世代ゲノム解析，精密質量分析，SILAC，HRAM，トランスクリプトーム解析，HPO，次世代マルチオミクス解析

解析のみでは疾患原因の特定が困難である症例が相当数存在する。われわれの研究グループでは，AMED難病研究班・政策研究班と連携し，希少なゲノム不安定性疾患の症例を国内外の医療機関/研究施設から集約して原因究明を行うAMED「ゲノム不安定性疾患マルチオミクス診断拠点」を構築している。本拠点では，各種オミクス解析による分子遺伝学的調査と，臨床遺伝専門医による精密な身体所見の収集を実施することで，ゲノム安定性の喪失により発症する多様な疾患に対する臨床診断の基礎となる検査を提供するとともに，疾患発症に関与する新たな生体分子・生命現象の発見や同定をめざした研究を実施している（図❶）。

I．ゲノム不安定性疾患群

ゲノム不安定性疾患群とは，DNA修復やDNA損傷応答（DNA repair and DNA damage response：DDR）機構の先天的な異常により，各種発育異常（子宮内・出生後），若年高発がん性，早期老化（加齢性疾患・神経疾患）などの，ゲノムDNAの不安定化に起因する様々な病態を示す難治性疾患の総称である。代表的な疾患には，紫外線による光DNA損傷やアミノ酸代謝産物などの付加型DNA損傷を修復するヌクレオチド除去修復機構（nucleotide excision repair：NER）に欠損を有し，日光曝露部位の高発がん性や神経症状などを示す色素性乾皮症（xeroderma pigmentosum：XP）や，アルデヒドなどの代謝産物で鎖間架橋（interstrand cross link：ICL）されたDNA鎖を修復するICL修復機構の異常により発症し，造血異常や白血病・奇形などを伴うファンコーニ貧血症候群（Fanconi anemia：FA）などが含まれる。有病率は一部を除いて非常に低く，各疾患ともに出生数万〜100万人に1人程度と希少である。このため，国内外の専門医と当該

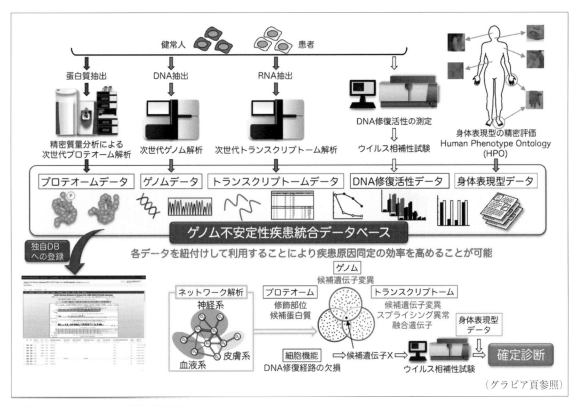

図❶　マルチオミクス解析の概要図

領域の研究者が連携して症例収集と診断に当たっている。ゲノムの安定維持に必要な遺伝子は多数存在することから〔Geneontology database（GO）では，DNA repair が 534 遺伝子，DNA damage checkpoint で 156 遺伝子の登録が確認できる〕，これらの遺伝子の異常により発症する疾患の総数は多く，疾患ごとの症例数は少数であるにもかかわらず，疾患群全体では相当数の患者が存在すると考えられる。

Ⅱ．次世代ゲノム解析では疾患原因が特定できないケース

ゲノム不安定性疾患の多くは常染色体潜性遺伝形式をとり，単一遺伝子の異常により発症する（単一遺伝子疾患）。遺伝子変異はゲノム中に無数に存在するため，疾患原因となりうるタンパク質の発現や機能変化を生じる可能性が高いナンセンス変異・ミスセンス変異・スプライシング異常などを誘発する各種変異の，ホモ接合や複合ヘテロ接合が 1 症例あたり数十〜百個程度は存在する。

先天性疾患の原因遺伝子変異の探索には，費用やバイオインフォマティクス技術上の制約から，エキソン領域の変異を効率的に特定するために全エキソーム解析が広く用いられているが，本法ではエキソンキャプチャーの対象外となる非翻訳領域（プロモーター・イントロン領域など）の変異検出はほぼ不可能である。また，エキソームデータを用いたコピー数解析などが可能であるが，未知の染色体構造異常（染色体転座・逆位・大規模欠失・挿入）の検出は困難であることから，全エキソーム解析による疾患原因変異の同定率は 20〜30 ％程度にとどまることが一般的である。このため，エキソーム解析で疾患原因変異が同定できない場合には，全ゲノム解析などにより，エキソン領域以外の変異についても網羅的に探索することが必要となるが，イントロン深部の 1 塩基置換変異に起因するスプライシングの異常など，現在のバイオインフォマティクス技術では機能予測が困難な変異が疾患原因となるケースも多くみられる。さらに，遺伝子発現は DNA の一次配列のみならず，DNA メチル化やヒストン修飾などのエピジェネティック機構，染色体高次構造などによって高度に制御されており，このような DNA 配列非依存的な機構の異常により疾患発症する場合には，そもそもゲノム解析のみでの原因究明は不可能である。これらのことから，発症頻度が極めて低い遺伝性疾患では，弧発例のゲノム解析データのみを用いて新規の疾患発症原因となる遺伝子変異を絞り込むことは概して困難であり，複合的な解析手法の開発が必要とされている。

Ⅲ．DNA 修復活性・DNA 損傷応答キネティクスの測定

ゲノム不安定性疾患では，細胞レベルで DNA 修復・損傷応答機構の機能欠損が生じている。このため一部の症例では，DNA 修復活性や DNA 損傷応答のキネティクスを指標として疾患原因の究明が可能である。DNA 損傷の種類に応じて作用する DNA 修復機構が異なるが，われわれはこれまでに，前出のヌクレオチド除去修復機構や ICL 修復機構のほか，電離放射線や抗がん剤などによる DNA 鎖の切断を修復する二重鎖切断修復機構（double strand break repair：DSBR）や，活性酸素種などにより生じた酸化 DNA 損傷を修復する塩基除去修復機構（base excision repair：BER）などの活性を定量的に評価する技術に加えて，各種 DNA 損傷処理後の細胞増殖能（DNA 損傷薬剤感受性）を迅速に測定する手法を開発している[2,3]。これらは，健常人や患者に由来する線維芽細胞・株化 B 細胞などを用いて，各種 DNA 修復量や細胞増殖に相関した核内の蛍光強度として検出され，ハイコンテント画像イメージング装置（high-content screening system：HCS）により，自動化された画像取得と画像処理を行うことで，細胞集団から定量的な DNA 修復活性や薬剤感受性データを抽出することが可能である。

本技術は，ゲノム不安定性疾患症例の解析の際，患者由来細胞で欠損している DNA 修復・損傷応答機構を特定するほか，次世代ゲノム解析などにより同定された疾患原因候補の実験的な検証に主に用いられている。患者由来細胞は特定の DNA 修復機構が欠損しており，正常遺伝子産物を外部

から供給することでその機能が相補される。そこで，候補となる変異を有する遺伝子の正常なcDNAを発現するレンチウイルスを作製し，患者由来の初代培養細胞に感染させた後，DNA修復活性の回復量を評価するウイルス相補性試験を実施している。このほか，既知のDNA修復関連遺伝子を組み込んだレンチウイルスライブラリーを用いることで，DNA修復機能の欠損を相補する遺伝子（相補性群）を直接決定することにも利用が可能であり，XPやコケイン症候群（Cockayne syndrome：CS）の疾患原因究明に適用されている[4)5)]。

IV. 精密質量分析法を用いた疾患プロテオーム解析

次世代ゲノム解析のみでは，疾患原因候補となる遺伝子変異の絞り込みが困難であったゲノム不安定性疾患症例に関して，精密質量分析装置を用いた次世代疾患プロテオーム解析を実施している。本法では，細胞内タンパク質の網羅的かつ定量的な発現プロファイルを取得し，他のオミクス解析から得られたデータと比較することで，疾患発症に関与するタンパク質因子を同定することが可能である。特に，DNA修復やDNA損傷応答機構に関与する因子はタンパク質複合体を形成していることが多く，疾患プロテオーム解析では，遺伝子変異により患者細胞内で機能欠損や発現量低下が生じたタンパク質因子が，それ自身が含まれる複合体全体の安定性を低下させることで，発現プロファイルの違いとして検出される可能性を想定している。DNA修復関連タンパク質は組織非特異的に発現していると考えられるため，前述したDNA修復活性の測定に用いる線維芽細胞・株化B細胞などを解析に利用可能である。

質量分析計の技術進歩により質量精度ならびに分解能が格段に向上し，ナノ流体液体クロマトグラフィー（nanofluidic / nanoscale liquid chromatography：nano-LC）と高感度精密質量分析-HRAM（high resolution accurate MS）[用解1]を組み合わせたショットガンプロテオーム解析により，細胞内に発現する多くのタンパク質について網羅的に定量解析することが可能となりつつある。疾患原因となるタンパク質因子が含まれる複合体を特定するために，健常人由来細胞と患者由来細胞のそれぞれからタンパク質を抽出して比較を行う。SILAC（stable isotope labeling using amino acids in cell culture）法[用解2]では，比較する細胞それぞれを異なる安定同位体で標識されたアミノ酸を含む培地で培養した後にタンパク質抽出を行う。Tandem Mass Tag（TMT，Thermo社）など，アイソバリックタグ標識法（isobaric tag labeling）[用解3]を用いる場合には，多数の検体の同時比較が可能である（TMTでは10種類，iTRAQで8種類）。逆相液体クロマトグラフィーで展開したペプチド分画を適宜混合し，異なる移動相を用いてnano-LCにより再展開を行う2次元nano-LCにより，10サンプルの同時解析でおよそ10,000種類のタンパク質の比較定量を実現可能である。

ゲノム不安定性疾患の発症に関係するDNA修復・損傷応答タンパク質は，細胞内コピー数が少数のものが多くの割合を占める。これら発現量の少ないタンパク質は，発現量が多い他のタンパク質によりマスクされるため，ボトムアップ解析法/ショットガン解析法のみによって検出することは質量分析計の原理的に極めて困難である。われわれは，低コピー数の疾患発症関連因子の定量比較を高感度で行うために，並列反応モニタリング解析（parallel reaction monitoring：PRM）を用いた探索的質量分析法を採用している。ペプチド探索に用いるリファレンスには，様々な健常人や患者由来の線維芽細胞・株化B細胞でわれわれが実際に取得した質量スペクトルと，公開実測データ（PeptideAtlas，SRMAtlas，MaxQB），ならびに理論質量を統合して構築したデータベースを利用する。探索的質量分析法によって，ショットガンプロテオーム解析では検出が困難な細胞内の低コピー数タンパク質の発現量比較データを取得することが可能になり，今後より広範囲の症例でタンパク質発現プロファイルが臨床診断に適応可能となることが期待される（図❷）。

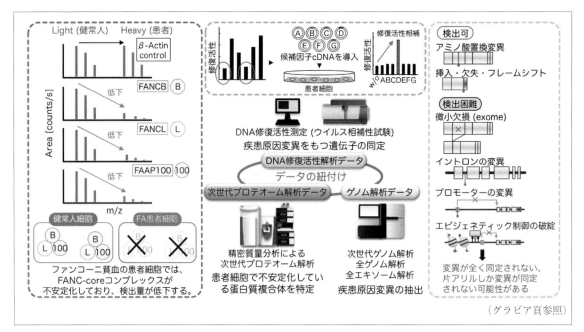

図❷ 疾患プロテオーム解析の概要図

V．疾患トランスクリプトーム解析

　次世代プロテオーム解析による発現タンパク質の網羅的な比較定量と併せて，疾患トランスクリプトーム解析による発現変動遺伝子（mRNA）の探索も有用な手段になりつつある．通常，トランスクリプトーム解析で健常人と患者の組に対して遺伝子発現の変化を検討する際には，比較対象となる遺伝子の組織特異的な発現を考慮して，同一組織由来の細胞間で比較を行うのが原則である．しかしながら，ゲノム不安定性疾患に関わるDNA修復損傷応答機構は，細胞の生存に不可欠であることから，関係する遺伝子はすべての細胞種で普遍的に発現していると考えられる．このため，異なる組織（線維芽細胞・血球系細胞）間や不死化の有無など，細胞状態の違いをある程度緩和して探索的な解析を行うことが可能である．

　疾患トランスクリプトーム解析では，次世代シークエンサーを用いてmRNAを中心に発現変動を網羅的に調査することで，NMD（nonsense mediated mRNA decay）を誘発する各種変異（コード領域内のナンセンス変異・欠損/挿入・スプライシング部位の変異など）の影響が検出されると同時に，直接遺伝子発現量に影響を与えうる転写調節領域の変異や転写因子の異常のほか，alternativeスプライシング産物や染色体リアレンジメントなど構造異常による融合遺伝子産物などの情報も得られる．これらの中でも特に威力を発揮するのは全ゲノム解析との併用によるイントロン変異の影響評価で，われわれは，バイオインフォマティクスでは病原性の判定が困難であるイントロン深部（エキソン-イントロン境界部位から離れている）の1塩基置換変異により，新たなスプライシング部位やpolyA付加配列などが形成されることで，alternativeスプライシングや不完全な転写終結を引き起こすと考えられる病的変異の検出を実現している．

VI．HPOによるフェノムの記述とマルチオミクス情報の統合解析

　われわれのオミクス解析拠点では，臨床遺伝専門医の診察により身体表現型を詳細に検討し，国際標準化されたHPO（human phenotype ontology）[用解4]タグを用いて特徴的な臨床症状を

コード化することで，患者表現型情報の標準化データベースの構築に取り組んでいる。HPOで記述されるヒトの疾患表現型には，目視で判別が可能な形態・発育異常のほか，成長・知的発達特性や精神障害，行動特性・気質性格なども含まれる。これらの表現型（phenotype）をくまなく評価することで，症例ごとに表現型の全体集合であるフェノム（phenome）を取得する。

疾患フェノムの構成要素は表現型であり，個々の表現型はゲノムにより規定されている。これにより，ゲノム-フェノム相互作用から疾患原因の特定が試みられている。ゲノム不安定性疾患の多くは単一遺伝子病であるが，同一遺伝子内の異なる変異により別の疾患群で規定される病態を示す場合や，複数の疾患を併発するケースが知られている-*XPD*（*ERCC2*）や*XPB*（*ERCC3*）遺伝子の異常は，色素性乾皮症（XP）のほか，コケイン症候群（CS），硫黄欠乏性毛髪発育異常症（trichothiodystrophy：TTD）など病態が異なる複数の疾患群の原因となる[6]。このような場合であっても各疾患群に共通する表現型（上記の例では日光過敏や細胞のNER欠損など）が存在することから，フェノムとオミクス情報を紐づけすることで，有病率が低い孤発例であっても同一の疾患原因に分類可能な症例を検索することが可能である。

おわりに

次世代ゲノム解析技術の普及に伴い，クリニカルシーケンシングが安価に実施可能になりつつある。本稿で紹介したマルチオミクス解析は，ゲノム情報からのみでは疾患原因の特定が困難であったケースについて，病因特定につながる付加情報を得ることが可能であり，ゲノム解析を補完する技術として更なる技術革新が期待される。これまで原因究明が困難であった症例の疾患原因同定率を高め，難治性遺伝性疾患に苦しむ患者・家族の不安を拭う一助となることをめざすとともに，疾患治療・緩和薬の開発への貢献も果たしてゆきたい。

用語解説

1. **HRAM（high resolution accurate MS）**：Thermo Scientific社の開発したOrbitrap型質量分析計を用いた精密質量分析法で，SILACと併用することで細胞内タンパク質の網羅的な発現量比較解析が可能である。プロテアーゼ消化した試料タンパク質を微量液体クロマトグラフィー装置で分離し，質量分析計で連続測定した試料の精密質量からペプチド配列を予測し，データベース検索によりタンパク質を同定する。

2. **SILAC（stable isotope labeling using amino acids in cell culture）法**：安定同位体標識アミノ酸を含むSILAC培地で培養された細胞から試料タンパク質を抽出し，試料間のタンパク質の発現量比を網羅的に測定する技術。$^{15}N/^{13}C$を含むアミノ酸で重く（heavy）標識された，あるいは同位体を含まないアミノ酸で軽く（light）標識された試料を混合して質量分析を行う。

3. **アイソバリックタグ標識法（isobaric tag labeling）**：化学的性質と質量が同じ化合物-タグで標識を行い，タグの一部が質量分析計内部で切断される際に生じる断片-レポーターイオン中の同位体の数と組み合わせの違いで，元のタグで標識されたペプチドの存在比率を定量分析する。

4. **HPO（human phenotype ontology）**：ヒト疾患について用いられる身体表現型に関する語彙を体系的に整備した概念体系（オントロジー）。7千を超える遺伝性疾患に関する1万3千件超の語彙（疾患表現型）について15万種類以上の注釈が付与されている。すべての語彙はID（HPOタグ）が付与され，国際的に標準化された症状に関する情報として利用可能である。

参考文献

1) Ogi T, et al：PLoS Genet 8, e1002945, 2012.
2) Guo C, et al：J Allergy Clin Immunol 136, 1007-1017, 2015.
3) Jia N, et al：Nat Protoc 10, 12-24, 2015.
4) Nakazawa Y, et al：Nat Genet 44, 586-592, 2012.
5) 荻 朋男, 他：別冊日本臨床 新領域別症候群シリーズ No.19 先天代謝異常症候群（第2版）（上），670-674，日本臨床社，2012.
6) Kashiyama K, et al：Am J Hum Genet 92, 807-819, 2013.

荻　朋男

1996 年	名古屋大学工学部応用化学・物質化学科卒業
2001 年	京都大学大学院理学系研究科生物科学専攻博士課程修了 京都大学ウイルス研究所博士研究員
2002 年	英国 Sussex 大学ゲノムセンターリサーチフェロー
2007 年	オランダ ライデン大学メディカルセンター 日本学術振興会海外特別研究員 長崎大学医学部附属原爆後障害医療研究施設助教
2012 年	長崎大学原爆後障害医療研究所准教授
2015 年	名古屋大学環境医学研究所教授

第2章 難病

1. オミックス解析を通じて希少難治性疾患の医療に貢献する基盤研究

3）大規模臨床，ゲノム，不死化細胞リソースを基盤としたオミックス解析による孤発性ALS治療法開発

中村亮一・熱田直樹・祖父江　元

　筋萎縮性側索硬化症（amyotrophic lateral sclerosis：ALS）は運動ニューロンの進行性変性，脱落を特徴とする代表的な神経難病であり，病態抑止治療の開発は喫緊の課題である。そのためには，大部分を占める孤発性ALSの病態関連遺伝子・分子を同定し，病態解明と治療薬探索を推進する必要がある。その基盤として，わが国では多施設共同ALS患者レジストリであるJaCALSが構築され，収集された遺伝子検体を用いて，孤発性ALSの疾患関連遺伝子が複数同定されている。このレジストリでは，前向きの臨床経過情報や生存期間などの多彩な臨床情報と，遺伝子検体，不死化細胞などの生体試料が結びつけられていることが特徴であり，ALSの発症に関わる遺伝子のみでなく，経過などの臨床像と関連する遺伝子の探索同定が行われている。

はじめに

　筋萎縮性側索硬化症（amyotrophic lateral sclerosis：ALS）は成人発症の神経変性疾患であり，全身の上位および下位運動ニューロンが選択的かつ進行性に変性，脱落していく疾患である。症状としては全身骨格筋の進行性の筋萎縮と筋力低下が主体であり，四肢体幹の筋力低下，構音障害，嚥下障害，呼吸筋麻痺などを生じ，平均3〜5年で死亡するか長期の人工呼吸器装着が必要となる。発症年齢は20歳代から80歳代にわたり，近年の報告[1]では発症のピークは70歳代前半で，男女比は3：2であり，日本におけるALSの発症率は2.2人/10万人/年，有病率は9.9人/10万人と推計されている。90％以上は孤発性であるが，約5〜10％に家族歴を認める。家族性ALSの原因遺伝子として，SOD1遺伝子，FUS遺伝子，TARDBP遺伝子など20以上の遺伝子が同定されており，一部の孤発性ALS患者でもこれらの遺伝子変異がみられることが明らかになっている。一方で，大部分を占める孤発性ALSの病態関連遺伝子・分子同定と治療開発の方法は未確立であり，治療法・予防法の開発は喫緊の課題である。本稿では大規模ALS患者レジストリを基盤とした，孤発性ALSの病態解明，治療法開発研究戦略について概説する。

key words
筋萎縮性側索硬化症（ALS），SOD1, FUS, TARDBP, C9ORF72, TTN, ZNF512B

I. ALSと遺伝子

ALSは一部に家族歴がみられ，家族性ALS（familial ALS：FALS）と呼ばれている．家族性ALSは全ALSの5～10%程度であり，大部分は孤発性ALS（sporadic ALS：SALS）である．1993年に常染色体優性遺伝性家族性ALSの原因遺伝子として *SOD1*（Cu/Zn superoxide dismutase）が初めて同定され[2]，動物モデルの作製を通じてALSの病因病態解明に大きく貢献した．2001年に常染色体劣性遺伝性ALSの原因遺伝子として *ALS2* が同定され[3]，その後，2008年にはTAR DNA binding protein of 43kDa（TDP-43）をコードする *TARDBP*[4]，2009年にはfused in sarcoma/translocated in liposarcoma（*FUS/TLS*，以下 *FUS*）[5)6)]，2011年に *C9ORF72*[7)8)] などの新たな原因遺伝子の報告が相次ぎ，現在までに20以上の遺伝子変異が同定されている．*OPTN*[9]，*ERBB4*[10] に関しては日本人の家族性ALS家系から同定されている．現在までに報告されている家族性ALSの遺伝子座として知られている遺伝子の一覧を表❶に示す．

スウェーデンのMulti-generation registerを用いた研究では，家族内にALS患者がいる場合のALSの発症リスクは，いない場合と比較して，兄弟では17倍，子供は9倍と報告されている[11]．また，英国とスウェーデンの双子を用いた研究では，孤発性ALSの遺伝率は61%で，環境要因は39%と報告されている[12]．孤発性ALSにも遺伝要因の関与が想定されており，一部の孤発性ALS患者には家族性ALSの原因遺伝子変異が認められることがわかっている．

II. 多施設共同ALS患者レジストリ JaCALSの構築

ALSに対する治療法開発のためには，疾患の病態生理に関わる遺伝子や分子の同定が必要である．前述のように家族性ALSの原因遺伝子はゲノム科学の進歩，次世代シークエンサーの登場などにより，多数同定されてきた．メンデル型の遺伝性疾患の原因遺伝子は，患者数の多くを占める孤発性の神経変性疾患患者においても一部に影響していることが示されてきている．より多くの疾患関連遺伝子を同定することは，疾患の病態生理を明らかにするうえで重要である．また，わが国の多数例において，同定されてきている疾患関連遺伝子の変異や多型がどのような割合で存在するのか，臨床像にどのような影響を与えているのか，把握することも重要である．そのような背景から，わが国における多施設共同のALS患者前向き臨床情報収集，遺伝子検体，不死化リンパ球収集システムであるJapanese Consortium for Amyotrophic Lateral Sclerosis research（JaCALS）が構築された．2006年2月から患者登録が開始され，2017年度末までに約1500例のALS患者が登録されている．JaCALSは前向き臨床情報，遺伝子検体，不死化リンパ球などの研究リソー

表❶ 家族性ALSの遺伝子の一覧

	遺伝子名	遺伝子座	遺伝形式
ALS1	*SOD1*	21q22.11	AD/AR
ALS2	*ALS2*	2q33.1	AR
ALS3	未同定	18q21	AD
ALS4	*SETX*	9q34.13	AD
ALS5	*SPG11*	15q21.1	AR
ALS6	*FUS*	16p11.2	AD/AR
ALS7	未同定	20p13	AD
ALS8	*VAPB*	20q13.32	AD
ALS9	*ANG*	14q11.2	AD
ALS10	*TARDBP*	1p36.22	AD
ALS11	*FIG4*	6q21	AD
ALS12	*OPTN*	10p13	AD/AR
ALS13	*ATXN2*	12q24.12	AD
ALS14	*VCP*	9p13.3	AD
ALS15	*UBQLN2*	Xp11.21	XD
ALS16	*SIGMAR1*	9p13.3	AR
ALS17	*CHMP2B*	3p11.2	AD
ALS18	*PFN1*	17p13.2	AD
ALS19	*ERBB4*	2q34	AD
ALS20	*HNRNPA1*	12q13.13	AD
ALS21	*MATR3*	5q31.2	AD
ALS22	*TUBA4A*	2q35	AD
ALS23	*ANXA11*	10q22.3	AD
ALS24	*NEK1*	4q33	AD
ALS25	*KIF5A*	12q13.3	AD
FTDALS1	*C9orf72*	9p21.2	AD
FTDALS2	*CHCHD10*	22q11.23	AD
FTDALS3	*SQSTM1*	5q35.3	AD
FTDALS4	*TBK1*	12q14.2	AD

AD：常染色体優性遺伝，AR：常染色体劣性遺伝，
XD：X染色体連鎖性優性遺伝

3）大規模臨床，ゲノム，不死化細胞リソースを基盤としたオミックス解析による孤発性ALS治療法開発

スが組み合わされたALS患者レジストリであり，事務局は名古屋大学医学部神経内科に設けられ，現在，全国32施設（図❶）が参加している。

JaCALSの目的は，ALS患者の長期縦断的自然歴把握システムを構築し，わが国のALS患者の前向き・縦断的臨床像を把握すること，得られた縦断的臨床情報を診療現場の判断，インフォームドコンセント，患者支援体制構築，臨床試験デザイン構築などの基礎情報として活用できるようにすること，合わせて臨床情報と結びついた遺伝子検体・不死化リンパ球をはじめとする生体試料リソースを構築し，ALSの発症，病像，経過や予後に関連する遺伝子・分子・バイオマーカーを同定し，病態解明，病態抑止治療法の開発につなげることである。

JaCALSの登録にあたっては，全例で文書によるインフォームドコンセントを取得し，臨床調査票や血液検体はすべて登録施設内で連結可能匿名化を行っている。臨床情報および遺伝子検体は，名古屋大学内に設置した臨床データベースおよび遺伝子検体保存センターに保管する体制とし，参加全施設での倫理委員会承認を得ている。医師による臨床評価は，病型，初発症状，肺活量，各種神経所見，重症度，各処置の導入時期などにつき行い，日常生活活動度（ADL）の評価は日本版ALSFRS-Rを用いている。ALSFRS-Rは代表的なALS疾患特異的重症度スケールであり，多くのALSに対する臨床試験で評価項目として用いられている。経管栄養導入や呼吸器装着などの病気の進行を示す重要なイベントおよびALSFRS-Rについて，3ヵ月に1度，臨床研究コーディネーター（CRC）から患者もしくは主介護者に対して電話インタビューによる調査を実施している。

ALS患者の多くは，地域の基幹病院で診断された後，自宅近くの病院に通院したり，ADL低下のために往診のみになるなど，通院先を変えていくことが多い。そのため，全体の経過を最初に登録した施設のみで追跡・把握することは難しいことから，問診型のプロトコールを作成し，これを用いてCRCが一定の手順で電話調査を行うシステムを確立した。登録した施設での診療が継続されている患者については，医師による臨床評価を1年に1回実施するものとした。CRCには，研究の概要，関連する倫理指針，研究実施手順，既知のALS臨床像，患者および介護者に対して行うべき配慮などに関する研修を実施した。この電話調査システムの信頼性については，37例のALS患者で検証した[13]。神経内科専門医の直接診察によるALSFRS-R値とCRCの電話調

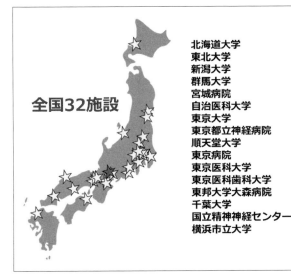

図❶　JaCALS参加施設

査による値の級内相関係数(intraclass correlation coefficient : ICC)は 0.97(95% CI : 0.94-0.98)と良好な一致を示した。

Ⅲ. JaCALS 遺伝子リソースの活用例

1. ALS の分子疫学

JaCALS に登録された 508 名の ALS(孤発例 469 名,家族例 39 名)患者において,次世代シークエンサーを用いて 28 の ALS 疾患関連遺伝子のエクソン領域を網羅的に解析し,孤発性 ALS の 3.0%にあたる 14 例と家族性 ALS の 48.7%にあたる 19 例に既知の遺伝子変異を同定した[14](図❷A)。さらに 6.8%の例で 1〜2 個の病原性が疑われるバリアントを認めた。また JaCALS を用いた解析にて,日本人の孤発性 ALS の 1.6%で *SOD1* 遺伝子変異が認められること[15]や,*C9ORF72* 遺伝子変異が 0.4%で認められること[16],*TBK1* 遺伝子変異が 1.26%で認められること[17]が示された。これらの解析から,日本における ALS の遺伝子変異の頻度は孤発例・家族例とも *SOD1* 遺伝子変異の頻度が最も多く,2 番目に *FUS* 遺伝子変異の頻度が多いが,欧米人で家族性 ALS および孤発性 ALS において最も頻度の高い *C9ORF72* 遺伝子の 6 塩基リピートの異常伸長は日本では稀であることが判明した。アジアの他地域での解析結果と欧米からの解析結果の比較からも,ALS 患者の遺伝子的背景には,地域差や人種差があることがわかってきている(図❷B)[18]。そのため,日本の ALS 患者における疾患関連遺伝子の検証には,日本独自の遺伝子リソースによる解析が必要である。

わが国発の家族性 ALS 新規原因遺伝子である *ERBB4* 変異の検証[10]や,多系統萎縮症関連遺伝子 *COQ2* の検証[19]にも JaCALS の検体が活用された。

2. 孤発性 ALS 疾患関連遺伝子

孤発性 ALS は前述のように一部に家族性 ALS の原因遺伝子変異をもつ例を認めるが,基本的には多因子疾患であり,環境要因や複数の遺伝子が疾患の発症に関与しているものと考えられている。このような遺伝子を探索するために,以前より一塩基多型(single nucleotide polymorphism : SNP)をマーカーとし,患者群と対照群を比較するゲノムワイド関連解析(genome-wide

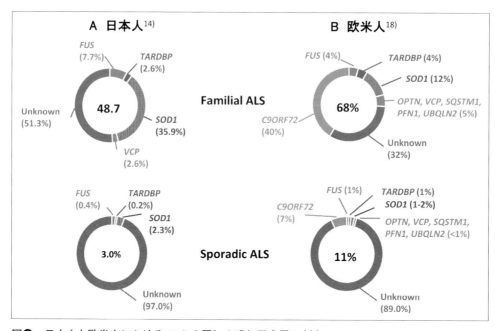

図❷ 日本人と欧米人における ALS の既知の遺伝子変異の割合

3) 大規模臨床，ゲノム，不死化細胞リソースを基盤としたオミックス解析による孤発性ALS治療法開発

association study：GWAS）が行われてきた。これまでにいくつかの候補遺伝子が同定されているが，いずれもオッズ比の小さいものが多く，ほとんどの遺伝子は他のコホートでは再現性を認めないなど課題も多い[20]。JaCALSの登録症例およびBiobank Japanで登録された症例などを合わせ，ALS 1305例と健常対照4244例での関連解析でZNF512B遺伝子内にあるSNP rs2275294が孤発性ALS関連SNPとして同定された[21]。このSNPは欧米のGWASで主に使用されたIllumina社やAffymetrics社のSNP chipには搭載されていなかったこともあり，欧米では再現されていないが，最近報告された日本人と中国人でのメタ解析では関連が示唆されている[22]。また，タンパク質の翻訳後修飾の一種であるシトルリン化に関わるPAD4遺伝子上のSNPが，ALS発症に関与することが明らかになった解析にもJaCALSの検体が利用されている[23]。

発症に関与する遺伝子だけでなく，発症年齢や予後などの臨床症状に影響する遺伝的背景も探索している。孤発性ALSは平均3～4年で死亡あるいは人工呼吸器装着が必要になるが，個々の経過は多彩であり，半年で急速に呼吸筋麻痺が進行し死亡する患者もいれば，10年以上歩行可能な患者もいる。JaCALSで収集した孤発性ALS患者465例に対してALS重症度スケールであるALSFRS-Rの経時的な変化について，非線形混合分布モデルを用いて急速進行型（rapid decline cluster），単調進行型（intermediate decline cluster），シグモイド型（sigmoidal decline cluster）および緩徐進行型（moderate decline cluster）の4つのパターンに分類した（図❸）。この465例に対してIllumina HumanOmniExpressExome BeadChipを用いた約70万のcommon SNPsと約

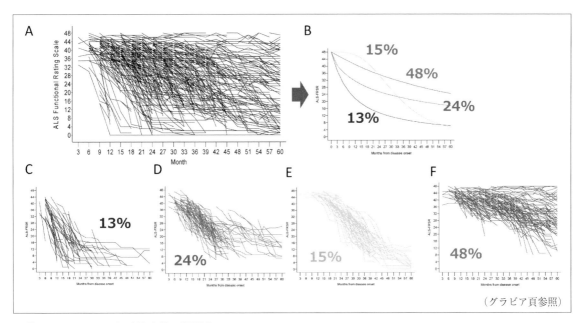

（グラビア頁参照）

図❸　ALSFRS-Rの経時的変化の類型化（文献24より改変）
A. JaCALS登録の孤発性ALS患者におけるALSFRS-Rスコアの経時的変化をグラフに示すと，極めて多彩であることがわかる。
B. それらのパターンを4種類（C-F）に分類し，関連する遺伝子多型を探索した。
C. 急速進行型（rapid decline cluster）
D. 単調進行型（intermediate decline cluster）
E. シグモイド型（sigmoidal decline cluster）
F. 緩徐進行型（moderate decline cluster）

第2章 難病　1. オミックス解析を通じて希少難治性疾患の医療に貢献する基盤研究

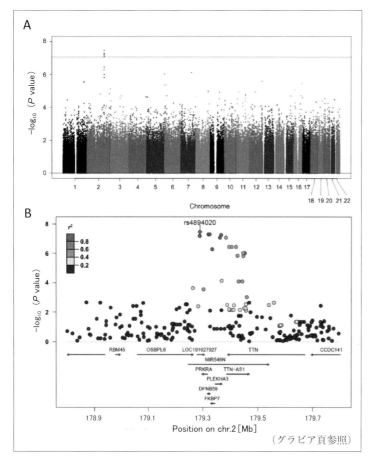

図❹　Manhattan plot（文献24より改変）
A. 急速進行型とその他の3群を比較し，関連解析を施行したところ，有意に関連（p=3.47～8.34×10⁻⁸）するSNPsを7つ認めた。
B. Aの有意なSNPsの領域（2q31.2）を拡大したもの。

25万のエクソンSNPsのタイピングを行い，急速進行型とその他の3群を比較し，関連解析を施行したところ，有意に関連（p=3.47～8.34×10⁻⁸）するSNPsを7つ認めた（図❹）。それらのSNPsがマイナーアレルホモの場合に急速進行型となるオッズ比は5.5～5.84であり，7つのSNPsは近接し，連鎖不平衡の状態にあった。わが国において構築された大規模ゲノム情報データベースであるthe Human Genetic Variation Database（HGVD Release V.1.41）における，expression quantitative trait loci（eQTL）データベースから，これらの7 SNPsは遺伝子TTNの発現低下と関連（p=8.6×10⁻¹⁰～1.1×10⁻⁷）していた。さらに，JaCALSにおいて蓄積された不死化細胞リソースを用いてTTNの発現を解析したところ，7つのSNPsが構成する連鎖不平衡ブロックがマイナーアレルの場合に有意にTTNの発現が低い（n=19 in each group, p=0.002）ことが示された[24]。TTN遺伝子は筋の構造と機能に重要な働きをするタンパクTitinを発現する。TitinはALS患者の進行抑制薬の治療標的になりうる可能性があり，現在モデル動物を作製している。

Ⅳ．JaCALSの今後の展開

前述のようにこれまでにも多くの解析が行われてきたが，1500例以上に拡大したALS患者DNA，不死化細胞，不死化細胞から作製されたiPS細胞，東北メディカルメガバンク機構（ToMMo）に蓄積された3500例の健常人全ゲノムデータ，不死化リンパ球，Biobank Japanに蓄積された700例の孤発性ALS患者DNAと1万例以上のコントロール遺伝子データを活用し，孤発性ALS患者の発症，進行，予後その他の病像と関連する遺伝子・分子を探索同定し，治療薬の

おわりに

近年の分子遺伝学的・神経病理学的な研究の進展により，これまで未解明であったALSの背景にある遺伝子異常や蓄積タンパク質が徐々に明らかとなってきた。一方で，家族性ALSの原因遺伝子は日本においては約半数が未同定であり，孤発性ALSに関しては発症機序なども含め，未解明なことも多く残されている。孤発性ALSに関しては大規模のALS患者コホートを検討していく中で初めて解明できることもあり，今後もJaCALSの登録を継続し，遺伝子解析を中心としたオミックス解析を行い，最終的な目標である原因解明，治療法開発に結びつけていく必要がある。

謝辞

本稿を執筆にあたり，数多くの共同研究者の方々のご協力がありましたことを感謝申し上げます。JaCALS研究にご協力いただいた患者，ご家族の皆様，JaCALS参加施設の皆様，CRC担当の皆様に心より感謝申し上げます。

参考文献

1) Doi Y, Atsuta N, et al : J Epidemiol 24, 494-499, 2014.
2) Rosen DR : Nature 364, 362, 1993.
3) Hadano S, Hand CK, et al : Nat Genet 29, 166-173, 2001.
4) Sreedharan J, Blair IP, et al : Science 319, 1668-1672, 2008.
5) Vance C, Rogelj B, et al : Science 323, 1208-1211, 2009.
6) Kwiatkowski TJ Jr, Bosco DA, et al : Science 323, 1205-1208, 2009.
7) DeJesus-Hernandez M, et al : Neuron 72, 245-256, 2011.
8) Renton AE, Majounie E, et al : Neuron 72, 257-268, 2011.
9) Maruyama H, Morino H, et al : Nature 465, 223-226, 2010.
10) Takahashi Y, Fukuda Y, et al : Am J Hum Genet 93, 900-905, 2013.
11) Fang F, Kamel F, et al : Ann Neurol 66, 94-99, 2009.
12) Al-Chalabi A, Fang F, et al : J Neurol Neurosurg Psychiatry 81, 1324-1326, 2010.
13) Atsuta N, Watanabe H, et al : Brain Nerve 63, 491-496, 2011.
14) Nakamura R, Sone J, et al : Neurobiol Aging 39, 219 e211-218, 2016.
15) Akimoto C, Morita M, et al : Neurol Res Int 2011, 165415, 2011.
16) Ogaki K, Li Y, et al : Neurobiol Aging 33, 2527 e2511-2526, 2012.
17) Tohnai G, Nakamura R, et al : Neurobiol Aging 64, 158 e115-158 e119, 2018.
18) Renton AE, Chio A, et al : Nat Neurosci 17, 17-23, 2014.
19) Multiple-System Atrophy Research Collaboration : N Engl J Med 369, 233-244, 2013.
20) Marangi G, Traynor BJ : Brain Res 1607, 75-93, 2015.
21) Iida A, Takahashi A, et al : Hum Mol Genet 20, 3684-3692, 2011.
22) Ning P, Yang X, et al : Neurol Sci 39, 1261-1266, 2018.
23) Tanikawa C, Ueda K, et al : Cell Rep 22, 1473-1483, 2018.
24) Watanabe H, Atsuta N, et al : J Neurol Neurosurg Psychiatry 87, 851-858, 2016.

中村亮一
2003年　名古屋大学医学部医学科卒業
　　　　名古屋第一赤十字病院
2009年　名古屋大学大学院医学系研究科神経内科学
2012年　名古屋大学医学部附属病院神経内科

第2章 難病

1. オミックス解析を通じて希少難治性疾患の医療に貢献する基盤研究

4）遺伝性筋疾患の統合的ゲノム解析

大久保真理子・飯田有俊・西野一三

遺伝性筋疾患は，臨床的にも遺伝学的にも極めて多様な病型を示す難病である。それゆえ，一部の病型を除いて病因論の全容解明には至っていない。そこでわれわれは，遺伝性筋疾患の解明と診断，そして治療に関する情報基盤を構築するために筋病理診断にゲノム解析を組み合わせた「筋疾患統合ゲノム解析」を行っている。本稿では，独自に開発した筋疾患遺伝子パネルを中心に当センターにおけるゲノム解析について述べるとともに次世代シーケンサーを用いて開発した染色体構造異常の検出方法などについても概説する。

はじめに

遺伝性筋疾患では，遺伝子変異の結果，特定のタンパク質が失われたり，酵素活性が著しく減少したりなどして，正常な筋収縮機能を果たせない，もしくは骨格筋の保護機能が低下することにより，筋疾患としての症状が現れる。

遺伝性筋疾患の分野において，デュシェンヌ型，ベッカー型筋ジストロフィーにおけるジストロフィン遺伝子（*DMD*）のエキソン単位の欠失・重複を調べることができるMLPA法や福山型筋ジストロフィーにおけるフクチン遺伝子（*FKTN*）の3kb挿入変異の検出，筋強直性ジストロフィーにおけるDMPK遺伝子のCTGリピート解析を行うPCR法は，すでに保険適応となっており，臨床現場でも利用することが可能である。しかし，遺伝性筋疾患の原因遺伝子には *DMD*，*TTN*，*NEB* などの巨大かつ複雑なエキソン構造をとるものがあり，従来のサンガー法などで遺伝子診断を行うには非常に効率が悪い。国立精神・神経医療研究センターでは，筋病理診断を行った患者に対し，独自に開発した遺伝性筋疾患パネルとエクソームシーケンスを用いて遺伝診断を行っている[1]。本稿では，当センターで施行している次世代シーケンサーを用いた遺伝子診断について紹介し，遺伝性筋疾患における次世代シーケンサーの現状と今後について述べる。

I. 筋疾患遺伝子パネルを用いた遺伝性筋疾患の診断

1. 国立精神・神経医療研究センターにおける筋疾患研究

国立精神・神経医療研究センターは，1978年来，筋病理を中心とする筋疾患診断サービスを提

---

key words

筋ジストロフィー，先天性ミオパチー，先天性筋無力症候群，代謝性ミオパチー，筋原線維性ミオパチー，large deletion/duplication, amplicon coverage analysis, ターゲットリシーケンス

供し，本邦筋疾患診断ネットワークを構築する国内唯一の研究拠点である．当センター筋レポジトリに保有する検体数は，2017年12月末までに凍結筋17,943例，培養筋検体1843例であり，この総数では世界でも例をみない．さらにわれわれのグループは，遺伝性筋疾患の診断を病理診断のみならず，分子レベルで解析するために，独自の筋疾患遺伝子パネルを開発した．

2. 筋疾患遺伝子パネルの実際

筋疾患遺伝子パネルは，2014年までに筋疾患の既知遺伝子として報告されていた161種類の遺伝子を，筋病理診断を元に以下に示す4疾患に分類し，作成した（図❶）．

①筋ジストロフィー（muscular dystrophy：MD）
②先天性ミオパチー/先天性筋無力症候群（congenital myopathy：CMP/congenital myasthenia：CMS）
③代謝性ミオパチー（metabolic myopathy：MM）
④筋原線維性ミオパチー（myofibrillar myopathy：MFM）

各パネルに含まれる遺伝子は図に示しているとおりであるが，*NEB*，*PLEC*，TMP，*TTN* などの同一遺伝子で異なる病理・臨床像を示す遺伝子はいくつかのパネルに重複して含まれるよう作成している．

上記の4パネルを用い2014年9月〜2018年3月までに1801例（MD：486例，CMP/CMS 768例，MM：27例，MFM 276例）のターゲットリシーケンスを行った．次の項目では，当センターでの結果や疾患群ごとの特徴について述べる．

（1）筋ジストロフィー（MD）遺伝子パネル

MD遺伝子パネルには，*DMD* や *DYSF* などの比較的ゲノム債の大きい遺伝子群の領域を増幅できるプライマーセットが搭載されている．MDパネルの診断率は53.9%と，CMP/CMS や MFM パネルと比較し高い値である．

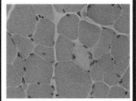
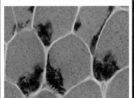
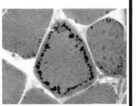
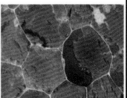

図❶ 筋疾患遺伝子パネル

このパネルでは，肢体型筋ジストロフィー（limb-girdle muscular dystrophy：LGMD），先天性筋ジストロフィー（congenital muscular dystrophy：CMD），エメリー・ドライフス型筋ジストロフィー（Emery-Dreifuss muscular dystrophy：EMD）が解析対象であり，前述のようなデュシェンヌ型/ベッカー型筋ジストロフィーのエキソン単位の欠失・重複や福山型筋ジストロフィーの3kb挿入変異，さらには顔面肩甲上腕型筋ジストロフィーにおけるD4Z4リピートなどは含まれない。LGMD，CMD，EMDなどの疾患を有する患者における既知の遺伝子変異は，主に単一ヌクレオチド変異または微小挿入および欠失によって引き起こされるため，次世代シーケンサーが有効である。LGMD症例に全エクソームシーケンスを施行した報告では，診断率が45%[2]であり，当センターでのMD遺伝子パネルを用いた結果のほうが診断率は高かった。

(2) 先天性ミオパチー（CMP）/先天性筋無力症候群（CMS）遺伝子パネル

当センターでは，CMP/CMSの診断率は34.9%とMFMと並び低い診断率であった。次世代シーケンサーは単一ヌクレオチド変異や微小挿入・欠失を検出しやすいと上述したが，微小挿入や欠失によるフレームシフトに比べ，ミスセンス変異はその病的意義を証明することが難しい。

例えば，常染色体劣性遺伝型のネマリンミオパチーの原因遺伝子として知られている*NEB*は巨大な遺伝子であり，多くのミスセンスバリアントがみつかる。当センターにおける症例でも病理がネマリンミオパチーを呈し，*NEB*のミスセンス変異を2つ以上有する例が存在するが，病因であると判断するためには機能解析などによる裏づけが必要となる。

その一方で，X連鎖性ミオチュブラーミオパチーは*MTM1*変異によって発症すると言われており，臨床症状は新生児期から重症な典型的な経過を呈する。このような症例には筋生検ですら侵襲的なことがあり，次子の出生前診断なども考慮すると筋生検を行わずに遺伝子検査によるスクリーニングが臨床的にも有用である。

(3) 代謝性ミオパチー（MM）遺伝子パネル

当センターでは診断率は56.3%と他の3つのパネルと比較し，最も高い診断率であった。これは，MMが酵素欠損によって起こる疾患であり，日本では主に酵素の生化学的評価を行うことで診断されており，当センターでも生化学的評価で診断がすでに確定した例に対し，遺伝子解析を行っていることが影響している。

(4) 筋原線維性ミオパチー（MFM）遺伝子パネル

当センターでは診断率が37.1%とCMP/CMSと並んで低い結果であった。MFMに分類される患者の病理は，タンパク質凝集体またはオートファジーを反映した縁取り空胞の著しい蓄積を有する線維を示すが，これは種々の病態の結果であり，臨床症状も様々な疾患が含まれている。そのため，他の疾患群と比較し，遺伝型と表現型の関連性が明確になっていないのが現状である。

3. Large deletion/duplicationの検出

上述した筋疾患遺伝子パネルは，エキソン内の点変異および微小挿入・欠失変異，±30領域までのイントロン変異の検出を目的として設計，使用している。しかし実際には，デュシェンヌ型筋ジストロフィーにおける*DMD*のようにエキソン単位の欠失・重複を呈する例も多く存在する。

現在，われわれは*DMD*領域，*FNE*領域において，それぞれ単独に当該遺伝子領域を増幅できる遺伝子パネルを作成し，エキソン単位の欠失・重複と点変異などを同時に検出するamplicon coverage analysisという手法を開発し[3][4]，実際の診断に応用している。

II. 全エクソームシーケンスによる新規原因遺伝子の同定

前項では主として診断のための筋疾患遺伝子パネルを用いたターゲットリシーケンスについて述べた。当センターでは，ターゲットリシーケンスで原因遺伝子が同定できなかった症例については，原則として全エクソームシーケンス（whole exome sequence：WES）を行っている。

WESでは，神経筋疾患の既知遺伝子以外の遺伝子バリアントが多数みつかり，その中から新規

原因遺伝子をみつけていくことができる。しかし，実際には1症例につき4万個ほどの遺伝子バリアントが検出される。その中から可能な限り候補変異を効率よく絞り込むためには，両親をはじめとする家人の検体の同時解析が必須である。

家族の検体を用いたトリオ解析により，当センターでは，細管集合体ミオパチー（tubular aggregate myopathy：TAM）の原因遺伝子である*ORAI1*を同定した[5]。さらに現在いくつかの新規候補を得ており，機能解析を行っている。また，2014年以降に筋疾患遺伝子の原因として報告されたINPP5K，STAC3遺伝子変異などを有する疾患はターゲットリシーケンスではカバーできず，WES解析が必要である。

III. 遺伝性筋疾患におけるゲノム解析の今後の展望

既知遺伝子の診断については現在，上述した4つの筋疾患遺伝子パネルにより，35〜56％と十分な診断率が得られている。それに加え，近年報告されパネルには含まれていない遺伝子の検出や新規遺伝子の検出にはWESを施行している。当センターでは，WESにより新たな遺伝子の同定も進んでいるが，それでもWESの診断率は世界的にみても約3割と言われている。

今後，さらに診断率をあげるには，ターゲットリシーケンスの項で述べたようなエキソン単位の欠失・重複の同定を行うためXHMM（eXome Hidden Markov Model）という手法[6]を用いたり，トランスクリプト（転写物）を網羅的に解析するトランスクリプトーム解析を用いることが提案される。実際に，次世代シーケンサーによるトランスクリプトーム解析によって筋ジストロフィーの原因遺伝子である*COL6A1*，*POMGNT1*，*DMD*や先天性ミオパチーの原因遺伝子である*NEB*，*TTN*のイントロンに変異が検出されたという報告もある[7]。このような方法を導入することで，診断率をあげることが可能になると推測される。

おわりに

これまで筋疾患は臨床・病理所見によって定義づけられてきたが，今後は遺伝子変異による分類や定義が確立し疾患概念が遺伝子変異ベースになっていくことが予想される。そのため十分な臨床・病理学的評価を行い，さらに遺伝子型・表現型の相関を確立していくことが重要である。

参考文献

1) Nishikawa A, Mitsuhashi S, et al : J Med Genet, 2016. doi:10.1136.
2) Ghaoui R, Cooper ST, et al : JAMA Neurol 72, 1424-1432, 2015.
3) Okubo M, Minami N, et al : J Hum Genet 61, 483-489, 2016.
4) Zhu W, Mitsuhashi S, et al : J Hum Genet 62, 159-166, 2017.
5) Endo Y, Noguchi S, et al : Hum Mol Genet 24, 637-649, 2015.
6) Miyatake S, Koshimizu E, et al : J Hum Genet 60, 175-182, 2015.
7) Cummings BB, Marshall JL, et al : Sci Transl Med 19, 2017. doi: 10.1126.

大久保真理子
2008年　福島県立医科大学医学部医学科卒業
2010年　東京大学医学部附属病院小児科学講座
2017年　東京大学大学院医学系研究科生殖・発達・加齢医学専攻小児医学講座
　　　　国立精神・神経医療研究センター神経研究所疾病研究第1部

第2章 難病

1. オミックス解析を通じて希少難治性疾患の医療に貢献する基盤研究

5）周産期領域におけるオミックス解析の臨床応用

秦　健一郎

　生命現象の源である遺伝子（遺伝情報）は細胞を構成する物質の設計図となり，それらの物質は生理活性や化学反応により細胞機能を担う．ゲノムシークエンス技術をはじめ様々なハイスループット計測技術が実用化されたことにより，これらの物質を網羅的に計測し，分子レベル単位でまとめた「---オーム」として全体を眺めることで，各分野で新たな発見がなされている．さらにそれらを統合したオミックス解析は，複雑な生命現象ネットワークの理解に有用であり，これまで気づかれなかった病因病態の発見や，新たな疾病概念提唱や診断治療法開発への応用展開が期待されている．

I. 周産期領域におけるオミックスの展開

　生命現象は複雑で膨大な反応に支えられているが，それらを網羅的に解析するための高額な機器や，得られた膨大なデータを処理するバイオインフォマティクス体制が必要なため，以前は容易に実現できない夢の研究であった．近年，分子生物学的な情報が蓄積され，解析技術の長足の進歩と相まって，「オミックス（網羅的な解析技術・学問）」が急速に発展してきた．ヒトは2万数千個の遺伝子をもち（ゲノミクス），各細胞でそのうち数千個が転写され（トランスクリプトミクス），翻訳されてタンパク質として機能し（プロテオミクス），生命活動を支える生化学的反応による代謝物が生成される（メタボロミクス）．あるいは翻訳後のタンパク質の糖鎖修飾（グライコミクス）や特定の代謝経路（リピドミクス），さらに近年注目されている細菌叢解析（マイクロバイオミクス）など，今後も様々な生体分子についてのオミックスが精力的に進められるであろう．

II. 周産期領域のゲノミクス

　ヒトが患う疾患の多くは遺伝と関わりがある．本誌で特集されているシークエンス解析は，ゲノミクスやトランスクリプトミクスに応用され，様々な疾患や状態での分子遺伝学的な検査を可能にし，通常考えられていなかった様々な状況に応用されるようになった．これらは疾患の診断・治療・予防に貢献する一方で，着床前診断・治療法のない疾患の発症前診断など，社会的な影響も大きく，倫理的な面からも注目されている．遺伝学的解析手法が臨床的な遺伝学的検査として，実際に保険診療にも収載され利用されるようになったが，周産期の領域においても，遺伝学的検査が疾患の診断・治療・予防そして遺伝カウンセリング

> **key words**
>
> ゲノミクス，エピゲノミクス，マイクロバイオミクス，統合オミックス

に貢献すると考えられている．しかし，周産期に関わる遺伝性疾患は多様な臨床像を示すと考えられる（図❶）．また，妊娠という特殊な負荷がかかる条件下では，通常は「軽症」の代謝疾患が重篤な症状を呈する可能性が容易に推測される．また，葉酸代謝やNAD代謝異常など妊婦本人には特別な症状がないものの胎児の発育に影響が出る例も報告されている[1)2)]．

近年，実用化された非侵襲的出生前診断（NIPT: non-invasive prenatal testing），いわゆる「新型出生前検査」は，その原理は細胞外にある血漿中の浮遊DNAを用いることであるが[3)]，次世代シークエンサーのようなハイスループット遺伝子配列解析装置を使うことで初めて染色体の数的異常あるいは欠失や重複といった構造異常についても実用化された．羊水や絨毛検査のような侵襲的検査に対し，「非侵襲的」で手軽である点は利点であるとともに，安易な運用や普及には慎重な対応が必要である．

Ⅲ．周産期領域のエピゲノミクス

エピジェネティクスとは，DNAの塩基配列（遺伝子の塩基配列）を変化させることなく「遺伝」する情報やその研究を指す．したがって，明らかに遺伝素因が関連するが遺伝子だけでは説明が困難な疾患や，全く同じ遺伝情報をもつにもかかわらず多様な細胞系譜や組織を生み出す発生分化機構，環境ストレスが除去されても影響が長期遺残する現象などの様々な研究において，もはや必須の概念である．

エピジェネティクスには，DNAのメチル化修飾変化，DNAを巻きつけるヒストンタンパク質の化学修飾変化，ならびにnon-coding RNAによる遺伝子発現制御などがある．エピゲノムとは，ゲノムと同様に，細胞がもつこれらの制御情報すべてを指す．詳しくは，われわれも参加している国際ヒトエピゲノムコンソーシアム（The International Human Epigenome Consortium: IHEC）のホームページを参照されたい．

個体では，1つの受精卵から発生分化する過程で，それぞれの細胞は同じゲノム（ジェネティックな情報）をもちながら，全く異なる性質の細胞・臓器に分化し，分化後はその状態を維持する．これはもちろんゲノムに変化があったのではなく，異なる細胞ごとに固有のエピゲノム（エピジェネティックな情報）を獲得するためである．この様子は，1957年にWaddingtonが提唱したepigenetic landscape（epigenetic valley）という概念が有名であるが，全能性をもつ幹細胞がいったん最終分化すると，元の全能性細胞には戻れないと考えられていた[4)]．この常識を打ち破ったのがinduced pluripotent stem cells（iPS細胞）であるが，

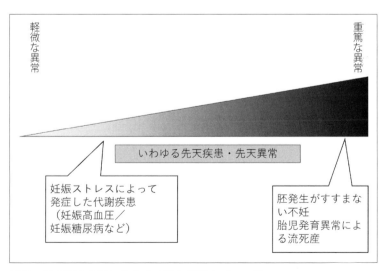

図❶ 周産期の疾患に関与する遺伝因子のイメージ

iPS 細胞は全能性をもつ細胞として完全に初期化されているのではなく，多能性を誘導する前のオリジナルの組織細胞の記憶（epigenetic memory）を維持していることが解明されている[5]。iPS 細胞をはじめ，分化したそれぞれの組織細胞のエピゲノムは標準エピゲノムデータとして，NIH Roadmap Epigenomics Consortium からリリースされており，Release 9 では，ヒト成人組織，胎児組織，幹細胞，初代培養細胞など 111 の異なる組織・細胞のエピゲノムデータを参照することができる。同じく IHEC でも，後述のわれわれの子宮内膜データを含む独自の組織別標準エピゲノムデータを公開している。

これらの参照標準データを利用し，様々なエピゲノミクスが可能となってきている。例えば妊娠中の母獣の栄養状態が，出生仔のエピゲノムを変化させることが知られているが，ヒトでは同様の実験（飢餓状態の妊婦をみつけてサンプリングすること）が困難である。そこでわれわれは，胎生期の環境がヒトエピゲノムに関与する例として，母体の妊娠中の体重増加量の違いが胎盤エピゲノムに与える影響を検証した。その結果，興味深いことに，胎児の出生体重は正常であっても，妊娠期体重増加量が適正から外れるほど，異常なエピゲノム状態（DNA メチル化修飾状態）を呈する領域が増えることを明らかにした（図❷）[6]。これらの新生児は，異常なエピゲノム状態を呈した領域（遺伝子）が胎児期に重要でない領域だったため一見正常であるが，将来の疾患素因を多く抱えている可能性が示唆される。

Ⅳ．周産期領域のマイクロバイオミクス

早産（妊娠 22 週以降 37 週未満の分娩）は全妊娠の 5〜18％に発症し，本邦では約 6％とされる。早産で出生した児は周産期死亡（妊娠満 22 週以後の死産または出生後満 7 日未満の早期新生児死亡）の約 7 割を占め，例えば米国における早産の年間医療コストは約 262 億ドルと試算されており，限られた医療資源の浪費という観点からも大きな問題である。本邦の周産期医療は世界最高水準で，周産期死亡率は減少傾向にあるものの，早産率はここ 10 年間は約 5.7％で横ばいである。特に妊娠 32 週未満の重篤な早産数は減少しておらず，早産予防・治療は喫緊の課題である。

様々な因子が早産の病因となりうるが，多くの早産例では感染・炎症の関与が大きい。胎児を包む膜である絨毛膜羊膜の炎症が子宮収縮や子宮頸管熟化など分娩を進行させ，あるいは羊膜が脆弱となり前期破水，そして早産をきたすと考えられている。実際に，未破水の切迫早産の羊水を調べた研究では，8 割以上に炎症反応が観察される。本稿では詳細を割愛するが，細菌性腟症，尿路感染症，歯周病など様々な感染症も疫学的に早産との関連が知られている。

このように，早産と感染・炎症には密接な関連があることは疑う余地がないにもかかわらず，羊

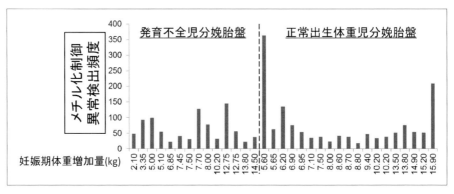

図❷　妊娠期母体体重変化量と胎盤メチル化値外れ値検出頻度
子宮内環境の要因の 1 つである妊娠期母体体重変化量が適正から外れるにしたがって，胎盤エピジェネティック制御に乱れが生じる傾向が認められた。

水などを培養検査に出しても「陰性」となることは稀ではない。その理由は，Ureaplasma sp. など一般的な臨床検査培養法では検出困難な細菌の検出頻度が比較的高く[7]，通常の診療体制では子宮内感染を確定することが難しいためである。近年，次世代シークエンサーの登場により，試料中に存在する微生物由来核酸を網羅的に解析し，培養を行わずに存在する微生物を同定することが可能となった。この技術を基に，2007年から始動したHuman Microbiome Projectでは，様々な臓器・生体試料の細菌叢の解明をめざしている。

これまでに様々な菌が早産症例の羊水中から検出されているが，系統的なメタゲノム解析は行われていない。そこでわれわれは，無菌的に採取した早産症例羊水からDNAを抽出し，16SリボソームRNA遺伝子メタ解析を行った。具体的には，すべての細菌が有することが知られている16SリボソームRNA遺伝子の保存された領域にユニバーサルプライマーを設計し，16SリボソームRNA遺伝子のPCR産物を次世代シークエンサーで解析し，どのような細菌がいたかを配列の違いから判定するとともに，重複してシークエンスされた回数から存在した細菌量比を推定することで，細菌叢解析を行った。その結果，羊水中の細菌叢解析を行うことで，絨毛膜羊膜炎の有無を高い感度と特異性で予測できることを示した（図❸）[8]。

V．周産期領域の統合オミックス

われわれは，子宮内膜の脱落膜化モデルを用いて，子宮内膜から分離した未分化間質細胞と，cAMP・プロゲステロン添加培養により分化誘導した脱落膜化細胞について，エピゲノミクス，トランスクリプトミクス，ゲノミクスの知見を駆使して，それらを比較解析した。脱落膜化に伴う発現変動遺伝子群から，プロモータ領域のH3K27ac（活性化修飾）とH3K27me3（抑制的修飾）が相互変動する遺伝子群に着目した。脱落膜化に伴う発現変動幅が著しい順に，発現が誘導される遺伝子上位23個と発現が抑制される遺伝子上位8個を抽出できた（図❹）。これらの中には，脱落膜化に必須であることがすでに知られている遺伝子が6個含まれていた（WNT4, ZBTB16, PROK1, GREB1, CRABP2, PTHLH）。残りの遺伝子は，脱落膜化との関連は知られておらず，従来の網羅的発現解析やエピゲノム解析や遺伝子配列解析からは絞り込めない遺伝子群である。複数のオミックスデータを統合することで初めて得られる知見であり，未知の子宮内膜脱落膜化制御因子の発見につながることが期待される[9]。

おわりに

周産期領域では，メタボロミクスが新生児マススクリーニング事業としてすでに社会実装され，成功を収めている。周産期では，症状が出る前に診断をつけること，将来のリスクをできるだけ早

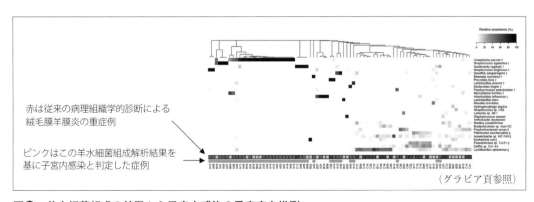

図❸ 羊水細菌組成の特徴から子宮内感染の重症度を推測

第2章 難病 1. オミックス解析を通じて希少難治性疾患の医療に貢献する基盤研究

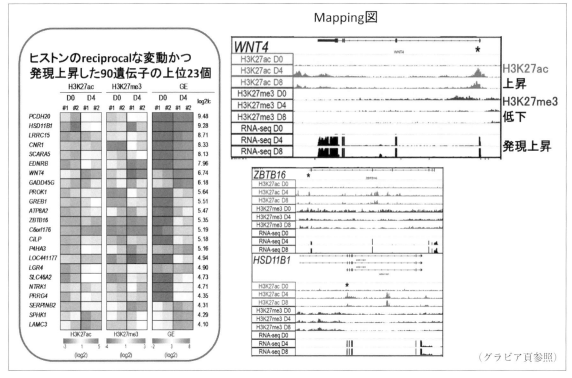

図❹ 子宮内膜の脱落膜化モデルを用いたオミックス解析

く評価することが重要であり，ハイスループットのオミックスが極めて有用な分野と考える。今後は統合オミックス解析により，より広範な疾患のリスク評価と早期介入をめざす研究が発展することが期待される。

参考文献

1) Steegers-Theunissen RP, Boers GH, et al : Metabolism 43, 1475-1480, 1994.
2) Shi H, Enriquez A, et al : N Engl J Med 377, 544-552, 2017.
3) Lo YM, Corbetta N, et al : Lancet 350, 485-487, 1997.
4) Goldberg AD, Allis CD, et al : Cell 128, 635-638, 2007.
5) Wang L, Hiler D, et al : Cell Rep 22, 2601-2614, 2018.
6) Kawai T, Yamada T, et al : Sci Rep 5, 14224, 2015.
7) Gardella C, Riley DE, et al : Am J Perinatol 21, 319-323, 2004.
8) Urushiyama D, Suda W, et al : Sci Rep 7, 12171, 2017.
9) Katoh N, et al : Epigenomics 10, 1243-1257, 2018.

参考ホームページ

・国際ヒトエピゲノムコンソーシアム（IHEC）
http://crest-ihec.jp/

秦 健一郎
1992年 九州大学医学部卒業
1998年 九州大学大学院修了，博士（医学）
同産婦人科医員
(米国マサチューセッツ総合病院研究員
国立遺伝学研究所助手を経て)
2006年 国立成育医療研究センター研究所周産期病態研究部部長

生殖・発生異常のゲノム・エピゲノム解析と，近年は胎児期環境などDOHaDの観点から解析を進めている。

第2章 難病

1．オミックス解析を通じて希少難治性疾患の医療に貢献する基盤研究

6）希少難病の高精度診断と病態解明のためのオミックス解析

青井裕美・松本直通

次世代シークエンサー技術の向上によりメンデル遺伝性疾患の原因解明は飛躍的に進展した。全遺伝子のエクソン領域のみを抽出し，網羅的に解析する全エクソーム解析はwet/dryの解析効率の点で優れており，原因不明の遺伝性疾患解析の第一選択技術となっている。一方で，全エクソーム解析で病的バリアントを同定できる率（原因解明率）はケースベースで33％程度である（当研究室実績）。つまり3例解析すると1例は病的バリアントが同定できるという程度で，残りの未解決の2例を解析するためにさらなる戦略が必要である。横浜市立大学で推進しているオミックス解析拠点の解析系の主力である全エクソーム解析を概説し，原因解明率を向上させるための工夫や新たな取り組みを紹介する。

はじめに

次世代シークエンサー（next generation sequencer：NGS）が用いる大量並行シークエンス解析の高いシークエンス産出量によって，疾患原因遺伝子の解明研究は大きく様変わりした。全遺伝子のエクソン領域のみを抽出し，網羅的に解読する全エクソーム解析（whole exome sequencing：WES）はwet/dryの両面で解析効率が極めて優れており，原因不明の遺伝性疾患解析の第一選択技術となっている。一方，WESで病的バリアントを同定できる率（原因解明率）は独立したケースベースで33％程度である（当研究室実績）。つまり3例解析すると1例は病的バリアントが同定できるとい

う程度で，未解決の2例を解明するためには新たな戦略が必要なことは明らかである。

本稿では横浜市立大学で推進しているオミックス解析拠点研究の主力であるWESを概説し，原因解明率を向上させるための工夫や新たな取り組みを紹介する。

Ⅰ．当研究室における網羅的ゲノム解析の流れ

1. 網羅的ゲノム解析とは

当教室では希少遺伝性疾患に対して網羅的ゲノム解析を行い，疾患原因と考えられる一塩基多型（single nucleotide variation：SNV）やコピー数多型（copy number variation：CNV）を精度よく抽

key words

次世代シークエンサー，全エクソーム解析，全ゲノム解析，ロングリードシークエンス

第2章 難病　1. オミックス解析を通じて希少難治性疾患の医療に貢献する基盤研究

出することを目標としている。

網羅的ゲノム解析には，①WES（ショートリード型NGS），②全ゲノム解析（whole genome sequencing：WGS）（ショートリード型NGS），③WGS（ロングリード型NGS）が含まれる。現在，当研究室の主力はWESであるが，WESだけでは解決できない未診断症例に対して，上記②，③を行うことで，新たな病的バリアントの特定が可能となり，原因解明率の向上が期待される。以下に各解析手法を概説する。

(1) WES

WESはゲノム中の全遺伝子のタンパク質コーディング領域（protein coding sequence：CDS）を集中的に解析する方法である。CDSはヒトゲノムの約1〜2％程度であるが，メンデル遺伝性疾患の約85％程度がこのCDSの病的バリアントが原因であるとされ，WESの効率性は明白である。また情報解析などの負荷もWGSに比べるとはるかに軽く運用が楽である。

現在のNGSの主力はイルミナ社シークエンサー（Hiseq）である。従来型のキャピラリーシークエンサーと異なり，NGSでは数百万〜数千万カ所で同時に大量並列シークエンスを行うことで，高出力のシークエンス産出が可能である。まず罹患者検体（血液，組織）よりゲノムDNAを抽出，その断片化を行う。コバリス社のDNA shearingシステムでゲノムDNAの断片化を行うことができる。約150bpにサイズのそろったゲノムDNAは，SureSelect XT Human All Exon V6（Agilent社）を用いてエクソン領域の濃縮を行う（キャプチャー）。この過程でロングオリゴRNAをプローブとして使用することで，エクソン領域を選択的に濃縮することができる。その後Hiseq2500（イルミナ社）でシークエンスを行いデータの解析に移る。

まず一番初めに出力されるファイルがFASTQファイルである。これは塩基配列とクオリティスコアが記載されている。FASTQファイルをマッピングツール（Novoalign）を用いて，各リードの塩基配列を参照配列（Human GRCh37/hg19）にアライメントし，BAMファイルへ変換する。

PCR重複リードの除去や挿入・欠失バリアントの周辺の再アライメント，クオリティスコアの再較正などの補正を行う。出来上がったバリアントリストのファイル（variant call format：VCF）に様々なアノテーション情報〔遺伝子名，公共データベース（正常コントロールやヒト遺伝子変異データベース）でのアレル頻度や病的バリアント情報，あるいはin silico解析ツールによるバリアント効果のスコアなど〕の付与を行い，解析可能なファイルが完成する。

当研究室でのWESデータの具体的方法をJoubert症候群を例に紹介する。Joubert症候群は，筋緊張低下や小脳失調，精神発達遅滞を主症状とする常染色体劣性遺伝疾患である。その他にも網膜ジストロフィーやコロボーマ，肝線維症，腎嚢胞，多指症などの多臓器病変を有し，症状は多岐にわたる。また頭部MRIではmolar tooth signと呼ばれる小脳虫部低形成と中脳の形態異常を伴う特徴的な所見が認められることが多い[1]。現在までに少なくとも33個の責任遺伝子が報告されている（当該論文発表時は29個）。

当研究室では，臨床的にJoubert症候群と診断された30家系に対して，前述の方法でWES解析を行い，疾患原因遺伝子の同定を試みた。まずWES解析でコールされたSNVバリアントの中から，同義置換や健常コントロールデータベースでアレル頻度が1％以上のcommonバリアント（当教室が有する575人の日本人コントロールWESデータ，ExAcデータベース）を除外した。さらに常染色体劣性遺伝およびX連鎖劣性遺伝を想定し，ホモ・ヘミ接合性バリアントおよび複合ヘテロ接合性バリアントを抽出した。こうして抽出された最も病原性の高いと思われる候補バリアントはすべてサンガーシークエンスで検証した。つまり基本的に少なくとも異なる2つの方法で病的バリアントを確認した。検体が得られている場合は両親も検索し，当該バリアントの由来を確認する（そもそも希少難病の場合は，可能な限り症例とその両親検体をセットで検索することを主治医にお願いしている）。また罹患者検体のみのWESで候補遺伝子が絞り込めない場合は，追加で両親

検体のWESを行い，システマティックに病的バリアント検索を再度行う。解析コストを可能な限りセーブするために，通常症例のみのWESを優先している。解析の結果，30家系中25家系（83.3％）において疾患原因と考えられる病的バリアントを同定した[2]。今回の原因解明率は，諸外国のWES解析によるJoubert症候群の原因解明率（41～62％）と比較しても有意に高い結果であった。

当研究室でこれまでにWES解析を行った多様な疾患6328例の病的バリアント同定率（原因解明率）は，ケースベースで33％程度である（図❶）。原因解明に至らなかった症例に対しては後述のショートリード型NGS（HiseqX10/X5）やロングリード型NGS（Sequel）を用いたWGSを行うことで，原因解明率を上げる試みを進めている。

(2) ショートリード型NGSを用いたWGS

WGSはゲノムを解析するうえで最も包括的な手法である。エクソン領域のみを調べるWESは解析効率の面で優れている反面，ゲノムのわずか1～2％にすぎないエクソン領域以外の情報を得ることはできない。WGSは少なくとも参照シークエンスとの比較において制約のないゲノム情報を得ることができ，WESで原因未解明の症例に対して，追加でWGSを行うことで，非コード領域などWESでカバーできない領域のバリアントを同定できる可能性がある。

HiseqX10/X5やNovaseq（イルミナ社）は「整列化フローセル」技術を導入し，クラスターの高密度化およびデータ出力向上に成功した。整列化フローセルとは，一定間隔ごとに均一に配置した数十億のナノウェル（微細な溝）を配置する。このデザインによりクラスターを等間隔かつ均一な形状サイズとすることでクラスターの重なりを解消し，決まった位置にシグナルが検出されるようになる。この独自のクラスター形成法により，従来の増幅法とは異なり，1ウェルの中に1 DNAテンプレートのみが結合して1クラスターを形成することが確実にできるため，ウェルの高い占有率と最大のデータ出力を得ることができる。またこの技術を搭載したHiseqXの登場により，ヒト

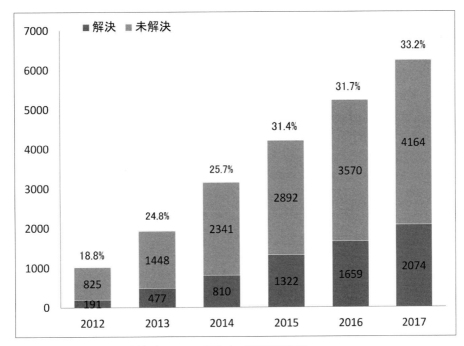

図❶　ケースベースの病的バリアント同定率（原因解明率）
2012年より毎年集計している。累計で示しているが，原因解明率も徐々に向上している。

ゲノムのシークエンスコストをついに1000ドルにまで引き下げることが可能となった。われわれは，この技術で原因未解明症例のトリオベースの解析を進めている。WGSではWESと比較して圧倒的に大量のバリアント候補が検出されるため効率的なインフォマティクスパイプラインの構築が不可欠である。現在 de novo バリアントを想定したパイプラインを構築し，1トリオあたり200個程度に絞り込む系をセットアップし運用を開始している。

(3) ロングリード型NGSを用いたWGS

近年登場した第3世代シークエンサーがこれにあたる。Pacific Biosciences（PacBio）社シークエンサー（RSⅡ/Sequel）は1分子DNAを直接テンプレートとしてシークエンスする技術〔single-molecule real-time（SMRT）sequencing〕で，はるかに長いリード出力（10Kb超）が可能である。テンプレート調整にPCR増幅を必要とするHiseqなどの第2世代シークエンサーはGCリッチな領域でPCRバイアスがバリアントコールに不十分なカバレッジをもたらすが，PacBio社シークエンサーではこの欠点はほぼない[3]。

PacBio社シークエンサー（RSⅡ/Sequel）では，1リードあたりの正確性は85%程度であるが，エラー分布がランダムなため，30Xカバレッジでシークエンスを行えば99.999%（QV50）程度の正確性を有するとされる。また（参照配列を必要としない）de novo アセンブリが可能で，特殊なゲノム構造である分節重複（segmental duplication）やリピート配列などの解析に有用である。ショートリード型NGSでは反復配列などの解析は基本対象外であったが，ロングリードシークエンスでは数100～数1000回のリピート配列決定にも有用である。われわれはPacBio社RSⅡ後継機Sequelを導入し未解明症例の解析を開始している。10X前後の全ゲノムカバレッジでWGSを行うと1例あたり>50bpの重複・欠失型CNVが，それぞれ6000～7000ヵ所程度ずつ検出される。これらのCNVはショートリード型NGSでは十分に検出されておらず，ロングリード型NGSの使用により初めて検出される変化で，これらの適切な解釈や病的領域の検出には，正常コントロールを含めて多数検体の解析が重要になってくると考えている。

このように現在主力のWESに加え，複数のプラットフォームのWGSで原因解明率の向上が期待されるが，そのためには様々なインフラ整備が不可欠である。一方で，現行のWES解析の原因解明率向上には，SNV解析に終わらずCNV解析を合わせることが重要である。次項でCNV解析の概要を述べる。

Ⅱ．CNV解析に対する取り組み

SNV解析と同時にCNV解析を行うことは疾患の原因解明に必須であると考えている。当研究室ではWESデータに対して2種類のプログラムでCNV解析を行っている。WES解析から得られたデータ（BAMファイル）に隠れマルコフモデルを使用したXHMMプログラム（eXome-Hidden Markov Model）[4]と，疾患責任遺伝子を選択しdepth of coverageを利用するNordプログラム[5]である。Nordプログラムは1エクソン単位の微小欠失から欠失・重複の検出が可能である。これら2つのプログラムを組み合わせて取り回しのよいCNV解析が可能である。

当研究室が行ったてんかん294家系のWESデータを用いたCNV解析結果[6]を例に概説する。まず，てんかん294家系の罹患者に対してWESを行い，126家系に原因と考えられるSNVを同定した。残りの168家系には明らかな病的SNVが見つからなかった。これら未診断症例に対して上記2種類のプログラムを併用したCNV解析を行った（図❷）。

まずXHMMプログラムでは168家系で合計3797個（欠失：1313個，重複：2484個）のCNVがコールされた（1サンプルあたり22.6個）。コールされたCNVの中からquality scoreの低いバリアントや分節重複配列，Database of Genomic Variants（DGV）に登録のあるcommonバリアント，当研究室が有する575人の日本人コントロールWESデータでアレル頻度が2%以上のcommonバリアントを除外すると，83個の

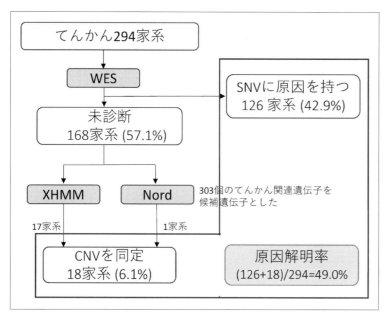

図❷ てんかん 294 家系の SNV および CNV 異常による原因解明の概要
てんかん 294 家系中 SNV 異常が 126 家系，CNV 異常が 18 家系に同定され，全体で 144 家系（49.0％）で原因が解明された。

CNV が残った。そこから病原性の高い CNV を抽出するために，まずてんかん関連遺伝子を含む CNV を絞り込んだ。さらに Nord プログラムでは 303 個のてんかん関連遺伝子を候補遺伝子として抽出し，その遺伝子領域の CNV 解析を行い，168 家系で 58 個の CNV がコールされた。最終的にこれら 2 種類のプログラムを併用し統合的に CNV 解析を行った結果，18 家系で CNV を同定でき，その解明率は 6.1％であった（XHMM プログラムによる同定：17 家系，Nord プログラムによる同定：1 家系）。コホート全体の原因解明率は，SNV で 126 家系，CNV で 18 家系，合わせて 49.0％であった（144/294 家系）。全例定量 PCR を用いて CNV の検証が可能であった。

おわりに

今回，当研究室で推進しているオミックス解析拠点のゲノム解析の主力である WES を概説し，原因解明率を向上させるための工夫や新たな取り組みを紹介した。次世代シークエンサー技術の向上によりメンデル遺伝性疾患の原因解明は飛躍的に進展した。現状われわれの WES の原因解明率は約 33％程度であり，多くの未診断症例が残っている。こうした未診断症例に対して複数のプラットフォームで WGS を行うことで，原因である病的バリアントや新規原因遺伝子の新たな同定につながり，遺伝性難病の原因解明がさらに進むことが期待される。

参考文献

1) Parisi MA, Doherty D, et al : Eur J Hum Genet 15, 511-521, 2007.
2) Suzuki T, Miyake N, et al : Clin Genet 90, 526-535, 2016.
3) Carneiro M, Rass C, et al : BMC Genomics 13, 375, 2012.
4) Fromer M, Moran JL, et al : Am J Hum Genet 91, 597-607, 2012.
5) Nord A, Lee M, et al : BMC Genomics 12, 184, 2011.
6) Field M, Scheffer I, et al : Eur J Hum Genet 20, 806-809, 2012.

参考ホームページ

・Database of Genomic Variants（DGV）
  http://dgv.tcag.ca/dgv/app/home

青井裕美
2010 年　近畿大学医学部医学科卒業
　　　　順天堂大学医学部附属順天堂医院初期研修医
2012 年　同産婦人科学講座
2016 年　横浜市立大学大学院研究科博士課程遺伝学教室

第2章　難病

1．オミックス解析を通じて希少難治性疾患の医療に貢献する基盤研究

7）東京大学医科学研究所における がんの臨床シークエンスシステム研究の背景

宮野　悟

　がんはゲノムの変異が主な原因で発症する複雑な病気である。ゲノムシークエンスのコストと時間は激減し、今や数百ドルで個々人のがんのゲノムを解析できるようになった。しかしデータ解析によって見つかってくる変異は数百〜数百万と多く，人知・尽力の範囲を逸脱している。研究としては通常その一部だけを調べることで済ませている。しかし，いったん患者に治療や病態の理解として結果を返すにはそのようなわけにはいかない。ビッグデータを読み，理解し，学習・推論する人工知能技術が必要な所以である。本稿では，東京大学医科学研究所におけるがんの臨床シークエンス研究システムと人工知能システム Watson for Genomics による支援的活用の実際について紹介する。

I．がんは複雑すぎる

　われわれの人生は母のゲノムと卵細胞，それに父のゲノムが融合して1つの受精卵として始まる。その細胞にはA，T，C，Gの文字情報として約30億文字からなる生命の設計図が23ペア（組）の染色体という本棚に格納されている。染色体はペアになっているので，30億×2組＝60億文字の情報がDNAという紐状の分子（物質）にコードされていることになる。そして，この情報のことを「ゲノム」と呼んでいる。その紐をつなぐと約2mになる。細胞が分裂するたびにこのDNAは複製（コピー）され，60kgの成人になると細胞数は約60兆個になるといわれていた。最近，器官や細胞のタイプを考慮して推定すると約37兆個ぐらいだという報告もある[1]。体重は人によって違うので，ここでは60兆個としておく。そのDNA複製の長さを単純に計算すると2m×60兆個＝1200億kmになる。小惑星イトカワを探索して地球に燃え尽きて戻ってきた「はやぶさ」の旅が60億kmといわれているので，DNA複製の旅は単純に計算して「はやぶさ」の旅20回分になる。細胞は壊れ，また新たに作られるので，人の一生におけるDNA複製の旅は神秘的なくらい長い。複製の際にはコピーエラーも一定の確率で起こる。さらに，様々な化学物質，たばこ，酒，紫外線，放射線，ウイルスなどに曝され，DNAはそれを格納している染色体も含め傷つき，汚れる。同時に，生命の設計図には，DNAを修復するプログラムや復旧不能なほど壊れると細胞

---

key words

ビッグデータ，がん臨床シークエンス，スーパーコンピュータ，Watson for Genomics

死を起こすプログラムも用意されている。さらに「異物」に化けてしまった細胞（腫瘍など）は免疫系が殺すようになっている。ゲノムの傷はゲノムの情報としてみると図❶のように，TがCに変わる（1塩基変異），TCTCが欠損するといった形でとらえる。その傷は様々で，本に例えれば，誤植，虫食い，破れ，乱丁のようなものである。これらの傷をゲノム変異と呼んでいる。がんはこうしたゲノム変異により細胞のシステムが変質して暴走している極めて複雑な病気である。がん細胞は不死で無限に増殖し，しかも増殖命令を自ら出す。増殖に必要なエネルギーは血管を自分の周りに作って引き込む。国家予算を確保するために新たな税を導入したり，補正予算を組む国のシステムにも類似している。また植民地政策（または天下り）のように，浸潤，転移し広がっていく。仕方がないといえばそう考えるしかない。がん細胞は抗がん剤を効かなくしたり，「賄賂」（特殊なタンパク質）を作り出して免疫細胞の賄賂ポケットに渡し免疫監視から逃れる術を獲得したりする。そして，がんは体という時空間で進化し，多様なゲノム変異を獲得した細胞集団である。変異は時空間で多様であり，その多様性をもった集団としてのがん組織は，人間社会のように複雑である。がんのその発生から死にいたる変容は人類の歴史における民族の興亡のようにすら感じられる。

そのため，個々人のがんを理解するためにまずできることは，そのゲノム異常を，多様性も含め特定することである。それが現実的になったのは，次世代シークエンサーというDNA分子にコードされているゲノム情報を超低コストで読む技術が2007年頃に登場し，急速に発展してからである（図❷）[2]。

Ⅱ．なぜスーパーコンピュータががんの医療に必要なのか

個々人のがんのゲノム変異を調べるには，正常な組織のゲノム情報（親からもらったもの）とがんの組織のゲノム情報を解析し，その違いを調べる。イルミナ社などの次世代シークエンサーから出力される生データは，例えて言えば，正常

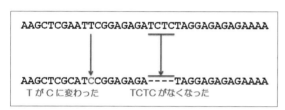

図❶　ゲノム変異

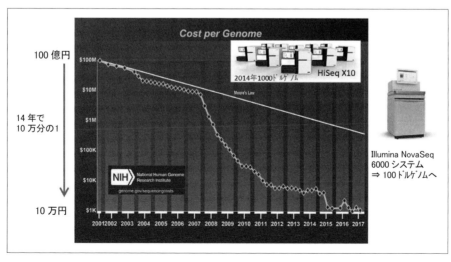

図❷　ヒトゲノムの解析コストは1000ドル以下（文献2より）
米国国立ゲノム研究所の情報を編集。

DNAの場合，30億文字が印刷された書類のコピー30部をシュレッダーにかけて出てくる100文字ほどの長さに切り刻まれた文字列断片の山である。がんのDNAの場合は40コピーを使う。次世代シークエンサーから吐き出されるデータは正常組織とがん組織のデータを合わせると21億ピースになる。この21億ピースのジグソーパズルを，スパコンを使って解くことから，がんのゲノムシークエンスのデータ解析は始まる（図❸）。もっとも，タンパク質をコードしている部分（全ゲノムの2％程度で，エクソンと呼ぶ）だけを，精密に調べて変異を同定することも普通である。次世代シークエンサーのデータにはエラーやシークエンスしにくいところがあり，またがん組織には正常細胞が混入しているため，単純ではない。筆者の研究グループは高度の数理的手法を開発し，ジグソーパズルを正確に解き，多様な変異を探し出すソフトウエアパッケージGenomon[3]を開発し，がんゲノミクスの研究で重要な発見をしてきた[4)-6)]。

東大医科学研究所は2011年からヒトゲノム解析センターのスーパーコンピュータシステムSHIROKANE〔550TFLOPS（2019年からは約1ペタFLOPSの予定），30PB高速ディスクアレイ，100PBまで拡張可能なアーカイブシステム〕を活用し，がんを対象とした全ゲノムシークエンスに基づく臨床ゲノムシークエンス研究体制を構築してきた。Genomonは，がんゲノム研究で実績のあるデータ解析パイプラインで，WGS解析，WES解析，RNA-seq解析（融合遺伝子検出）をはじめ，イルミナシークエンサーの盲点であったミッドレンジ（10〜300bp）の挿入・欠失検出などを可能にしている。シークエンサーとしてはHiSeq2500, NextSeq500, MiSeq, Ion Proton, Ion PGM, Oxford Nanopore Systemおよびシングルセル解析のための10x Genomicsを導入し，フォローアップにはDigital PCRを用いている。キャピラリーシークエンサーも依然として重要な機器である。

データマネジメントシステム，生体認証によるセキュリティ管理，網羅的多地点カメラによる安全・データ事故管理などのシステムを構築してきた。

Ⅲ. がんの臨床シークエンスのボトルネック

次世代シークエンサーとスパコンにより，ここまでは2日でできるようになった。しかし全ゲノム解析では，ゲノムの変異はぞろぞろ（数百〜数百万）見つかるが，その解釈と翻訳がボトルネッ

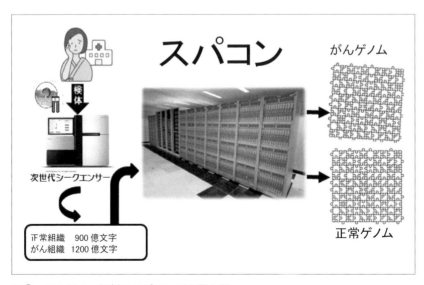

図❸　がんゲノム解析にスパコンが必要な訳

クであるという認識は昔からあった[7]。

がんに限らないが，米国の国立衛生研究所（NIH）の医学・生命科学関係の文献要旨のデータベースPubMedには，2017年末の時点で2700万の論文が登録され，同NIHのClinicaTrials.govには200以上の国と地域で実施されている20万以上の臨床試験の情報が利用できるようになっている。また，ゲノムと病気や健康との関係を整理した米国NIHデータベースClinVarには今や50万を超える項目が整理されている。さらに，米国生体分子のインタラクションのデータベースNDExでは膨大な生体分子のインタラクションネットワーク情報にアクセスできるようになっている。がんの変異の情報は英国Sanger InstituteのCOSMICではエキスパートが論文を読んで情報を抽出している。2018年2月のリリースではタンパク質コード領域における550万を超えるがんのゲノム変異情報が約25,000報以上の論文にリンクされている。データは増加の一途をたどっている。

専門医や研究者は，がんのゲノム変異を解釈し翻訳しようとして，こうしたデータベースに検索という形でアクセスし，肉体と精神を消耗している。データは個々の検索だけでなく一括して利用することもでき，多くは英語という自然言語で記述されたものである。これらデータを現在の人工知能技術は「読み」，「ある程度理解し」，「学習・推論する」ことができる。

また，本稿とは別の課題であるが，がんの臨床検体のシェアリングも大きな課題であると世界的には認識されている。

Ⅳ. 東京大学医科学研究所におけるがんの臨床シークエンス研究

がんと診断され，ゲノム解析をして，結果とその解釈が担当医から自分に返ってくるまでに60日かかると言われたら待てるだろうか。一方，個々人のがんの全ゲノムを解析できるようになったが，数百～数百万と見つかってくる変異を，文献，薬剤，治験などのがんの生物学・臨床知識と合わせて解釈・翻訳することは1人の医師や研究者の能力をすでに超えてしまっているので当然かもしれない。

東京大学医科学研究所のがん臨床シークエンス研究チームはこうした状況にブレークスルーを起こした。その鍵は，スパコンに実装されたGenomonによる高速・高精度シークエンスデータ解析に加え，Watson for Genomics（以下Watson）と臨床現場に適したデータベースの活用パイプラインの融合であった（図❹）。

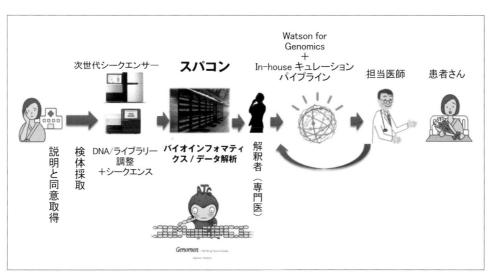

図❹　東京大学医科学研究所の臨床シークエンスシステムの流れ

2016年末，東京大学医科学研究所附属病院血液腫瘍内科（東條有伸教授）における1人の患者を対象にした全遺伝子解析では，第1日目が説明と同意取得，その後，検体採取を行ってライブラリ調整・シークエンス第1～3日，4日目にはスパコン上でシークエンスデータパイプラインGenomonによるデータ解析で変異の調べ出しが終わり，その日のうちに解釈者・翻訳者（専門医）にその情報が渡され，第4～5日でその解釈・翻訳が終わり，第5日目には担当に説明され，診断をつけて患者に返すことができるようになった。もちろん解釈・翻訳にはさらに時間がかかることがあるが，Phenolyzerなどを含む自家製のキュレーションパイプラインとWatsonによる解析と統合して解釈・翻訳を行ってレポーティングを行っている。

Watsonの解析は変異のデータをアップロードしてから10分程度であるが，その後，Watsonのリコメンデーション・解析結果のリンク先をクリックし，また文献を読むなどの作業を行うため，1～2日の時間を要している。もちろんin-house pipelineに用いている様々なツールは不可欠であり，Watsonだけで完結しているわけではなく，Watsonはまだまだ発展途上である。このがんの臨床シークエンスのプロセスは，2017年末には全ゲノムシークエンス解析を行って3日と8時間で実現できるようになった（図❺）。

Watsonへの入力ファイルは，Genomonにより見つかってきたゲノム変異情報のファイルである。ファイルをアップロードすると10分程度で図❻のように表示される結果が返されてくる。この裏側にはⅢ節で述べたビッグデータがあり，それに基づいて学習・推論が行われている。それぞれの場所をクリックすればそのエビデンスが表示される。医師・研究者が「おかしい」と判断すれば，Watsonに学習させることができる。必ず医師が間に入ることが必須であることは言うまでもない。

おわりに
－人工知能は医療機器かデータベースか

Watsonの活用感想では「人知の増強（augmented intelligence）」と表現するのが適切と考えている。つまり学習・推論する辞書である。2016年12月に米国上院を通過し同月オバマ大統領が署名した1000ページにも及ぶ "The 21st Century Cures Act" では，3060条で，医療機関の経営支援用ソフトや電子カルテなどのこれまでも非医療機器と

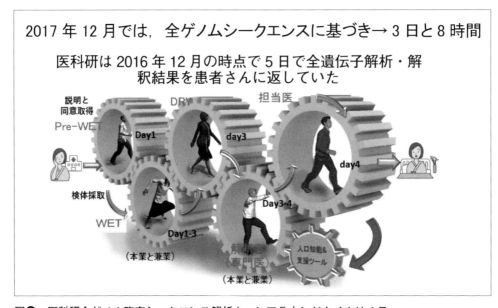

図❺　医科研全ゲノム臨床シークエンス解析ターンアラウンドタイムは4日

7）東京大学医科学研究所におけるがんの臨床シークエンスシステム研究の背景

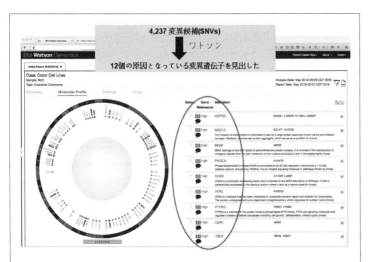

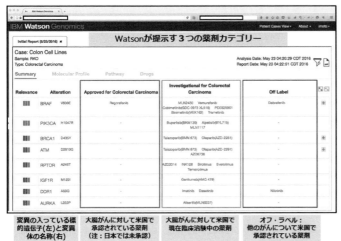

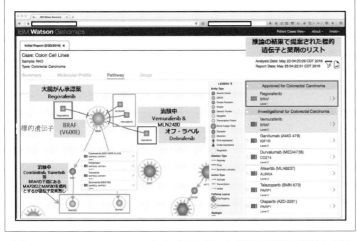

図❻　Watson for Genomics によるがんのゲノム変異の解釈・翻訳の支援
数千のゲノム変異からの絞り込み（上），抗がん剤のリコメンデーション（中），抗がん剤を提示したエビデンス（下）。

されていたものに加え，以下のものは医療機器ではないことを明確化している：①患者個人の医療情報やその他の医療情報（論文など）を表示・分析し，②医療関係者に診断，治療等の支援又は推奨（recommendation）の提示を行い，③かつ，医療上の判断を下す際に，当該推奨を最初から当てにすることのないように，医療関係者がそれらの推奨の根拠を独自にレビューすることができるようにしているもの，④ただし，画像診断情報や診断機器から信号の分析をするものを除く。

すなわち Watson のような人工知能応用は電子カルテシステムと同様に米国食品医薬品局の規制から除かれているわけである。人工知能を用いたシステムの薬事規制上の位置づけがここでは明確になっており，情報産業の参入が活性化されている。残念ながら，日本ではこの部分があいまいになっており，周回遅れとなっている。韓国などではすでに法整備が完了している。一方，人間が介入する「③かつ，医療上の判断を下す際に，当該推奨を最初から当てにすることのないように」では，「当てにしてしまう」という社会問題が起こることが予想される。

医療機器やヘルスケアに関するAI分野は各国が猛烈なスピードで市場開発を行っており（技術開発はすでに終了モードである），わが国も迅速に市場展開できる環境を早期に整えなければ国際競争から脱落する。米，EU，韓国ではAIは低リスクのソフトウエアであり，医療機器規制の対象から

は除外されている。その結果，温度差はあるが，市場における製品展開が進んでいることも厳しい現実である。わが国が臨床シークエンスの三流国にならないように，なんとかしなければと思う毎日である。

参考文献

1) Bianconi E, et al : Ann Hum Biol 40, 463-471, 2013.
2) https://www.genome.gov/27541954/dna-sequencing-costs-data/
3) Genomon
   https://github.com/Genomon-Project
4) Yoshida K, et al : Nature 478, 64-69, 2011.
5) Kataoka K, et al : Nature 534, 402-406, 2016.
6) Yoshizato T, et al : N Engl J Med 373, 35-47, 2015.
7) Good BM, et al : Genome Biol 15, 438, 2014.

参考ホームページ

・Genomon
　https://github.com/Genomon-Project
・Phenolyzer
　http://phenolyzer.usc.edu/
・The 21st Century Cures Act
　https://www.fda.gov/RegulatoryInformation/LawsEnforcedbyFDA/SignificantAmendmentstotheFDCAct/21stCenturyCuresAct/default.htm

宮野　悟
1977年　九州大学理学部数学科卒業
1979年　同大学院理学研究科修士課程数学専攻修了
　　　　同理学部附属基礎情報学研究施設助手
1981年　同数学科助手
1984年　西ドイツ Alexander von Humboldt Research Fellow（〜1987年）
1987年　西ドイツ Paderborn 大学助手
　　　　九州大学理学部附属基礎情報学研究施設助教授
1993年　同教授
1996年　東京大学医科学研究所ヒトゲノム解析センター教授
2014年　同センター長

第2章　難病

1. オミックス解析を通じて希少難治性疾患の医療に貢献する基盤研究

8) 臨床応用に向けた疾患シーケンス解析

辻　省次

　ゲノム医学研究の飛躍的な進歩を受けて，ゲノムシーケンスが診断確定をめざしたクリニカルシーケンスとして医療に実装する動きが活発になっている．わが国では，遺伝性の難病，がんについて，医療実装が進められている．クリニカルシーケンスにおいては，ゲノムシーケンスの解析結果を適切に解釈すること，そのために日本人集団において，健常者における変異の情報，疾患発症に関連する病原性変異について，データベースの構築・整備が喫緊の課題となっている．診断を確定することは，医療の出発点であり，クリニカルシーケンスが医療に実装され，多くの患者の診断に貢献することが望まれる．

　疾患の発症原因，分子基盤の解明は，1980年代に開始された分子遺伝学研究の貢献により飛躍的に発展してきた．分子遺伝学研究の成果の恩恵を最も受けたのは，メンデル遺伝性疾患（単一遺伝子疾患）であり，発症原因の解明はもちろんのこと，解明された分子病態機序に直接介入する有効性の高い治療法の開発へと発展してきている．さらに，メンデル遺伝性疾患ではなく，孤発性疾患（多因子疾患と呼ばれ，複数の遺伝子，環境要因が発症に関与すると考えられている頻度の高い疾患群）の発症原因の解明が進んでいる．がんの分野では，体細胞に生じる変異が次々と見出され，有効性の高い治療薬が開発され，診療への応用が進んでいる[1]．

　分子遺伝学研究の発展には，DNA多型マーカーの開発[2]-[4]，マイクロアレイ技術によるゲノム全域のSNPタイピング技術の開発，ヒトゲノム概要配列の解読[5]などが大きく貢献したが，次世代シーケンサーと呼ばれる新型の高速シーケンサーが開発され，実用化されたことが極めて大きなインパクトを与えている[6][7]．次世代シーケンサーの実用化は，病因遺伝子の探索研究において飛躍的な発展をもたらしただけでなく[8][9]，さらにゲノム全域の網羅的解析ができることから，クリニカルシーケンスとして診療への応用という点でも実用化が進んできている[10]．

　このような発展を受けて，わが国において"ゲノム医療"として，ゲノム解析技術を診断の確定，最適な治療法の選択などに応用していくことが，医療の質を格段に向上できるという考えから，内閣官房において「ゲノム医療実現推進協議会」が組織され，2015年に中間とりまとめが報告され

---

key words

クリニカルシーケンス，ターゲットパネルシーケンス，全エクソンシーケンス，全ゲノムシーケンス，次世代シーケンサー，短鎖シーケンサー，長鎖シーケンサー，遺伝性難病，がん，品質管理，データベース，VUS（variant of unknown significance）

た。その中で，疾患を2群に分け，早急に医療に実装していく必要がある第1群と，当面研究として展開していくことが適切であると考えられる第2群が定められた。第1群には遺伝性の難病，がんなどが位置づけられ，第2群は頻度の高い孤発性疾患（正確には，複数の遺伝子や環境要因が複合して発症すると考えられる多因子疾患）が位置づけられ，ゲノム医療の医療実装が進みつつある。本年（2018年）になり，がんの分野では，がんゲノム医療中核拠点が設置され，先進医療としてのクリニカルシーケンスが開始されるという画期的な時期を迎えている。本稿では，主として遺伝性疾患のクリニカルシーケンスに焦点を当てて，現状を紹介し，検討すべき課題についても触れたい。

Ⅰ．遺伝性疾患の遺伝子解明の状況

遺伝性疾患の遺伝子解明の状況は，OMIM（Online Mendelian Inheritance in Man）のStatisticsのページで紹介されているように，2018年7月27日時点で，**表❶**のように，遺伝性疾患である可能性が高いと考えられる疾患まで含めると8630疾患があげられている[11]。その中で病因遺伝子が解明されている疾患が5282疾患（61％）である。したがって，遺伝性疾患の6割は遺伝子解析で診断を確定することができる。さらに現在，病因遺伝子が未解明とされている疾患は，頻度のうえでは希少性の高い疾患と考えられるので，患者数ベースで考えれば，病因遺伝子解明の成果は多くの患者の診療に役立つと考えられる。また病因遺伝子未解明とされている疾患についても，ゲノム解析技術の飛躍的な進歩により，その解明が加速度的に進むものと期待される。

Ⅱ．クリニカルシーケンスとは

次世代シーケンサーの実用化は，ゲノム医学研究，診断への応用のいずれにおいても，大きなインパクトを与えている。従来は，病歴聴取，診察，検査所見から臨床診断をある程度絞り込んだうえで，診断確定に必要な遺伝子を定め，その遺伝子の変異解析が行われていた。通常は，PCRで目的の遺伝子のエクソン部分を増幅して，キャピラリーシーケンサーを用いた直接塩基配列決定法で読み取るというものであったが，遺伝子によっては巨大なサイズでエクソンが数十個もある場合があり，1つの遺伝子に限っても全エクソンを完璧に読むのは膨大な労力を要していた。

これに対して，次世代シーケンサーを用いた検査は，一度に多数の遺伝子を解析できるという大きなメリットがある。例えば，白質脳症というカテゴリーで捉えることができる疾患群がある。その言葉が示すとおり，脳MRI検査で大脳白質にT2高信号域が出現する疾患であるが，このような画像所見を呈しうる疾患は少なくとも60疾患もあり[12]，それぞれの疾患の臨床症候は共通するところが少なくなく，臨床症候あるいは画像所見を組み合わせたとしても診断を確定することは困難で，遺伝子検査が必須となる。しかしながら，60もの疾患について，その病因遺伝子を旧来の方法で1つ1つ解析するのは労力・効率の点で現実的ではなく，網羅的遺伝子解析を行ったほうがはるかに効率がよいということになる。

網羅的な遺伝子解析方法としては，特定の遺伝子群のエクソン領域を濃縮して解析するターゲットパネルシーケンス，ゲノム上の全遺伝子のエクソンを網羅的に濃縮して解析する全エクソンシー

表❶　遺伝性疾患の病因遺伝子解明の状況

	常染色体	X染色体	Y染色体	ミトコンドリア	合計
病因遺伝子が解明されている疾患	4,922	325	4	31	5,282
病因遺伝子が未解明の疾患	1,455	124	4	0	1,583
メンデル遺伝が推定されている疾患	1,657	105	3	0	1,765
合計	8,034	554	11	31	8,630

OMIM（Online Mendelian Inheritance in Man®）Updated July 27, 2018 より[11]

ケンス，濃縮作業をせずゲノム全域を解析する全ゲノムシーケンスなどの方法が用いられている．

ターゲットパネルシーケンスは対象とする疾患群に関連する遺伝子のエクソン領域を濃縮するもので，標的領域のゲノム配列に対応したDNAあるいはRNAプローブをデザインして，ハイブリダイゼーションによりゲノムDNA中の標的領域を濃縮する方法である．ターゲットパネルシーケンスのメリットは，解析対象の疾患の発症に直接関連する遺伝子が選択されており，軌道に乗れば費用面も含めて効率のよい検査となる．また後述するように，直接診断に関わらない遺伝子が解析対象に含まれないことから，偶発的所見，二次的所見と呼ばれることを考慮する必要がないという点でもメリットがある．一方，ターゲットパネルシーケンスでは，標的遺伝子がパネルに含まれていない場合には，診断確定につながる結果が何も得られないことになり，次のステップとして全エクソンシーケンスなどが必要になり，費用の点でも効率が悪いことになりかねない．したがって，対象とする疾患群の研究が成熟した段階にあり，病因遺伝子の大部分が解明されているというような疾患群ではターゲットパネルシーケンスは有用であると考えられる．

全エクソンシーケンスは全遺伝子のエクソン領域を濃縮して塩基配列解析を行う方法で，エクソン領域は全ゲノムの1%程度を占めるに過ぎないので，シーケンスする領域を限定でき，費用面でも効率がよいと言える．ただし，標的領域によってはキャプチャー効率に差が出る場合があること，また病原性変異がエクソン領域に存在しない場合には診断確定につながる変異が見出せないというような難点もある．費用・効率などの点から現在のところ，クリニカルシーケンスでは全エクソンシーケンシングが頻用されている．

全ゲノムシーケンスは，ゲノム全域を均一なcoverageで読めること，さらに遺伝子のエクソン領域だけでなく，調節領域，イントロンを含め，すべての領域を読むことができるという点，コピー数変異や構造変異の検出という点でも利点が多い．課題は費用であるが，現在1000ドルゲノムと言われるように，全ゲノムシーケンスの費用が10万円台で達成できるシーケンサーも実用化されており，今後さらに費用の低減化が進むと期待され，クリニカルシーケンスも全ゲノムシーケンスへと移行していくと予測される．

III．網羅的ゲノムシーケンスの検討課題

次世代シーケンサーをクリニカルシーケンスに応用する場合は，様々な技術的な課題があることを認識しておく必要がある．次世代シーケンサーの中でも短鎖シーケンシングは，精度の点でも大きく改善してきているものの，エラーは一定の頻度で生じる．特に，read depthが低い場合や，塩基コールの品質のスコア（Phred quality score）が低い場合には注意をする必要がある．筆者の研究室では，診療側に診断確定につながる変異を伝える場合は必ずキャプラリーシーケンサーで確認をとるようにしている．

さらに，短鎖シーケンサーでは読み取ることが困難な変異（構造変異，コピー数変異，リピート配列伸長変異など）があることも認識しておく必要がある．したがって，変異が検出されなかったということは必ずしも当該疾患を除外しきれるものではないことも認識しておく必要があり，それでも臨床側が強く当該疾患の可能性を考える場合は，さらに様々な解析方法を用いて詳細な解析を実施する必要がある．

短鎖シーケンサーで検出が困難な変異に対しては，最近開発された1分子長鎖シーケンサー（Pacific Biosciences社やOxford Nanopore社のシーケンサー）が有用で，10kb〜1Mbといった長鎖の配列を読み取ることができる一方，精度という点では，短鎖シーケンサーの精度には届いておらず，その点でクリニカルシーケンスへの応用は限られており，研究目的で用いられているのが現状である．

全エクソンシーケンス，全ゲノムシーケンスのような網羅的な解析を行う場合，検出される変異の数が膨大となる．データベースに健常者で検出される変異として登録されていない変異（新規変異）は，エクソン領域だけで少なく

とも60個程度検出され，その中から当該疾患の発症の原因となっている変異であるかどうかの解釈を行うステップは多大な困難を伴う。変異の解釈については，ACMG（American College of Medical Genetics and Genomics）が解釈におけるガイドラインを出している[13]。このガイドラインは，客観性の高い解釈を行うことを念頭に，ややconservativeな立場になっており，病原性変異と判断できずVUS（variant of unknown significance）と分類される場合が多くなりがちである。変異の分布には地域差が大きく，日本人のゲノムデータの解釈には日本人を対象としたデータベースの充実が求められる[14]。最近になり，東北メディカルメガバンクが日本人3000人規模の変異情報を公開しており，変異の解釈を進めるうえで有用なデータベースとなっている。

以上のように，網羅的なゲノム解析をクリニカルシーケンスに応用していく場合は，ゲノムデータの解釈の役割が極めて大きく，データベース（一般のpopulationにおける変異情報，疾患ごとに集積された病原性変異のデータベース）の充実，インフォマティクスに精通した研究者の参加が望まれる。病原性変異のデータベースとしては，欧米ではHGMD，ClinVarなど多数のデータベースが構築，維持されている。わが国では，これまでこの分野のデータベースは十分でなかったが，AMEDのイニシアチブにより，MGeNDと呼ぶデータベースの基盤が構築され，変異情報の登録が開始されている。今後，HGMD，ClinVarに比肩できるようなデータベースとして発展するために，特にクリニカルシーケンスによりデータ産生を発展させるための財政的な支援が望まれている。

網羅的なゲノムシーケンスをクリニカルシーケンスとして行う場合，当該疾患とは無関係に他の疾患遺伝子内に病原性変異が見出される可能性があり，二次的所見（偶発的所見と呼ばれることもある）と呼ばれている。治療法や予防法がある場合は患者にとってメリットが大きいが，一方で治療法が確立されていない疾患の場合には患者にとって直接のメリットはない。このような二次的所見に対して，どのように対処するのが適切であるのかについても，今後十分に検討をしていく必要があり，わが国でもガイドラインの検討が進められている。

Ⅳ．診療における遺伝子診断の意義

わが国でも，遺伝性疾患，がんのゲノム診療の役割が認識され，ゲノム医療の実臨床への実装が検討される段階になってきている。ここで改めて診断を確定することの意義を考えてみたい。診断を確定することは医療の出発点としての原点であることを強調したい。疾患の中には，治療法が確立されている疾患もあれば，まだ治療法が確立されていない疾患もある。そもそも診断確定は治療法のある疾患であるかどうかの判断にもつながるわけで，それができないと医療の提供に重大な支障をきたすことになる。また，治療法が確立されていない疾患であったとしても，どのような疾患であるかの情報があれば，患者・家族にとっても，また医師や医療側にとっても，これまでの診療現場で蓄積されてきている様々な情報を活用でき，QOLの向上に役立つことが期待され，患者間の情報共有ができること，医師や研究者にとっては情報が共有され，さらにその疾患の克服に向けた研究を展開する出発点になるわけで，これらのプロセスは医学の発展の歴史そのものでもある。

Ⅴ．クリニカルシーケンスの医療への実装

わが国では，遺伝学的検査として保険収載されている疾患は100疾患にも満たないのが現状である。OMIMで登録されている病因遺伝子が解明された疾患数は5282疾患であり，わが国でこのギャップをどのように埋めていくのかが大きな課題となっている。次世代シーケンサーを用いた解析の費用は安価になってきているとはいえ，実臨床において臨床検査の1つとして位置づけていくには費用的負担についての検討も必要になる。わが国では，これまでは研究の一部として診断確定のためのクリニカルシーケンスを担ってきたという現実があるが，一方で研究領域としては成熟し

てきていて，1例1例のクリニカルシーケンスを研究として位置づけることも難しくなってきているのが現状である．このような状況にあって，クリニカルシーケンス，特に次世代シーケンサーを用いたクリニカルシーケンスを医療の中でどのように位置づけていくか，喫緊に検討を要する課題となっている．

一方，診療側に解析結果を提供することは臨床検査として位置づけられ，一定の品質管理のうえに実施することが求められるようになってきている．特に改正医療法では，医療機関が自ら実施する検体検査について，品質・精度管理に係る基準を定めるための根拠規定を省令で定めることになっており，大学などの研究機関の研究室で行ってきた旧来の検査体制では対応できなくなることが懸念されている．衛生検査所で行う検査と大学の研究室で行う検査をどのように位置づけていくかについても，早急に検討が必要になっている．衛生検査所で行う検査については，品質管理については従来からしっかり管理されているが，結果についての十分な解釈が付与されないことから，網羅的なゲノム解析の結果についてはその解釈をどこが担当するのかが課題となる．一方，大学の研究室で行うゲノム解析は，結果の解釈や，詳細に検査を深掘りして行うことなどの点で特徴があると言えるが，検査そのものの品質管理についての要件を満たしていくことも求められるようになってきていることを認識する必要がある．

このように，最先端のゲノム解析技術をクリニカルシーケンスとして医療実装していくには，早急に検討すべき課題が少なくなく，ゲノム医療が真に医療の質を高め，多くの患者の診療に貢献できるように発展していくことを願っている．

参考文献

1) Soda M, Choi YL, et al : Nature 448, 561-566, 2007.
2) Botstein D, White RL, et al : Am J Hum Genet 32, 314-331, 1980.
3) Nakamura Y, Leppert M, et al : Science 235, 1616-1622, 1987.
4) Dib C, Faure S, et al : Nature 380, 152-154, 1996.
5) International Human Genome Sequencing C : Nature 431, 931-945, 2004.
6) Mardis ER : Annu Rev Genomics Hum Genet 9, 387-402, 2008.
7) Wheeler DA, Srinivasan M, et al : Nature 452, 872-876, 2008.
8) Mitsui J, Tsuji S : N Engl J Med 371, 82-83, 2014.
9) Ishiura H, Doi K, et al : Nat Genet 50, 581-590, 2018.
10) Yang Y, Muzny DM, et al : N Engl J Med 369, 1502-1511, 2013.
11) Online Mendelian Inheritance in Man
    http://www.omim.org/
12) Lynch DS, Rodrigues Brandao de Paiva A, et al : Brain 140, 1204-1211, 2017.
13) Richards S, Aziz N, et al : Genet Med 17, 405-424, 2015.
14) Higasa K, Miyake N, et al : J Hum Genet 61, 547-553, 2016.

参考ホームページ

・Online Mendelian Inheritance in Man（OMIN）
https://www.omim.org/

辻　省次

1976年	東京大学医学部医学科卒業
1984年	National Institutes of Health, Visiting Fellow
1991年	新潟大学脳研究所神経内科教授
2001年	同研究所所長
2002年	東京大学大学院医学系研究科脳神経医学専攻神経内科教授
2011年	東京大学医学部附属病院ゲノム医学センター長
2017年	国際医療福祉大学大学院教授 東京大学大学院医学系研究科分子神経学講座特任教授
2018年	国際医療福祉大学ゲノム医学研究所長

2. 遺伝子情報に基づいた遺伝性難聴の個別化医療

宇佐美真一・西尾信哉

先天性難聴は，新出生児1000人に1人の割合で生まれる頻度の高い先天性疾患の1つである。難聴医療では遺伝学的検査の臨床現場での応用が進み，正確な診断に基づいた個別化医療が実現しつつある。特に，人工内耳の進歩，残存聴力活用型人工内耳などの新しい人工聴覚器の登場により，難聴のサブタイプに応じたオーダーメイドの医療が提供可能となってきた。

はじめに

先天性難聴は，新出生児1000人に1人の割合で生まれる頻度の高い先天性疾患の1つである。従来，先天性難聴は2～3歳で音に対する反応が乏しい，あるいは言葉が遅いといった理由で発見される場合が多かった。また多くの場合は原因不明であり，かつ効果的な治療法がない時代が長く続いた。ところが，近年の新生児聴覚スクリーニング検査の普及により生後1週間以内に難聴が発見されるようになった。また，遺伝学的検査，先天性サイトメガロウイルス感染症の検査，画像診断の進歩により，多くの難聴児の原因診断が可能になってきた。さらに，人工内耳の発達により重度難聴でも聴覚を利用して言語を発達させることが可能になってきた。このように，難聴医療では原因に応じ最適な治療・介入を選択する新しい医療の時代に突入している。この新しい難聴医療の主役を演じているのが原因診断としての遺伝学的検査である。

I. 遺伝性難聴の次世代シーケンシング解析

難聴には100種類以上の原因遺伝子が関与することが推測されているが，難聴という同じ表現型を呈するため臨床像のみから原因遺伝子を推定することは困難であり，同時に多数の遺伝子を解析する必要がある。われわれは日本人難聴患者に見出される遺伝子変異を効率的に解析できるインベーダー法を用いた診断パネルを開発し，2008年から信州大学が中心となり先進医療として実施，2012年4月から先天性難聴に対する遺伝学的検査が世界で初めて公的保険により実施できるようになった。さらにわれわれは，近年急速に進歩している次世代シーケンサー（next generation DNA sequencer：NGS）を用いることにより多数のターゲット遺伝子を網羅的にシーケンスし効率的に原因遺伝子変異を検出するシステムを開発した[1]。このようなターゲットリシーケンスによるアプローチは難聴のようなメンデル遺伝形式をとる疾患の解析に強力なツールとなる。

実際の解析では，膨大なシーケンスデータが出てくるため，その中から目的とする原因遺伝子変

key words

難聴，新生児聴覚スクリーニング検査，人工内耳，残存聴力活用型人工内耳（EAS），次世代シーケンサー（NGS），ターゲットリシーケンス，保険診療，*GJB2*遺伝子

異を見出すためのアルゴリズムが重要である。見出された遺伝子変異に関して、①1000人ゲノム、EVS6500、ExACなど公的データベースにおけるアレル頻度、②日本人コントロール（HGVD、3.5KJPN）におけるアレル頻度、③変異の種類（イントロンの変異や同義置換）によるフィルタリングに加え、④家系解析を行うことにより原因候補遺伝子変異を数個レベルまで絞り込むことが可能であり、原因遺伝子変異を同定できる場合も多い。

図❶は日本人難聴患者1120名を対象にNGSを用いた63種類の難聴原因遺伝子の網羅的解析を行った結果である[2]。日本人難聴患者の原因としては、*GJB2*遺伝子変異による難聴の頻度が最も高く、次いで*SLC26A4*、*MYO15A*、*CDH23*遺伝子などの比較的頻度が高い遺伝子が占め、残りは多くの稀な遺伝子が関与していることが明らかになった。2015年8月から、次世代シークエンス法＋インベーダー法の併用となった保険診療の検査では、このうち臨床的意義の明らかな19遺伝子154変異が各施設に返却されているが、現時点で45％前後の変異検出率が得られている[3]。保険診療で行われる遺伝学的検査に加え、現在80数施設との共同研究を行っており、新しく見出された変異の臨床的意義を明らかにするとともに、病的意義の明らかになった変異を保険診療にフィードバックすることで今後さらに診断率の向上が期待される。

Ⅱ．難聴の遺伝学的検査に基づく個別化医療

遺伝学的検査により難聴の原因が特定されることで、重症度、聴力像、進行性の予測、治療法の決定、随伴症状の予測などに関する有用な情報が得られ、難聴のサブタイプに応じた個別化医療の提供が可能となる。

1．重症度の予測

新生児聴覚スクリーニング検査の普及により難聴の早期発見が可能となったが、正確な聴力評価には聴性脳幹反応（ABR）や聴性定常反応（ASSR）などの聴覚検査を繰り返し行う必要がある。遺伝性難聴で最も高頻度で見出される*GJB2*遺伝子では、遺伝子型-表現型の相関（genotype-phenotype correlation）があることが知られており、遺伝子変異によって重症度が異なる[4]。聴覚検査に遺伝学的検査を組み合わせることにより、難聴

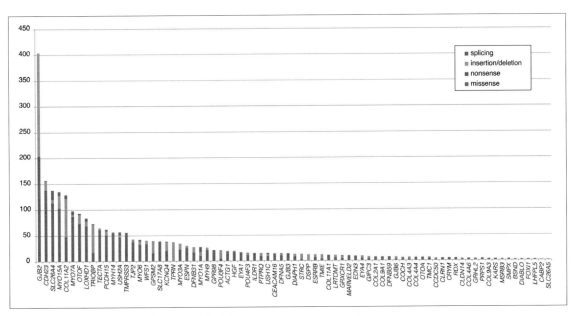

図❶　日本人難聴患者1120名に見出された難聴遺伝子変異数（文献2より）

の重症度を早期に，より正確に予測でき，その後の介入法の選択（補聴器か人工内耳かなど）の際に重要な情報となる。

2. 聴力像の予測

原因となる遺伝子あるいは遺伝子変異の種類により聴力像が異なることが知られているため，遺伝学的検査を行うことにより，あらかじめ聴力像を予測することが可能になる。*WFS1* 遺伝子変異では低音障害型の感音難聴，*TECTA*, *POU4F3* 遺伝子変異では中音域障害型の感音難聴，*CDH23*, *KCNQ4*, *ACTG1* 遺伝子，ミトコンドリア遺伝子 1555A>G 変異による難聴の場合には高音障害型の感音難聴となることが知られている[5)-12)]。ABR 検査では 4000Hz の高い周波数帯域の刺激音を用いるため，低音部に残存聴力があるかどうかを評価するのは困難である。低音部の聴力を測定可能な ASSR 検査に加え遺伝学的検査も併せて行うと有用な情報を得られる場合が多い。

3. 進行性の予測

原因遺伝子によって進行性の有無や進行の速度が異なることが知られている。例えば，日本人難聴患者に最も高頻度に認められる *GJB2* 遺伝子変異の場合には難聴の進行を認めることは稀である[4)]。一方，日本人難聴患者に 2 番目に多い *SLC26A4* 遺伝子変異による難聴ではめまい発作を伴い，変動しながら難聴が増悪することが明らかとなっている[13)14)]。また，*CDH23*, *KCNQ4*, *TECTA*, *ACTG1*, *WFS1*, *POU4F3*, ミトコンドリア遺伝子変異による難聴症例も進行性の難聴を呈することが知られている[5)-12)]。したがって，遺伝学的検査により進行性難聴の原因遺伝子変異が同定された場合には，定期的に聴力を測定するとともに，補聴器・人工内耳などの機器の調整を行い，十分な聴取能を確保することが必要である。また，高度難聴への進行が予測される場合には，将来的に人工内耳を視野に入れた経過観察が必要となる。

4. 治療法の選択

人工内耳の登場により，先天性の重度難聴患者でも聴覚を利用し言語を習得することが可能になった。内耳は音の振動を受容し電気信号に変えて聴神経に送り込む働きをしているが，人工内耳は正常の内耳の代わりに内耳に挿入した電極から電気信号を聴神経に送り込む機器である。人工内耳の効果には人工内耳装用開始年齢，手術後のリハビリテーションをはじめ多くの因子が関与しているが，難聴の原因も効果に影響を及ぼす一因である。遺伝学的検査により難聴の原因が内耳に存在することが明らかとなれば，人工内耳が機能低下した内耳の代わりに機能してくれることが期待できる。特に内耳に発現し機能する遺伝子に変異があるために難聴が引き起こされたことが明らかになれば，人工内耳の効果が期待できる（図❷）。われわれは自験例に加え文献レビューを行い，原因遺伝子と人工内耳の効果の関係について検証し報告してきた[15)-19)]。これらの科学的エビデンスを背景に，2014 年 1 月にわが国の小児人工内耳の適応基準が改訂され，手術の低年齢化，両耳装用に加え，高度の難聴を引き起こす難聴遺伝子変異が見出された場合には人工内耳の適応になることが追加された。

また，高音のみが障害された高音障害型感音難聴に対する新しい治療法として近年「残存聴力活用型人工内耳（EAS）」が臨床応用されており，遺伝学的検査の結果と併せ，人工内耳の種類を使い分けるオーダーメイド医療が実現可能となってきた（図❸）。

5. 随伴症状の予測

難聴以外の症状を伴う「症候群性難聴」のうち，Pendred 症候群や Usher 症候群のように随伴症状の発症時期が小児期以降の場合には，生後〜幼児期にかけては難聴のみの症状であるため非症候群性難聴と区別がつかない。このような症候群性難聴の場合，遺伝学的検査は随伴症状の発症を事前に予測し早期対応するために有用である。*SLC26A4* 遺伝子変異がみられた症例に関しては将来的に甲状腺腫を随伴する可能性があるため，甲状腺機能を含めた経過観察が重要である[14)]。また，ミトコンドリア m.3243A>G 変異による難聴の場合には糖尿病を合併するケースがあるため精査が必要である。さらに，*MYO7A*, *CDH23*,

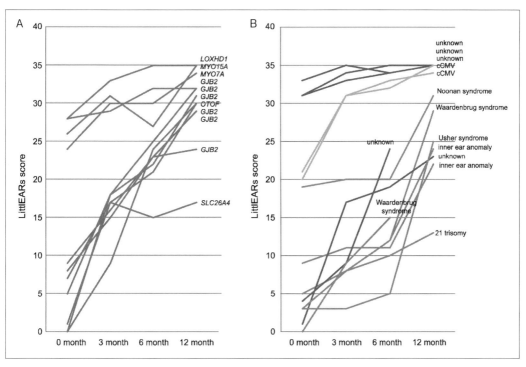

図❷ 小児人工内耳患者の原因と聴性行動の伸び（文献 15 より）

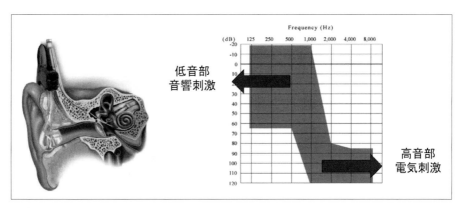

図❸ 高音障害型感音難聴に対する残存聴力活用型人工内耳

PCDH15 などの遺伝子は非症候群性難聴の原因であるとともに，難聴に網膜色素変性症を伴う Usher 症候群の原因遺伝子であることが知られており，10 歳前後で夜盲を自覚するまでは視覚症状に気がつかない場合が多い．遺伝学的検査を行うことで，網膜色素変性症を予測可能となるため，両側人工内耳を行うなど将来の視覚障害に対応するために聴覚を積極的に活用するなどの治療計画を立てることが可能となる[20)21)]．

6. 難聴発症の予防・進行の予防

ミトコンドリア m.1555A>G 変異および m.1494C>T 変異をもつ場合には，アミノ配糖体抗菌薬に対し感受性が高くなることが知られている[22)]．遺伝学的検査によりこれらの変異が同定された場合には，アミノ配糖体抗菌薬を避けることで，罹患者の場合には難聴の進行を，非罹患の

同胞や親族の場合には高度難聴の発症を予防できるというメリットがある。われわれの施設では，これら変異の同定された家系に対して積極的情報提供を行うとともに，薬物カードを配布して予防に努めている[23]。

おわりに

難聴医療では遺伝学的検査の臨床現場での応用が進み，正確な診断に基づいた個別化医療が実現しつつある。特に，人工内耳の進歩，残存聴力活用型人工内耳などの新しい人工聴覚器の登場により，難聴のサブタイプに応じたオーダーメイドの医療が提供可能となってきた。今後，「遺伝学的検査を軸にした新しい難聴医療」が全国で定着し広まることを期待している。

参考文献

1) Nishio SY, Hayashi Y, et al : Genet Test Mol Biomarkers 19, 209-217, 2015.
2) Nishio SY, Usami S : Ann Otol Rhinol Laryngol 124 Suppl 1, 49S-60S, 2015.
3) Mori K, Moteki H, et al : PLoS One 11, e0162230, 2016.
4) Tsukada K, Nishio S, et al : Clin Genet 78, 464-470, 2010.
5) Fukuoka H, Kanda Y, et al : J Hum Genet 52, 510-515, 2007.
6) Kobayashi M, Miyagawa M, et al : PLoS One 13, e0193359, 2018.
7) Moteki H, Nishio SY, et al : J Hum Genet 57, 587-592, 2012.
8) Kitano T, Miyagawa M, et al : PLoS One 12, e0177636, 2017.
9) Naito T, Nishio SY, et al : PLoS One 8, e63231, 2013.
10) Miyagawa M, Nishio SY, et al : PLoS One 7, e40366, 2012.
11) Miyagawa M, Nishio SY, et al : Ann Otol Rhinol Laryngol 124 Suppl 1, 84S-93S, 2015.
12) Usami S, Abe S, et al : Laryngoscope 107, 483-490, 1997.
13) Suzuki H, Oshima A, et al : Acta Otolaryngol 127, 1292-1297, 2007.
14) Miyagawa M, Nishio SY, et al : J Hum Genet 59, 262-268, 2014.
15) Miyagawa M, Nishio SY, et al : Otol Neurotol 37, e126-134, 2016.
16) Usami S, Miyagawa M, et al : Acta Otolaryngol 132, 377-384, 2012.
17) Miyagawa M, Nishio SY, et al : PLoS One 8, e75793, 2013.
18) Miyagawa M, Nishio SY, et al : Ann Otol Rhinol Laryngol 124 Suppl 1, 193S-204S, 2015.
19) Nishio SY, Usami SI : Acta Otolaryngol 137, 730-742, 2017.
20) Yoshimura H, Iwasaki S, et al : Int J Pediatr Otorhinolaryngol 77, 298-302, 2013.
21) Yoshimura H, Miyagawa M, et al : J Hum Genet 61, 419-422, 2016.
22) Lu SY, Nishio S, et al : Clin Genet 75, 480-484, 2009.
23) Usami S, Abe S, et al : J Hum Genet 44, 304-307, 1999.

宇佐美真一
1981 年　弘前大学医学部 卒業
1985 年　同大学院医学研究科博士課程修了
1986 年　米国ベイラー医科大学留学
1992 年　弘前大学医学部講師
1993 年　同助教授
1999 年　信州大学医学部教授

第2章 難病

3. 遺伝性心血管疾患における遺伝子解析による原因究明と医療への応用

朝野仁裕

　超高速DNAシーケンサーの登場により循環器分野でも以前に比べ比較的容易に疾患原因遺伝子を同定できるようになった。しかし，原因遺伝子を治療標的とした画期的治療法の開発は進まず，臨床医は同定遺伝子の診断的意義を考え，その情報をゲノム医療に利用すべく模索している。近年の分子標的創薬や遺伝子治療の進歩により，原因遺伝子に対して直接介入する治療が現実のものとなりはじめた。疾患病因を明確にするだけでなく，画期的治療法につながる可能性がある。本稿では，循環器疾患のゲノム医療の現状と展望について概説したい。

I. 循環器領域における遺伝子解析の意義

　循環器領域における遺伝性疾患は，心不全をきたす心筋症，突然死や脳卒中の原因となる不整脈疾患，そして血管疾患，脂質異常症に至るまで多岐にわたる。とりわけ心筋症は，拡張型心筋症（DCM），肥大型心筋症（HCM），拘束型心筋症（RCM），そして不整脈源性右室心筋症（ARVC）の4疾患群だけでなく，アミロイドーシス，ファブリー病や，糖原病などの代謝蓄積性疾患，ミトコンドリア病，筋ジストロフィーなどの神経筋疾患などに合併する心筋症なども含めて，特定（二次性）心筋症の鑑別が必要である（表❶）。4疾患群と50を超える候補遺伝子との間には互いにオーバーラップがあるため（表❷），遺伝子解析を行った際の変異同定には多くの困難が待っている。疾患疫学頻度情報が不十分なため変異のMAF（minor allele frequency）で解決することができず，候補遺伝子が多いため同一症例内でも複数の希少変異がVUS（variant of unknown significance）として検出されてしまい，原因変異の絞り込みを困難にしている。一方で，二次性心筋症の中には表現型と遺伝型が一対一の関係をもつものもあり，特異的治療が選択可能な疾患もある。すなわち，臨床において心筋症の原因遺伝子を精密に同定する最も重要な目的は，特異的治療選択肢が存在する疾患を見逃さないことである。

II. 特異的治療法が選択可能な心筋症と鑑別の必要性の拡大

　原因分子を標的とした特異的治療法をもつ心筋症を鑑別することは，心不全の原因精査の過程で重要不可欠である。αグルコシダーゼの欠損または活性の低下が原因であるポンペ病や，αガラクトシダーゼの欠損または活性が低下することによりその基質であるグロボトリアオシルセラミドなどの糖脂質が蓄積するファブリー病は，い

---

key words

心筋症，遺伝子解析，クリニカルシーケンス，候補遺伝子，全エクソーム解析，循環器ゲノム医療，分子標的医薬，遺伝子治療，拡張型心筋症，肥大型心筋症

ずれも心肥大を呈しHCMとの鑑別を要する。候補遺伝子上に病原性変異が同定されれば、疾患特異的治療として各ライソゾーム酵素補充療法を選択することが可能となり、診断が治療につながり非常に戦略的である。ファブリー病においては、変異型αガラクトシダーゼを安定化し酵素

表❶ 心不全の原因となる各種心筋症

特発性心筋症	拡張型心筋症 肥大型心筋症 拘束型心筋症 不整脈源性右室心筋症 分類不能型心筋症
特定(二次性)心筋症	虚血性 弁膜症性 高血圧性 全身疾患(自己免疫疾患、サルコイドーシスなど) 代謝・蓄積性疾患(糖原病、ファブリー病など) アミロイドーシス ミトコンドリア病 神経・筋疾患(筋ジストロフィー) 中毒性疾患(薬物など) アルコール性 産褥性

表❷ 特発性心筋症の遺伝形式と原因遺伝子

病型	遺伝形式	遺伝子名	病型	遺伝形式	遺伝子名
DCM	AD	*ABCC9*	DCM/HCM	AD	*NEXN*
DCM/HCM/LVNC	AD	*ACTC1*	HCM	AD	*OBSCN*
DCM/HCM	AD	*ACTN2*	DCM/HCM	AD	*PLN*
DCM/HCM	AD	*ANKRD1*	DCM	AD	*PSEN1*
DCM	AD	*BAG3*	DCM	AD	*PSEN2*
HCM	AD	*CALR3*	DCM	AD	*RBM20*
HCM	AD	*CAV3*	DCM	AD	*SCN5A*
HCM	AD	*CRYAB*	DCM	AD	*SDHA*
DCM/HCM	AD	*CSRP3*	DCM	AD	*SGCD*
DCM/RCM	AD	*DES*	DCM	AD	*SYNE1*
DCM	XR	*DMD*	DCM	AD	*SYNE2*
LVNC	AD	*DTNA*	DCM/LVNC	XR	*TAZ*
DCM	XR	*EMD*	DCM/HCM	AD	*TCAP*
DCM	AD	*EYA4*	DCM	AD	*TMPO*
DCM	XR	*FKTN*	DCM/HCM	AD	*TNNC1*
HCM	AD	*JPH2*	DCM/HCM/RCM	AR, AD	*TNNI3*
DCM	AD	*LAMA4*	DCM/HCM/LVNC	AD	*TNNT2*
DCM/LVNC	AD	*LDB3*	DCM/HCM	AD	*TPM1*
DCM/LVNC	AD	*LMNA*	DCM/HCM	AD	*TTN*
DCM/HCM/LVNC	AD	*MYBPC3*	DCM/HCM	AD	*VCL*
DCM/HCM	AD	*MYH6*	ARVC/DCM	AD	*DSC2*
DCM/HCM/RCM	AD	*MYH7*	ARVC	AD	*DSG2*
HCM	AD	*MYL2*	ARVC/DCM	AR, AD	*DSP*
HCM	AD	*MYL3*	ARVC	AR, AD	*JUP*
HCM	AD	*MYLK2*	ARVC	AD	*PKP2*
HCM	AD	*MYOZ2*	ARVC/CPVT	AD	*RYR2*
DCM/HCM/RCM	AD	*MYPN*	ARVC	AD	*TGFB3*
DCM	AD	*NEBL*	ARVC	AD	*TMEM43*

特発性心筋症および類縁疾患を中心に原因遺伝子とその病型のオーバーラップを示す。
DCM:拡張型心筋症、HCM:肥大型心筋症、RCM:拘束型心筋症、LVNC:左室心筋緻密化障害、ARVC:不整脈源性右室心筋症、AD:常染色体優性、AR:常染色体劣性、XR:伴性劣性またはX染色体連鎖

のリソソームへの輸送を増加させるといわれる経口薬理学的シャペロンであるミガーラスタット（migalastat）が承認されたため，本薬剤に反応性のあるGLA遺伝子変異を検索できれば，さらに治療の選択肢は増える。また，重症心不全と不整脈を呈するトランスサイレチン（TTR）型家族性アミロイドポリニューロパチーにおいては，折り畳まれたTTRタンパクのテトラマー形態を安定化するシャペロンとして機能するタファミジス（tafamidis）が，末梢神経障害の進行抑制に有効であると示され承認された。これらの疾患は罹患率が低いとはいえ，根本的治療がない重篤な心筋症病態を考えれば初期に鑑別しておかなければならない検索項目である。遺伝子解析を行い，原因分子を同定し，その分子を標的とした積極的治療の道へと導く可能性を示したよい事例であるといえる。特異的治療法の鑑別を目的とした遺伝子解析の実施は，従来分子標的が不明なまま非特異的な表現型による疾患として診断されていた症例を根本的治療に導く，いわば症例の掘り起こしにもつながり，遺伝子解析とともに治療法を開発するゲノム医療戦略としても，今後大きな期待がかかっている。

Ⅲ．未確立の心筋症遺伝子診断においてバリアント情報を蓄積する意義

　心筋症の遺伝子解析における原因遺伝子変異の同定は容易ではなく，同定し得ても，多くの場合は特異的治療法が選択できないため，臨床にすぐに直結しないとして効率性と遺伝子解析の意味を問われることがある。しかし遺伝子解析を行う意味がないと短絡的に考えることは早計である。現在の心筋症は主に形態学的特徴を根拠にした疾患分類が中心となっているため，遺伝性の有無や分子機序を意識した層別化が実践されているとは言い難く，発症原因に関する分子情報を利用できぬまま診療が行われている。しかし近年，周産期心筋症[1]，心筋炎[2]，アルコール心筋症[3]などの罹患者集団の中に，環境要因に加えて遺伝素因の深い関与が認められることが報告されるに至り，希少変異によりもたらされる分子異常として，広義の心筋症の疾患概念も変化しはじめている。心筋症の遺伝子解析を行うことの，もう一つの大きな意義がここに存在する。

　この大きな命題に挑むため，心筋症の原因遺伝子変異を精密に分別するための解析基盤が徐々に整いつつある。分子情報に基づく疾患分類を精密に行うことができるようになれば，新たな分類に基づく診断，予防医療，治療の選択肢を求めることができるようになり，分子標的医薬や遺伝子治療など臨床開発にもつながると期待されている。われわれの施設においては分子情報に基づく疾患層別化と診断治療への応用をめざし，遺伝性心血管疾患の家系・孤発症例を蓄積し，ゲノム情報をはじめ心筋組織の遺伝子発現情報，タンパク情報，エピゲノム情報，そして病理画像情報を集積しながら解析基盤を構築してきた。遺伝性心血管疾患のNGS/Omics解析拠点として，ゲノム情報解析手法の開発や特異的疾患分子に対する創薬開発を行うとともに，シェアリングが可能な疾患ゲノム変異データベースを疾患レジストリの中に構築している。本システムを共有し効果的に運用することで，分子情報に基づく精密な疾患層別化を行い，治療抵抗性心不全の診断特異性を高め，病期進行前の全身リスクの低い段階から先制医療の適応を精査し，すみやかに高度医療に導入するなどゲノム医療の応用性は高い。

Ⅳ．解析の実際－解析パイプライン（PL）とゲノム変異データベースの構築－

　遺伝子解析拠点としてこれまでに収集した遺伝性心血管疾患の症例を対象に，約200家系，600症例以上の全エクソームシーケンス（whole exome sequence：WES）解析を実施し，遺伝性心筋症のゲノム変異データベースを作成している（図❶）。解析にあたっては候補遺伝子パネルを用いた既知遺伝子の同定と未同定症例に対するWES解析を組み合わせた2段階戦略で行ったが，その後，WES解析コストが低減されるにともない，全例WES解析のみを行う戦略も可能になった。候補遺伝子パネルを用いた診断率が30％前後にとどまる中で，段階ステップを踏むことによ

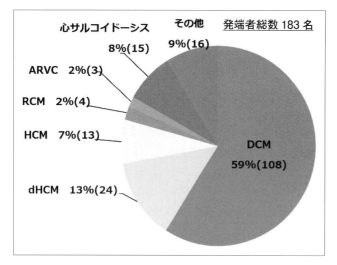

図❶ 大阪大学・遺伝性心筋症のゲノム変異データベースの心筋症種類の内訳割合

2017年度事業の初期成果として公開した変異解析データベースの統計の一部抜粋。数値％（人）
DCM：拡張型心筋症，dHDCM：拡張相肥大型心筋症，HCM：肥大型心筋症，RCM：拘束型心筋症，ARVC：不整脈源性右室心筋症

る時間コスト増，人的コスト増，解析試料の消耗，年次を経過して増える候補遺伝子数，解析網羅性についての限界，WES解析用のライブラリーの洗練化，他拠点とのデータシェアリングを行う際の共通プラットフォームなど，様々な要因を考慮すると，特殊な場合を除き，循環器解析拠点としては候補遺伝子パネルを用いずWES解析で対応することがすべての点において効率的であるとの結論に至った。

4疾患の既報遺伝子のみの検索であれば対象遺伝子数も約60遺伝子と限られるが，二次性心筋症の鑑別を含めてリストされる遺伝子の数は数倍にも及ぶ。WES解析を用いていれば，随時更新される新たな学術文献情報に基づいてリスト化遺伝子の差し替えも自由に行うことができる。同定変異の疾患原因としての蓋然性を高めるには，その他の候補遺伝子上のVUS，または候補遺伝子以外の病原性変異，この2つを同じ解析で情報取得する必要があり，WES解析しか達成し得ない。当解析拠点における変異同定に際しては倫理的な問題点も考慮しながら，あらかじめ用意した全候補遺伝子リストであるvirtual panelを用いて変異スクリーニングを実施している。

V．クリニカルシーケンスの実践に向けた課題

当解析拠点における心筋症家系に関する遺伝子解析の自験例3家系を示す。1家系目は，4世代50名以上からなる常染色体優性の遺伝形式を示す心筋症家系において，複数の発症者を対象としたWES解析により既知遺伝子の1変異に絞り込まれ，完全なco-segregationと，同一変異の他家系の存在を確認しえたケースである。致死的不整脈による突然死の表現型を示すことから未発症者に対する臨床遺伝子診断の希望にも応えることができた。2つ目の家系解析においては，3世代にわたる常染色体優性の遺伝形式を示す15名（発症者5名）の不整脈の家系であったが，既知遺伝子に変異は認めなかった。連鎖解析による責任遺伝子座の絞り込みにより，新規遺伝子上の原因変異1つに絞り込むことができた。完全なco-segregationを確認するも他家系がなく，類似不整脈疾患症例を対象にしたゲノム解析において同遺伝子内の希少変異の存在を証明し，当該 in vitro で分子機能解析を行い，in vivo（疾患動物モデル）においてヒトと同様の不整脈を再現した。さらに3つ目の遺伝性心筋症家系においては，心筋症関連遺伝子以外（新規遺伝子）上に劣性の希少変異を検出し，症例自身の心筋組織由来の遺伝子発現情報と，遺伝子改変モデル動物から loss of function 変異を証明した。これらの3ケースはいずれも同定遺伝子の蓋然性を高めるために，分子機能から疫学情報にいたるまで総合的な検証の下で確定診断に至ったケースであるが，この複雑な戦略をVUSが主となるその他すべての症例に対して広く一般化することはできない。

通常，孤発症例にWES解析を行った場合，当拠点のPLでは1症例あたり約20万変異を検出し，エクソン領域以外に検出される変異や同義置換を起こす変異，そしてMAF 0.005以上の頻度が示

されている変異などを除外することで、約 1000 変異の疾患原因候補変異に絞り込むことができる。これら検出した候補変異リストに対して、希少疾患の原因変異を収載した ClinVar や HGMD をはじめとする疾患バリアントデータベースを参照し、病原性が明確であると判断されたものを検索すると、全解析のうち約 30％の症例において既知の疾患遺伝子変異に合致する変異が同定された（表❸）。この数値は世界的に見てもほぼ同等の割合を示す数値である。注目すべき点としては表に示すように、順に Class I を検出した症例、Class II を検出した症例を除外し、残る症例から Class III を検出した症例を除外すると、心筋症関連遺伝子上に希少変異を検出しなかった症例は残らなかった。心筋症関連遺伝子上に検出した希少変異のほとんどは病原性の明確ではない VUS 変異であるが、その VUS 変異をもたない症例がなかったのである。候補遺伝子を網羅したことで 100％の診断率を得たのではなく、無関連の変異を除外しきれなかったと判断するのが妥当である。個々の症例が有する希少変異の数と心筋症関連遺伝子の数から考えれば、この結果に至ることは容易に想像できるものであり、心筋症の遺伝子解析の難しさを反映している。

改善のためには解析コストがかかるもののトリオ解析を実施することが効果的である。近年の NGS 解析技術の進歩と既存データベースの充実化は、比較的小さな家系やトリオ解析でも得る情報が多く、世界的な変異データベースへのマッチングを組み合わせることにより蓋然性を高めることも可能である。当拠点においても、長鎖挿入・欠失、CNV（copy number variation）、イントロン領域および遺伝子発現調節領域の変化など、WES 解析データの情報解析を充実させるように取り組みが始まっている。すでに他疾患領域においては、同様の取り組みにより 10％程度同定率を向上させることができるとの報告も散見されている。

VI. ゲノム・オミックス解析を端緒とした新規分子制御機構の解明と新たなゲノム医療

遺伝子解析技術の飛躍的な進歩により心不全に関わる原因の究明が進んだ。原因遺伝子の同定により病因が明確になるだけでなく、病因に基づく治療法の開発が進められている。現在、新規開発された経口心筋ミオシン活性化薬 omecamtiv mecarbil（OM 薬）は、血漿中濃度依存的に、心機能の改善および左室径の縮小と関連すること

表❸ 遺伝性心筋症のゲノム変異データベースにおける検出変異の種類分別

性別		男性 65%　　女性 35%
家族性		53%
変異種別	Class I	29%
	Class II	16%
	Class III	55%

変異クラス分類
Class I
・心筋症関連遺伝子上の変異
・疾患変異データベースで病原性が明確である
Class II
・心筋症関連遺伝子上の変異
・疾患変異データベースで病原性が明確とはいえない
・nonsense, frameshift, in/del, splicing領域変異のいずれか
Class III
・心筋症関連遺伝子上の変異
・疾患変異データベースで病原性が明確とはいえない
・nonsynonymous変異

が，左室駆出分画率40％以下の症状が安定している慢性心不全患者に対するヒト第Ⅱ相プラセボ対照無作為化二重盲検試験において示された[4]。OM薬は，ミオシンを直接活性化させる作用をもち，現在は遺伝型によらない心不全を対象として治験が進められている。特定のミオシン変異をもつ心筋症に特異的にも有効である可能性は高いと考える。

当拠点においても新規原因分子の同定から病因機序へ介入できる化合物探索と治療への応用をめざす研究をめざすことができる。心不全症例から得た疾患遺伝子発現情報をもとに，心臓にきわめて特異的に発現し心筋収縮に重要な働きをする心臓特異的キナーゼを同定して，この酵素の活性が心筋の収縮装置の構築に非常に重要であることを報告した[5]。本キナーゼに変異を有する常染色体優性遺伝のヒト心筋症例を見出し，創薬開発の検討が進められている。別のケースとして，若年発症の遺伝性不整脈疾患の家系解析から同定した原因遺伝子がコードするチャネルタンパクにおいて，その開口確率が上がる新規変異の同定に成功した。本遺伝子チャネルの特異的阻害剤を得て不整脈治療薬の開発が進んでいる。このようにゲノム解析から新たな機序が解明され，遺伝子診断から新たな治療標的がみつかり，治療薬剤の開発とともに将来適応も広がっていく可能性があることも，ゲノム医療の重要な側面であるということがわかる。

Ⅶ. これからの循環器疾患における遺伝子解析のゲノム医療への応用

希少難病を対象にアデノ随伴ウイルスを用いた遺伝子導入が相次いで治験に入り，さらにはゲノム編集技術を利用してゲノムそのものを改変する治験も開始されている。遺伝性疾患をもつ患者の説明は疾患の背景に関する説明を十分に行うことに留意すべきであるが，安全性を担保した開発により難病医療にゲノム技術が応用されることは大きな希望でもある。一方で情報解析技術と医学研究の融合，そして臨床への応用と求められる技術は拡がり，人材の育成が急務である。充実しつつある疾患ゲノム情報から，開発コストも意識しながら，遺伝子として原因分子を直接補充する治療，原因分子に働きかける治療，双方の開発は今後さらに活発化する。治療標的が明確になれば核酸製剤，抗体製剤，そして化合物の開発を進めることができる。ゲノム医療において臨床医による気づき，発見，開発は不可欠であり，常に患者の病因をゲノムの観点からみることができる医師の教育が必須であると考える。

参考文献

1) Ware JS, Li J, et al : N Engl J Med 374, 233-241, 2016.
2) Belkaya S, Kontorovich AR, et al : J Am Coll Cardiol 69, 1653-1665, 2017.
3) Ware JS, Amor-Salamanca A, et al : J Am Coll Cardiol 71, 2293-2302, 2018.
4) Teerlink JR, Felker GM, et al : Lancet 388, 2895-2903, 2016.
5) Seguchi O, Takashima S, et al : J Clin Invest 117, 2812-2824, 2007.

朝野仁裕
1996年　大阪大学医学部医学科卒業
　　　　同附属病院臨床研修
1997年　大阪府立病院心臓内科
2004年　大阪大学大学院医学系研究科博士課程修了
2008年　同分子心血管医学特任研究員
2009年　同先進心血管治療学寄付講座助教
2012年　同循環器内科学助教
2017年　同講師

第2章　難病

4. 「研究」から「検査」へ：次世代シーケンシングによる遺伝子検査の課題

小原　收

　20世紀の終わりに出現した，それまでのゲル電気泳動に依存していたDNAシーケンシング法に代わる「次世代」と呼ばれたDNAシーケンシング法は，この20年の間に劇的な技術的進歩を遂げた結果，臨床目的に利用可能な段階に至ろうとしている。しかし，これまでの研究目的では次世代シーケンシングの利用が一般化してきたとは言え，その診断への応用が多くの方々の臨床的な期待に応えるためには，まだまだ解決していかないといけない課題が山積している。本稿では，特に希少難病の診断に焦点をおいて，次世代シーケンシングの検査利用において直面している留意しなければいけない点について述べてみたい。

はじめに

　DNAシーケンシング技術の急速な進歩に伴い，臨床的な応用をめざして既に大量のヒト全ゲノム配列データが解析され蓄積されていることはよく知られた事実である。その結果として，1990年に開始されたヒトゲノムプロジェクトが「夢」として描いていたアプローチが，「ゲノム医学」と呼ばれる形で顕在化しつつある。ゲノム配列の完全決定がバクテリアですら困難と考えられてきた時代からDNAシーケンシングに関わってきた基礎研究者としては，こうした事実に大きな感慨を抱かざるを得ない。しかし，こうしたゲノム科学の解析技術を臨床診断に活かしていただくためには，研究の場では問題にならなかったけれど，検査応用においては注意すべき問題がいまだに数多く残されている。本稿では，現在主流となっている短鎖リードによる次世代シーケンシング法（本稿では，旧来のゲル電気泳動を基礎にしたシーケンシングの「次世代」として現れた，この短鎖リード型の大量並列シーケンシング技術を「次世代シーケンシング技術」と呼ぶ）を念頭において，研究から検査へと利用局面が変わることに伴って考えるべき問題を取り上げてみたい。がんゲノム診断などの体細胞変異解析には希少難病の生殖系列の遺伝子検査とは異なる課題が存在するが，本稿ではわれわれ自身が検査としての実施経験を有する希少難病の遺伝子検査応用に焦点を当てさせていただくことを最初にお断りさせていただく。

I. 次世代シーケンシング技術による遺伝子検査の強みと限界

　もはや「次世代」とは言うのも憚られるまでに普及した次世代シーケンシング技術であるが，まず最初に，実際に遺伝子検査に用いているDNA合成反応に依拠した短鎖リード型のシーケンシングの強みと限界について考えてみたい。

key words
次世代シーケンシング，ターゲットシーケンシング，精度管理，遺伝子検査，ヒトゲノム，ゲノム医学

1. 短鎖リード型の次世代シーケンサーの強み

1970年代から始まった電気泳動による1塩基の大きさの違いの識別に依存したシーケンシング法は，鋳型分子がほぼ均一であることを必要条件としていた．これが，遺伝子クローニング技術あるいはPCR法に依存しなければ，DNAシーケンシングが不可能であった理由である．しかし次世代シーケンシングは，DNAの混合物のシーケンシングも可能にした．これは，次世代シーケンシング法が1分子の鋳型をクローナルに増幅する技術や1分子計測を利用しているからである．1分子鋳型から取得される塩基配列には様々なエラーが導入される可能性があるが，短鎖リード型シーケンサーは膨大な数の鋳型分子の塩基配列を並行処理によって取得することで，この問題を乗り越えている．例えば，中型のイルミナ社のNextSeqシリーズのシーケンサーでさえ数億鋳型分子の情報を1回のランでもたらし，蛍光シグナルのデジタル計測プラットフォームとして驚異的なスループットを実現している．このシーケンシングスループットの大きさと1分子解像度の鋳型分子のシーケンスが得られることが従来のシーケンシングには見られない強みである．

2. 短鎖リード型の次世代シーケンサーの限界

しかし，シーケンサーとしての改良が継続的に加えられて技術的には飽和した感のある短鎖リード型のシーケンサーであるが，出力されるリードの塩基配列数が100塩基前後（最大でも250塩基程度）でしかないという点は致命的な欠点である．ヒトゲノムのリシーケンシングを行う場合，得られたリードをヒトリファレンスゲノム配列にマッピングする作業は必須である．しかし，この作業において，リード長が短ければ短いほどゲノム上への類似配列へのマッピングエラーが起きる可能性が増えてしまう．この問題を可視化するために，最近のデータベースではそれぞれのゲノム配列の短鎖リードシーケンシングでのマッピング精度の指標（mappabilityと呼ばれる）を提供している[1]．この問題は遺伝子ごとに深刻さが大きく異なり，遺伝子検査の結果解釈で非常に注意を要する問題である（図❶）．私たちの経験では，5%前後ぐらいの希少難病の原因遺伝子で何らかの問題に遭遇している．この問題は，次に述べる遺伝子検査目的の次世代シーケンサーのデータ解釈にも深く関わり，現在の短鎖リード型の次世代シーケンシングでの検査の原理的な限界として，ぜひ頭の片隅においていただきたい点である．解決策としては，長鎖リード（10万塩基長以上を一続きの配列データとして出力）が得られるシーケンシング法を利用することや長鎖PCRで遺伝子特異的な領域を増幅してからシーケンスすることであるが，残念ながら臨床的な検査に導入するには現状ではコスト的にも作業の煩雑さの観点からも非現実的な状態にとどまっている．

II．実際の検査目的の次世代シーケンシングにおける問題

1. 検査目的の次世代シーケンシングパイプライン

実際の検査の場合，全ゲノム解析や全エクソン解析を行うことは稀であり，しばしば予め決められた遺伝子セットの配列解析を実施するターゲットシーケンシングが用いられる．これは，臨床的な診断のための情報を得るための解析が検査の目的なので，疾患との関連性が明らかにされている遺伝子に含まれるバリアントの有無を確認することが検査のゴールであるからである．この点は，疾患関連性のある未知のバリアントを探索しようとする研究目的での次世代シーケンシングとの大きな違いである．

多くの場合，検査コストと得られる情報量のバランスから，疾患関連性の高いバリアントが存在する可能性の高いタンパク質コードエクソン領域とそのイントロン境界近辺の配列が解析対象とされる．遺伝子領域の大規模な欠失・挿入やコピー数変化，非翻訳領域の変異，イントロン深部の変異，転写調節領域の変異なども疾患原因に当然なりうるが，診断目的の遺伝子検査ではあまり解析対象にされていない．これは，検査では疾患関連性を一定の確度で判定できるバリアントを検出するのが目的だからである．

検査目的で実施されるターゲットシーケンシン

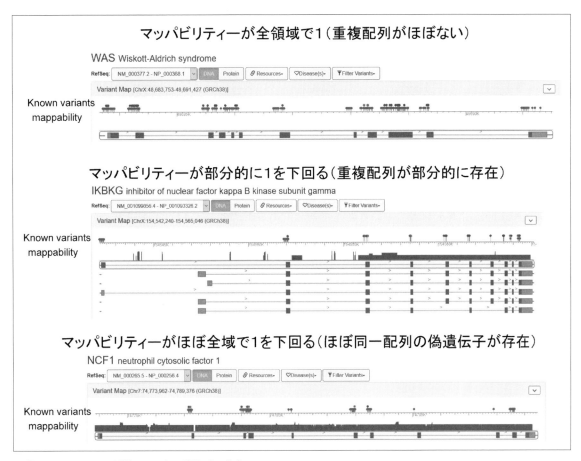

図❶　ゲノム上への重複マッピング配列の分布
次世代シーケンサーで得られるショートリード配列がゲノム上の何ヵ所にマッピングされるかをリファレンスゲノム配列から計算したものをマッパビリティー（mappability）と呼び，マッピング部位数の逆数とする．この図では，重複配列がない，一部に重複配列がある，全域が重複配列で覆われている3つの遺伝子の例を示す．図の最上部分は既知バリアントの存在位置を示し，その下に（1-mappability）の値を高さとして重複配列の存在度合いを図示する．それぞれの情報は，Mutation@A Glanceのホームページから引用．

グの一般的な流れを図❷に示す．従来のキャピラリー電気泳動を用いた遺伝子解析の場合には，PCRによって複数のエクソンを増幅する方法（アンプリコンシーケンシング法）が用いられてきたが，次世代シーケンシングでは全ゲノムライブラリーの中から目的の領域をハイブリダイゼーションで濃縮してくる方法も汎用されている．どちらの方法を採用するかで，それに要する検査コストと留意すべきポイントが変わってくる．現在，われわれが運用している保険収載検査を実施している衛生検査所では，希少難病の特徴である多種類の少数検査の効率化のために，ハイブリダイゼーションキャプチャー法をターゲット領域濃縮に用いている．この方法ではこの濃縮ステップに使うプローブを変えるだけで他の工程は一切変更が必要ないため，全体の標準手順を単純化し，多種類の検体を並行して処理していくことが可能となっている．このシーケンシングパイプラインの具体的な詳細については，研究目的でも検査目的でも大きな違いはない．

2. バリアント検出とそのアノテーション

得られた配列データは，それだけでは診断の意味をもたない．それがヒトゲノムのどの領域の情報を反映しているかを同定し，その上でそのバリ

第2章 難病

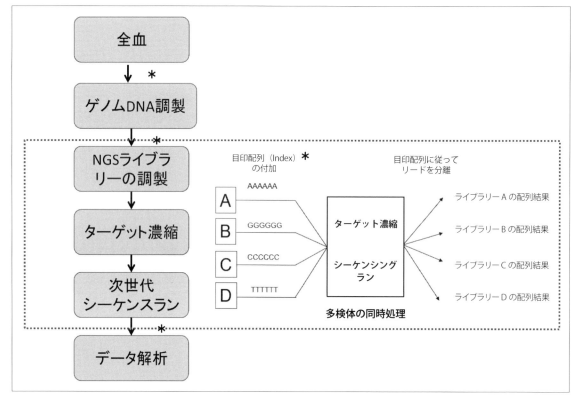

図❷　典型的な次世代シーケンシングによる遺伝子検査の作業手順
全血からデータ解析に至る流れを図示する。次世代シーケンサーの処理量の大きさから，一般的に数10種類の異なる検体が同時に解析される。その並列処理の仕組みを点線枠の中に示す。6〜8塩基からなる識別配列タグをそれぞれの検体由来のライブラリーのDNA分子に付加することで，シーケンスリード後に識別配列を読み取ることで，どのライブラリー由来の配列であったかを分離する。
＊：検体・データ取り間違えが発生しうる可能性のある工程

アントがもつ意味をRNAやタンパク質のレベルでの意味に読み替えなければならない。研究と同様に，ここまでは最低でも検査として報告しなければならない情報である。このプロセスはコンピュータによる解析に委ねられることとなり，こうしたリシーケンシングによるバリアント検出にはいくつものソフトウエアが研究用として公開されている。ヒトリファレンスゲノム配列へのマッピングによるバリアント検出では，マッピングエラーとそのフィルター機能が個々のバリアント検出ソフトで異なるロジックを使っているために，誤検出やバリアント見逃しが起きる可能性がある。この問題はそれぞれの解析ソフトが用いているノイズフィルターや統計的処理に依存しており，私たちの経験ではそれぞれのソフトが強みと弱みをもっている。そのため，現実的な解決策は複数のソフトでの解析結果を集合知的に取り扱うことであり，われわれの検査目的の遺伝子検査においては3〜4種類のバリアント検出ソフトを並行して用いるようにしている。これらは研究と検査のいずれの目的でも使われているアプローチであるが，誤検出の可能性を最小化しなければならない検査の場合には最低取り込むべき工夫であろう。なお，検査として提供する場合には，それぞれのソフトの利用制限の有無も確認しておく必要がある。

新規な疾患発症原因の遺伝子を見出すのが目的の臨床研究では，ある遺伝子にバリアントが検出

されなかったのは，単なるネガティブな1つの結果に過ぎない．しかし検査においては，ある遺伝子にバリアントが検出されなかったという事実は診断上の一定の意味をもつため，それを報告する責任は重い．短鎖リードの次世代シーケンシングの技術的な限界も含めて，その報告には十分な説明を伴う必要があろう．これも研究とは異なる，検査での重要な点である．

3. 臨床情報とバリアント情報の関連性の評価

こうして検出されたバリアントについて，その疾患発症との関連性を提供して確定診断に至れるようにするのが遺伝子検査の本来の目的である．この目的のためには，検出されたバリアントの健常者集団での出現頻度情報（ExAc, genomAD, iJGVD, Human Genetic Variation Database），バリアントの転写・翻訳上の機能的な解釈，多型データベース情報（dbSNP），遺伝子型と臨床症状データベース（ClinVar）などの様々な情報が利用される．また，疾患関連性のあるバリアントだけを集めたデータベースも用いられることが多いが，これら多くのデータベースは研究目的であり，その利用は自己責任のうえで進めなければならない点は気をつけないといけない．われわれは，特にタンパク質立体構造との関係のうえからの評価を重要視しているワンストップ型のデータベースを構築し公開している（Mutation@A Glance）ので，ご興味があればぜひご利用いただきたい[2]．この遺伝子解析結果からの判定プロセスについては，欧米でのガイドラインも提案されている[3]．

がんゲノム研究でよく知られているCOSMICには，解析対象の遺伝子数は600程度であるにもかかわらず，膨大な数の体細胞変異のデータが蓄積されている．これに比べて，希少難病では既知遺伝子数が6000近くあるにもかかわらず，遺伝子型と疾患症状の関係のデータ蓄積ががんゲノム研究に比べて圧倒的に少ない．希少難病における遺伝子検査の診断的な有用性を向上するには，この基礎的なデータの蓄積が不可欠の作業である．検査を担う実施者は臨床医ではない場合が多いため，こうした提供可能な客観的情報が限定されていることは，検査としての有効性を大きく減じてしまっているのが現状である．

III. 次世代シーケンシングによる遺伝子検査の精度管理

研究においても検査においても，検体管理とその解析結果の精度管理が重要であることは変わりがない．しかし，研究室で行われている研究の場合には比較的検体数が少数でありダイナミックに変化する実験が実施されるのに対して，検査の場合には一定のプロトコール（標準手順）に従って多数の検体が解析に供されるため，高度な検体管理・精度管理が必要かつ実施可能である．検体管理については臨床検査ですでによく練られた管理法が確立されているが，次世代シーケンシングでは単なる検体管理以外にも必要な検体管理がある．それは図❷に示したように，検体取り違えに結びつく作業を含むステップが複数あり，さらには複数の検体を同じ装置の中で混合して解析するという次世代シーケンシングに固有の作業を含んでいるからである．そのため，通常のバーコードシールに依存した検体管理だけでは十分に管理しきれない手順が存在する．この次世代シーケンシングによる遺伝子検査の高精度での検体管理法として，われわれは血液検体に外部スパイクDNAを識別子として導入することにより，シーケンス結果から全プロセスの検体管理状態を自動的に評価する系を考案し，現在われわれの遺伝子検査系に導入中である（特許出願中）．

もう一つの重要な精度管理として，シーケンシング自体の精度がある．これまでは，漠然と次世代シーケンシングの結果には従来のキャピラリーシーケンシングでの確認が必要だと考えられてきた．しかし，近年ではプラチナヒトゲノムと呼ばれるバリアント情報が既知の標準ヒトゲノムDNAも入手可能となっており[4]，それを用いてやればこの漠然とした不安が現実のものかどうかを調べることができる．われわれは最近この検討を実施し，もはやわれわれの次世代シーケンシングパイプラインでのシーケンシング精度は，キャピラリーシーケンシングと遜色ないことを証明した[5]．ただ，ホモポリマー領域や反復配列領域な

どの配列依存的に次世代シーケンシングもキャピラリーシーケンシングと同様の弱点をもつこともはっきりとしてきた。この問題の多くは，短い欠失・挿入の検出エラーとして現れるケースが多い。

おわりに

ここまで，われわれが検査に用いているパイプラインを想定しながら，臨床研究から検査へと移行してきた経験の中で直面している問題について説明してきた。私たちは，次世代シーケンシングの導入により，臨床現場に受け入れていただける程度のコストで90％程度のヒト遺伝子の検査は実施可能ではないかと考えている。しかし，遺伝子検査が確定診断に至るための強力なツールとして期待されていることを考えると，現状はいまだ満足できる状態からはほど遠いとも考えている。それは，ゲノム情報を基礎とした遺伝子検査で用いられている論理が，帰納でも演繹でもなく，ゲノミクスで汎用されている仮説形成推理と呼ばれる論理であることも影響しているだろう[6]。そのために，これまでの臨床検査のような診断基準を明確に規定することが難しく，高額の検査であるにもかかわらず診断への成功貢献率が50％を超えることができていない疾患がいまだに多く残されている。これは，診断に資する情報を提供するのが使命の検査としては極めて重要な残された改善点である。

この問題を解決するためには，それぞれの希少難病での遺伝子型と分子表現型・臨床症状のデータ蓄積を進める以外に方法はない。特に，これまで臨床症例ではデータの集積が不十分であった分子表現型の蓄積が，遺伝子型と臨床症状の間をつなぐ情報として求められている。その実現には，様々な生体分子の最先端の定量的計測方法を熟知した基礎研究者，それぞれの疾患の臨床研究者，臨床検査の専門家などが相互に連携できる体制が不可欠である。

私たちの世代がゲノム解析を始めたのは，決してゲノム解析がすべての医学的問題に直ちに解答を与えられるという楽観からでは決してない。むしろ，それぞれの体質や環境をも考慮した良質の医療を多くの方に提供できる未来をもたらすには，いったんヒトの遺伝情報の総体を知ったところから考える以外に道はないと判断したからであった。こうしたアプローチの限界は，現在のわれわれの知見がどこまで検査として有効であるかを慎重に評価するところから明らかになるのではなかろうか。基盤としてのゲノム科学の有効性が，これから臨床の現場で検証されていくに違いない。私たちが開設したかずさ遺伝子検査室では保険収載されている遺伝子検査を実施しているが，それだけにとどまらず，ゲノム科学がより医療に貢献する技術となるような研究開発も併設する研究室で行っている。多くの方との連携の下に，少しでも多くの遺伝子検査の課題を解決していけることを願っている。

参考文献

1) Cabanski CR, Wilkerson MD, et al : Nucleic Acids Res 41, e178, 2013.
2) Hijikata A, Raju S, et al : DNA Res 17, 197-208, 2010.
3) Amendola LM, Jarvik GP, et al : Am J Hum Genet 98, 1067-1076, 2016.
4) Zook JM, Chapman B, et al : Nat Biotechnol 32, 246-251, 2014.
5) Fujiki R, Ikeda M, et al : J Mol Diagn 20, 572-582, 2018.
6) 松本博行，黒野　定，他：生物物理 43, 270-274, 2003.

参考ホームページ

- 衛生検査所
  http://www.kazusa.or.jp/genetest/

- ExAc
  http://exac.broadinstitute.org/

- genomAD
  http://gnomad.broadinstitute.org/

- iJGVD
  https://ijgvd.megabank.tohoku.ac.jp/

- Human Genetic Variation Database
  http://www.hgvd.genome.med.kyoto-u.ac.jp/

- dbSNP
  https://www.ncbi.nlm.nih.gov/SNP/

- ClinVar
  https://www.ncbi.nlm.nih.gov/clinvar/

- Mutation@A Glance
  http://mutation.nagahama-i-bio.ac.jp/

- COSMIC
  https://cancer.sanger.ac.uk/cosmic

小原　收

1977 年	大阪大学生物工学科卒業
1983 年	京都大学生物物理学専攻，理学博士号取得 塩野義製薬研究所
1986 年	ハーバード大学 Prof. Walter Gilbert 研究室ポスドク（～1988 年）
1994 年	かずさ DNA 研究所
2009 年	同副所長
2001 年	理化学研究所生命医科学研究センター統合ゲノミクス研究チームリーダー（兼任）
2014 年	千葉大学未来医療教育研究機構特任教授（兼任）

好評発売中

遺伝子医学 MOOK 別冊
シリーズ：最新遺伝医学研究と遺伝カウンセリング

シリーズ1

最新 遺伝性腫瘍・家族性腫瘍研究と遺伝カウンセリング

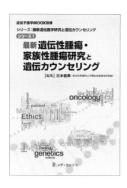

編集：三木義男（東京医科歯科大学難治疾患研究所教授）

定価：本体 6,300円＋税、B5判、336頁

● 第1章　総論
1. 遺伝性腫瘍の概念と分類
2. わが国の遺伝性（家族性）腫瘍診療の歴史と将来展望
3. 遺伝性腫瘍研究の歴史的背景と今後の課題
4. 遺伝性腫瘍にかかわる遺伝カウンセリングの現状
5. 遺伝性腫瘍の分子遺伝学
6. がん家系登録と情報管理
7. がん遺伝カウンセリング概論

● 第2章　遺伝性腫瘍研究・診療各論
1. リンチ症候群
2. 家族性大腸腺腫症
3. 家族性多発性GIST
4. Peutz-Jeghers症候群, 若年性ポリポーシス症候群
5. Cowden症候群（*PTEN* 過誤腫症候群）
6. Li-Fraumeni症候群
7. 遺伝性乳がん卵巣がん症候群 −乳腺科の立場から−
8. 遺伝性乳がん卵巣がん症候群 −婦人科の立場から−
9. Fanconi貧血 −DNAクロスリンク損傷修復の分子機構から臨床まで−
10. 多発性内分泌腫瘍症1型（MEN1）
11. 多発性内分泌腫瘍症2型
12. 母斑基底細胞がん症候群
13. Bloom（ブルーム）症候群
14. 色素性乾皮症
15. 結節性硬化症
16. 遺伝性網膜芽細胞腫
17. 神経線維腫症1型（NF1）
18. 神経線維腫症2型（NF2）
19. von Hippel-Lindau（VHL）病
20. 遺伝性前立腺がん
21. 家族性胃がん
22. 家族性膵臓がん
23. 大腸癌研究会における家族性大腸がんへの取り組み
24. 日本乳癌学会および日本HBOCコンソーシアムにおける遺伝性乳がん・卵巣がん症候群への取り組み
25. 多発性内分泌腫瘍症研究コンソーシアムの使命と活動
26. 先端的ゲノム手法を駆使したヒト疾患の原因解明
27. 遺伝性腫瘍情報データベースとその活用

● 第3章　がん遺伝カウンセリング各論
1. がん遺伝カウンセリングの役割, 考え方
2. がん遺伝カウンセリングの構成と実践
3. がん遺伝カウンセリングにおける他科連携
4. 家族歴・家系情報に基づく遺伝性腫瘍のアセスメント
5. がん遺伝カウンセリングの心理社会的側面への対応
6. がん遺伝カウンセリングのフォローアップ, マネジメント
7. がん遺伝カウンセリングの実際（ケーススタディ）
    1) 遺伝性大腸がん
    2) 遺伝性乳がん卵巣がん
    3) Li-Fraumeni症候群の遺伝カウンセリング
    4) 多発性内分泌腫瘍
8. 認定遺伝カウンセラー制度と教育トレーニング

● 第4章　倫理的・法的・社会的諸問題
1. がん素因の遺伝子診断の倫理的・法的・社会的諸問題 −特にIncidental Findingsについて
2. 遺伝子解析を伴う家族性腫瘍の倫理的諸問題

お求めは医学書販売店、大学生協もしくは弊社購読係まで

発行／直接のご注文は

 株式会社 メディカルドゥ

〒550-0004
大阪市西区靱本町1-6-6　大阪華東ビル5F
TEL.06-6441-2231　FAX.06-6441-3227
E-mail　home@medicaldo.co.jp
URL　http://www.medicaldo.co.jp

第3章

IRUD

第3章 IRUD

1. 未診断疾患に対する診断プログラム：IRUD (Initiative on Rare and Undiagnosed Diseases)

高橋祐二・水澤英洋

　未診断疾患に対する診断プログラムIRUDは，希少・未診断疾患を体系的に診断し，患者情報を蓄積し共有するシステムを確立するために，2015年にAMEDが中心となって設立された。拠点病院・臨床専門分科会・コーディネーティングセンター・解析センター・データセンターから構成され，全国縦断的・専門分野横断的な診療体制，ゲノム解析・データシェアリング・レポジトリを行う研究体制，IRUD推進会議を中心としたガバナンス体制が整備されている。発足以来2017年度末までに1万人以上が登録され，40％近い診断率・9つ以上の新規原因遺伝子同定・8つの新規疾患概念確立を達成している。IRUDは未診断疾患の原因究明・治療法開発を通じてわが国の希少難病医療に貢献することが期待される。

I．未診断疾患イニシアチブ（IRUD）

　わが国では，歴史的にスモンにはじまる難病研究・対策においては多くの成果を上げてきた。2018年には指定難病の対象疾患数が331疾患に増加し，希少難病の診断精度を向上することが日常臨床においても一層求められている。一方で，原因遺伝子未同定の疾患が依然数多く存在することも事実である。2018年5月時点で，OMIM（Online Mendelian Inheritance in Men）には8663疾患の遺伝性疾患が登録されているが，そのうち3407疾患においては原因遺伝子が未同定である。ゲノム科学の飛躍的な発展により，多くの疾患の原因解明がもたらされ，また次世代シーケンサーを中心とした網羅的な遺伝子解析の臨床応用が進み，希少難病の診断率は向上してきているが，さらなる原因遺伝子の同定を進める必要がある。

　国際的にも，米国のUDP（Undiagnosed Diseases Project）/ UDN（Undiagnosed Diseases Network）[1]，英国のGenomic England[2]，カナダのFORGE（Finding of Rare Genes in Canada）[3]など希少難病の診断精度向上・原因遺伝子同定を進めるプロジェクトが先行しており，大きな成果を上げている。さらに，国際希少疾患研究コンソーシアム（International Rare Diseases Research Consortium：IRDiRC）[4]，国際未診断疾患ネットワーク（Undiagnosed Diseases Network International：UDNI）[5]がより広汎な協力体制を構築しており，未診断疾患を含む希少難病研究は大きな国際的潮流となっている。

　このような背景から，2015年に日本医療研究開発機構（AMED）が中心となって，希少（rare），未診断（undiagnosed）疾患患者に対して体系的に診断する医療システムを構築し，患

---

key words

未診断疾患，希少難病，IRUD，データシェアリング，国際連携，拠点病院，診断委員会，臨床専門分科会，解析センター，難病医療支援ネットワーク，IRUD Beyond

1. 未診断疾患に対する診断プログラム：IRUD（Initiative on Rare and Undiagnosed Diseases）

者情報を収集蓄積し，共有するシステムを確立するための研究を支援・推進するプロジェクトとして未診断疾患イニシアチブ（initiative on rare and undiagnosed diseases：IRUD）が発足した[6]。IRUDでは，未診断疾患の包括的診断体制の全国配置，次世代シーケンサーを含めた革新的検査の利活用，国際連携可能な臨床情報データベースの確立を推進する。諸外国の同様のプロジェクトとの相違点は，わが国の保険診療制度を組み込んだ形での制度設計となっている点があげられる。2015年7月に小児IRUD（IRUD-P）が，2015年10月に成人IRUD（IRUD-A）が発足し，2017年からはそれらが統合されてIRUDとして活動を進めてきた。2018年には，第二期IRUDとして従来のIRUD体制を発展的に継承し，より強力に体制整備・運営を推進している。

II. 未診断疾患の現状と課題

IRUDでは，未診断疾患を以下のように定義している。

以下の1または2を満たし，6ヶ月以上にわたって（乳幼児は除く）持続し，生活に支障のある症状があり，診断がついていない状態。
1. 2つ以上の臓器にまたがり，一元的に説明できない他覚的所見を有する
2. 何らかの遺伝子異常が疑われる病状である

ここで，未診断疾患を，臨床診断がついているが原因遺伝子変異が確定できてない状況，すなわち「未確定疾患」とは明確に区別する。例えば，脊髄小脳変性症と臨床診断がついているが，原因遺伝子の解析が行われていないため病型が確定していない場合は，IRUDの適応外とする。

このような定義に基づいて，未診断疾患として紹介したい患者数について全国調査を行い，小児で3671症例，成人で33,188症例がIRUDへの紹介希望数であるという結果が得られた。未診断疾患の診断体制に対するニーズの高さが裏づけられる結果となった。

未診断疾患を診断するうえでは，次のような課題がある。現在の医療体制の中で，特に大学病院などの高度専門医療機関においては，専門領域別の縦割りの診療体制となっていることが多い。ところが，複数臓器の障害を有する未診断疾患の患者は，単一の診療科で対応困難である。また，小児期から発症し長期の経過をたどる成人の患者も多く，小児・成人それぞれの診療科のみでは診断が難しいことも稀ではない。結果として，患者は診断を求めて様々な科を渡り歩くことになり，長期にわたって診断がつかない状態が持続することになる。いわゆる"diagnostic odyssey"の状態である。このような未診断疾患の診断のためには，複数の科が連携して診断に携わる体制を構築することが必要である。特に，小児から成人までシームレスに対応する，いわゆる「移行医療」を実践できる体制が必須である。

また，世界で数十例，日本で数例といった希少疾患の専門家はどうしても偏在化することになり，結果として地域・医療機関ごとの診断精度の格差が生じる。未診断疾患の患者に対して全国どこでも最善の診断を提供するためには，各分野の専門家が連携してわが国全体の未診断疾患の診断をサポートする体制が必要である。さらに，そのような希少疾患の臨床・ゲノム情報を体系的に蓄積し，共有することで，診断精度をさらに向上していく仕組みが必要である。

一方，次世代シーケンサーをはじめとする近年のゲノム研究の発展により，疾患の原因遺伝子同定は飛躍的に進展した。しかしながら希少疾患の場合，発端家系・症例において候補遺伝子が同定されたとしても，複数家系における確認ができず，原因遺伝子として確立できない状況にしばしば遭遇する。これを"N-of-1"問題と称する。N-of-1問題の解決のためには，臨床・ゲノム情報の共有（データシェアリング）が必須である。

III. IRUDの体制

IRUDは，IRUD診断連携・解析センター・データセンター・コーディネーティングセンターから構成される（図❶）。IRUD診断連携はIRUD拠点病院と臨床専門分科会で構成される。IRUD拠点病院は地域でのIRUD診療体制の中核を担う。複数の診療科・臨床遺伝専門医・地域の医師

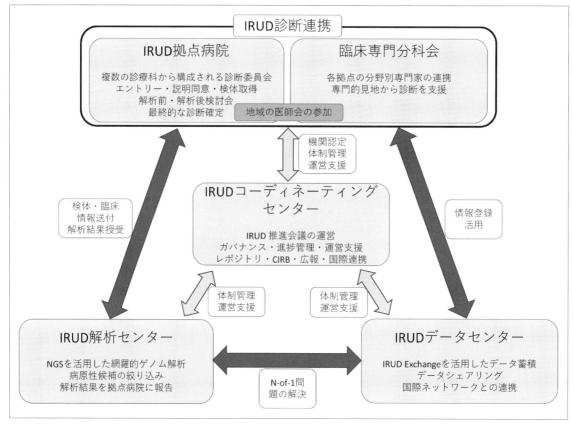

図❶ IRUD の体制図

IRUD は，IRUD 診断連携（拠点病院・臨床専門分科会）・コーディネーティングセンター・解析センター・データセンターから構成される。NGS：next generation sequencers（次世代シーケンサー）

会によって構成される IRUD 診断委員会が設置され，症例のエントリーおよび解析結果に基づく最終的な診断を行う。臨床専門分科会は各診断委員会の専門家が分野別にまとまって，専門的な見地から拠点病院の診断委員会に対して助言を行う。IRUD 拠点病院を横糸，臨床専門分科会を縦糸として，全国縦断的・専門分野横断的な IRUD 診断連携の体制が構築され，全国どこででも，どのような未診断疾患に対しても対応が可能となる（図❷）。一方，解析センターでは，次世代シーケンサーを活用した網羅的ゲノム解析を行い，病因遺伝子候補を絞り込んで拠点病院に報告する。データセンターでは，臨床・ゲノム情報を蓄積し，データシェアリングを行う。コーディネーティングセンターは，IRUD を統括する最高意思決定機関としての IRUD 推進会議を運営し研究全体の推進・進捗管理を行うとともに，臨床試料・情報のレポジトリを行う。

さらに，IRUD では研究を円滑に遂行するために中央一括倫理審査（central IRB：CIRB）の体制を構築している。各機関が CIRB との委託契約を締結することにより，個別の研究機関での倫理審査が不要となり，統一されたプロトコールでの研究の遂行が容易となると期待される。状況に応じた研究計画の修正も，一括して審査することにより迅速に対応が可能である。CIRB に関しても，コーディネーティングセンターが対応窓口となる。

第二期 IRUD では，全国 14 地域に 37 施設の IRUD 拠点病院が指定されるとともに，22 の専門分野における臨床専門分科会が構成された。さ

1. 未診断疾患に対する診断プログラム：IRUD（Initiative on Rare and Undiagnosed Diseases）

図❷　IRUD 診断連携のコンセプト
各地域の拠点病院における診断委員会を横糸，臨床専門分科会を縦糸として，全国縦断的・専門分野横断的な IRUD 診断連携が構成される。

らに，5 ヵ所の解析センター・1 ヵ所のデータセンターおよび 1 ヵ所のコーディネーティングセンターが指定された。第一期 IRUD の成果に基づき，未診断疾患に対するオールジャパンの診断体制がさらに拡充された。

1. IRUD の流れ

　IRUD 診断委員会では，かかりつけ医からのコンサルトシートを元に解析前検討を行い，症例エントリーの適応を判断する。エントリー適応と判断された場合には，説明同意を行い検体採取を行う。エントリー適応でないと判断された場合でも，より適切と思われる方法をアドバイスする。特に未確定疾患の場合，厚生労働省難病研究班，AMED 研究班などと連携し，積極的に紹介して診断確定を推進する（図❸）。

　検体は専任業者に提出され，DNA と細胞株が作製される。DNA は臨床情報とともに解析センターに送付され，ゲノム解析に使用される。

DNA の一部と細胞株はコーディネーティングセンターに保管され，将来的には AMED の指定するリソースバンクにレポジトリされる。解析結果は臨床情報とともに中央事務局に送付され，各拠点病院に返却されるとともに，コーディネーティングセンターで保管される。このようにして，複数の拠点病院と解析センターとの連携を円滑に行う一方で，リソースのレポジトリと臨床情報の蓄積が同時に達成される検体・情報のロジスティクスが整備されている（図❹）。

　IRUD 拠点病院の診断委員会のもう一つの重要な役割は，解析後検討である。解析センターから返却された変異候補に関して，臨床情報と照らし合わせて原因遺伝子変異として妥当であるかを検討し，最終的な診断を確定してかかりつけ医に報告する。必要に応じて解析センターとも情報交換し追加の検討を行う。

　診断がつかなかった症例については，IRUD

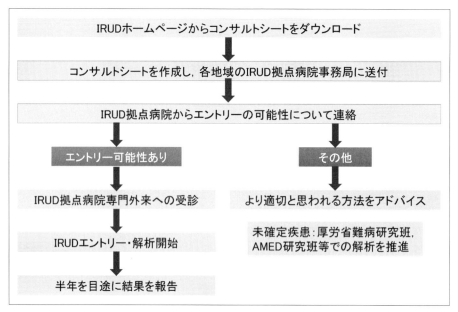

図❸ IRUD登録・解析の流れ

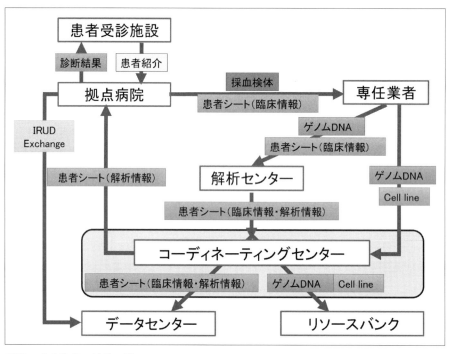

図❹ 臨床情報・検体の流れ

Exchange に臨床情報・変異候補の情報を登録する。IRUD Exchange は豪州の Groza らが開発した Patient Archive を活用しており[7)8)]，国際標準のデータシェアリングプラットフォームである MatchMaker Exchange と連携可能なシステムが実装されている[9)]。IRUD Exchange では，Human

Phenotype Ontology を用いた表現型記述の標準化を行う。それによって，臨床像が類似した症例をパターンマッチングの数学的手法を用いて探索することが可能である。IRUD Exchange を介したデータシェアリングにより"N-of-1"問題が解決され，新規原因遺伝子同定が加速される。

このように，IRUD においては未診断疾患における課題を解決するための診断連携・ゲノム解析・リポジトリ・データシェアリング体制が整備されている。

2. IRUD の成果

IRUD は発足以来，多くの未診断疾患の診断確定・原因究明に貢献している。IRUD の成果については，"microattribution"の理念に基づき，臨床・研究様々な立場から携わったすべての担当者の貢献をきちんと評価することが共通認識となっている。

2017 年度末までに，IRUD 全体として 10,033 検体/3571 家系のエントリーを行い，8666 検体/3037 家系の解析を完了した。診断確定率は全体で 39.5% を達成した。これは諸外国の同様のプロジェクトと比較しても遜色ない結果である。新規原因遺伝子も 9 遺伝子以上同定した（表❶）。8 疾患の新規疾患概念を確立した。1912 家系が IRUD Exchange へ登録され，36 家系が海外へ公開された。創薬シーズ創出につながる発見も 8 件あった。今後さらにエントリー・解析・データシェアリングのサイクルを稼動することにより，未診断疾患の原因遺伝子同定が進むことが予想される。

3. 希少難病診療における IRUD の役割

IRUD の今後の取り組みの1つとして，希少難病診療への貢献があげられる。IRUD は，国立高度専門医療研究センター，難病研究班，各分野の学会，各都道府県難病診療連携拠点病院とともに，国の難病医療支援ネットワークの中核に位置づけられている。全国に配置された IRUD 拠点病院と，難病診療連携拠点病院とが協力して，地域の実情に応じた希少難病の最適な医療体制を構築していく構想がある。難病医療支援ネットワークに相談が寄せられた診断困難例の中で，エントリー基準に合致する場合は積極的に IRUD 拠点病院に紹介することで，IRUD の発展と，希少難病の診断精度向上が同時に達成できる。IRUD では拠点病院とゲノム解析センターとの有機的な連携が確立しており，ゲノム診療の全国均霑化を達成している。したがって，IRUD はゲノム診療の普及を通じて希少難病の診断に貢献できる。さらに，IRUD が難病研究班・臨床ゲノム情報データベース整備事業などと連携することにより，未診断疾患のみならず未確定疾患の診断体制も拡充される。また，IRUD では小児から成人まで切れ目なく複数の診療科が携わる診断連携体制が構築されており，移行医療の実践にも貢献する。

このように，IRUD の成果を臨床の現場に還元していくことで，わが国の希少難病診療の向上に貢献することができると考えられる。

IV. IRUD Beyond

2017 年より IRUD の成果をさらに発展させる研究として，IRUD Beyond がスタートした。IRUD Beyond では，「診断から治療等への橋渡し」，「診断率のさらなる向上」，「さらなるデータシェアリング等による国際連携」を三本柱として，IRUD の成果発展を目的とした新たな研究分野を創出する。これまで IRUD により新規原因遺伝子同定・新規疾患概念確立が達成され，創薬シーズ候補が発見されている。IRUD Exchange によ

表❶ 主な新規原因遺伝子の発見

疾患	遺伝子	文献
無巨核球性血小板減少症を伴う橈尺骨癒合症	*EVI1*	10
Hydranencephaly-like severe form of cortical dysgenesis	*TUBA1A*	11
Intellectual disability with seizures and hypotonia	*PIGG*	12
Overlap with Coffin–Siris syndrome	*SMARCA2*	13
West syndrome	*WDR45*	14
ZTTK 症候群	*SON*	15
Pontocerebellar hypoplasia	*TOE1*	16
Bosma arhinia microphthalmia syndrome	*SMCHD1*	17
Gabriele-de Vries syndrome	*YY1*	18

るデータシェアリングを推進することで，N-of-1問題の解決がこれまで以上に進展し，新規原因遺伝子の候補が同定されるものと考えられる．そこで次のステップとしては，病因遺伝子候補の機能解析研究を迅速に行う必要がある．

　IRUD Beyond の中核プロジェクトの1つが，モデル動物コーディネーティングネットワークである．モデル動物コーディネーティングセンターが中心となって，病因遺伝子候補を同定したゲノム研究者とモデル動物による機能解析を行う研究者との橋渡しを行っている．特に，ショウジョウバエやゼブラフィッシュ，線虫など，比較的解析も容易で，結果が得られるまでの時間も短く，低コストで確立できるモデル動物系を活用している．すでに IRUD で同定された病因遺伝子候補の機能解析研究が進んでおり，今後多くの新規原因遺伝子・創薬シーズの発見が期待できる．

おわりに

　IRUD は，従来型の大規模ゲノム研究プロジェクトの枠組みにとどまらず，日本の保険医療制度に組み込まれたゲノム診療体制を全国縦断的・専門分野横断的に構築し，複数の解析センターとの連携体制も確立しつつ中央での臨床情報・試料のレポジトリも達成し，CIRB により研究を円滑に遂行し，データシェアリングによる国内・国際連携を推進する，まさに次世代型のゲノム研究プロジェクトである．IRUD は日本の希少難病診療体制の中軸に位置づけられており，政策医療の実践にも重要な役割を果たす．さらに，ゲノム研究だけではなく広く生物学的研究の分野まで巻き込んだ一大プロジェクトに成長しつつある．今後のIRUD において重要なのは，サステイナビリティである．いまだ多数存在する未診断疾患患者に福音をもたらすためには，事業化を含め長期的な視野に立ったプロジェクトの継続的な運営が必要不可欠であることを改めて強調しておきたい．

参考文献

1) Gahl WA, Tifft CJ : JAMA 305, 1904-1905, 2011.
2) Wright CF, Fitzgerald TW, et al : Lancet 385, 1305-1314, 2015.
3) Beaulieu CL, Majewski J, et al : Am J Hum Genet 94, 809-817, 2014.
4) McGrath JA : Br J Dermatol 174, 257-258, 2016.
5) Taruscio D, Groft SC, et al : Mol Genet Metab 116, 223-225, 2015.
6) Adachi T, Kawamura K, et al : Eur J Hum Genet 25, 1025, 2017.
7) Groza T, Kohler S, et al : Database (Oxford) 2015, 2015.
8) Groza T, Kohler S, et al : Am J Hum Genet 97, 111-124, 2015.
9) Philippakis AA, Azzariti DR, et al : Hum Mutat 36, 915-921, 2015.
10) Niihori T, Ouchi-Uchiyama M, et al : Am J Hum Genet 97, 848-854, 2015.
11) Yokoi S, Ishihara N, et al : Sci Rep 5, 15165, 2015.
12) Makrythanasis P, Kato M, et al : Am J Hum Genet 98, 615-626, 2016.
13) Miyake N, Abdel-Salam G, et al : Am J Med Genet Part A 170, 2662-2670, 2016.
14) Nakashima M, Takano K, et al : J Hum Genet 61, 653, 2016.
15) Takenouchi T, Miura K, et al : Am J Med Genet Part A 170, 2587-2590, 2016.
16) Lardelli RM, Schaffer AE, et al : Nat Genet 49, 457, 2017.
17) Shaw ND, Brand H, et al : Nat Genet 49, 238, 2017.
18) Gabriele M, Vulto-van Silfhout AT, et al : Am J Hum Genet 100, 907-925, 2017.

参考ホームページ

・IRUD
　http://irud.umin.jp/

・OMIM（Online Mendelian Inheritance in Men）
　https://www.omim.org/

高橋祐二
1994年　東京大学医学部医学科卒業
2003年　同大学院医学系研究科脳神経医学専攻博士課程修了
2004年　同医学部附属病院神経内科助手
2013年　国立精神・神経医療研究センター病院第二神経内科医長
2016年　同神経内科診療部長

第3章 IRUD

2. モデル生物コーディネーティングネットワークによる希少・未診断疾患の病因遺伝子の機能解析

井ノ上逸朗

希少・未診断疾患の原因同定をめざしたIRUDがあり，それを補完するIRUD-Beyondとしてモデル生物研究プロジェクトが開始された。先行するカナダのシステムを参考にしていることもあり，J-RDMM（Japanese Rare Disease Models and Mechanisms）と名づけている。基本的にゼブラフィッシュ，ショウジョウバエ，線虫，酵母などのモデル生物を用い，低コスト，短期間，ハイスループットに検討できるメリットを最大限活かし，疾患遺伝子候補の分子遺伝学的な機能解析を行う。

膨大な塩基配列情報の解読を可能とした次世代シーケンサー（NGS）は医学領域研究において不可欠な存在となっている。例えば，がんゲノム分野でのNGSの威力はがんの特徴を明らかにするのみでなく，治療法選択へも大きく貢献し，がんゲノム医療の基盤をなす。NGSの恩恵を最初に受けたのはいわゆる単一遺伝病の疾患遺伝子解析である。疾患の約3割を単一遺伝性疾患が占めるものの，原因遺伝子が明らかになるのは典型的な症状を示す疾患や，比較的発症頻度の高い疾患など約2割に限られている。家系収集が困難な希少疾患では予算的な面から国の取り組みがないと困難なところがあった。

2015年7月より開始されたIRUD（initiative of rare and undiagnosed disease）プロジェクトでは，希少・未診断遺伝性疾患のNGSによる網羅的解析を進めた結果，これまで原因不明とされてきた患者の約30～40％に原因遺伝子が同定され，新規疾患概念を確立するなどの成果をあげてきている。変異データベースの充実もあり，トリオ家系を用いた*de novo*変異もかなりの数同定されている。しかしながら，半数以上は依然として原因不明として残されているのが現状である。診断を確定できない症例の中には，エクソーム解析で全く候補が同定されないものがある一方，原因候補遺伝子変異を一定数以下にまで絞り込むことのできた症例が多く存在し，それら変異と疾患の関連性を明らかにすることが急務となっている。しかしながらIRUD研究に参加する医療機関において，分子やモデル生物レベルの研究が可能な施設は限られており，全国の研究機関・研究者と連携した疾患研究体制の構築が求められている。特に"N-of-One"例では統合的な解析が望まれる。そのためには，ハイスループットな*in vivo*遺伝子機能解析が可能であり，生物学的知見が集積しているモデル生物を用いた研究が有効手段である。IRUD研究者とモデル生物研究者の縦の連携，およびモデル生物研究者同士の横の連携が必要で，

key words

次世代シーケンサー，IRUD，希少・未診断遺伝性疾患，原因候補遺伝子変異，IRUD-Beyond，ゼブラフィッシュ，ショウジョウバエ，線虫，酵母，モデル生物プロジェクト

総合的なネットワークが求められる．モデル生物を用い候補遺伝子の *in vivo* 機能解析を行うことにより，当該遺伝子の疾患への機能的関与を明らかにする，また未診断疾患については診断にも供しようというプロジェクトが IRUD-Beyond の1つとして 2017 年 11 月から開始された．

I．なぜ今，モデル生物研究か

1990 年代のポジショナルクローニングの時代に戻るまでもなく，家系収集，連鎖解析，疾患遺伝子同定といった流れの疾患遺伝子研究は今から思い起こすとのんびりしていた．同定された遺伝子（変異）の機能解析も時間をかけて成果をあげる研究であった．希少疾患においては家系収集が困難なことがあり，NGS の登場まで解析は困難であった．NGS を用いた直接エクソーム解析による変異スクリーニングにより希少疾患においても原因遺伝子同定がなされるようになった．少ない家系で共通する遺伝子の変異，トリオ家系における *de novo* 変異などでも多くの疾患について原因（候補）遺伝子が同定されている．そのような中，遺伝学的解析のみでは原因遺伝子同定にいたらないケースも多く，機能的関与が不明の疾患も多かった．それらを解決する1つの方策がモデル生物での *in vivo* 機能解析である．IRUD では幸い多くの疾患遺伝子変異候補が同定されているので，①低コスト，②短期間，③ハイスループットでのモデル生物解析が求められた．医学分野でのモデル生物といえばヒトとの蓋然性が比較的高いこともありマウスが一般的である．ところが，どうしても上記 3 点をクリアできるとはいえない．そこで，医学分野ではなじみの薄いゼブラフィッシュ，ショウジョウバエ，線虫，酵母などをモデル生物として，疾患遺伝子研究を行うプロジェクトが開始された．私が所属する国立遺伝学研究所はモデル生物研究者を多数かかえ，横のつながりが強いこともあり，遺伝研が中心となってプロジェクトを進めている．ただし，プロジェクトは昨年 11 月末に開始したばかりで，これといった成果はまだ出ておらず，本稿ではどのようなプロジェクトかの紹介となることをご了承願いたい．

II．IRUD-Beyond モデル生物プロジェクト

IRUD は希少・未診断疾患の患者を体系的に収集するシステムとゲノム解析を行う AMED（日本医療研究開発機構）の柱となるプロジェクトである．オールジャパン体制で患者収集されていることもあり，疾患遺伝子が続々と同定されている．ただし疾患への機能的関与については不明であり，モデル生物を用いた *in vivo* 解析が求められていた．そのような経緯で IRUD-Beyond が立案され，その1つとしてモデル生物プロジェクトが開始された．まずは IRUD-Beyond としてモデル生物プロジェクトがめざすところを示したい．これは基本的に AMED がめざす方向でもある．

(1) Beyond genotyping：NGS を用いた全エクソンシーケンシングにより多くの希少遺伝性疾患の遺伝子変異が同定されている．それらの先の遺伝子変異機能解析をモデル生物で行う．最終目標は患者が1人（N-of-One）でも *in vivo* 機能解析を加えることにより確定診断できるシステム構築である．

(2) Beyond diagnosis：疾患モデル生物作製により，*in vivo* 薬剤スクリーニングといった治療法へのアプローチが可能である．新規薬剤の開発，ドラッグリポジショニングにより既存薬の利用が想定される．

(3) Beyond borders：希少遺伝性疾患では患者数が少ないこともあり，データシェアリングする国際協調が必要となる．患者遺伝子情報のみでなく，疾患モデル生物についても国際レベルでの情報共有が必要となる．

先述したように，IRUD において多くの希少・未診断疾患の候補遺伝子変異が続々と同定されている．それらの機能解析をモデル生物で行うことになるので，早い，安い，そして多くが求められるファストフードみたいだが，「旨い」も当然入る．モデル生物研究においての「旨い」は原因遺伝子の機能解析を通じた疾患メカニズム成果ということになろう．もっと踏み込めば，治療に結びつく成果といっていい．

IRUD-Beyondのモデル生物研究では，ゼブラフィッシュ，ショウジョウバエ，線虫，酵母が用いられ，遺伝研の研究者が責任者となっている。ゼブラフィッシュ，ショウジョウバエなどで成果が得られた際はマウスで追試することも十分に考えられる。本プロジェクトの大きな特徴は日本全国のモデル生物研究者が参加することで，それらのネットワークにより疾患遺伝子研究を進めていくことである。

　希少疾患においても最終ゴールは患者の治療である。よく言われることであるが，患者数が少ない希少疾患の治療薬開発には製薬企業は乗ってこない。最近ではライソゾーム病の治療薬が開発されるなど事情が少し変わってきたようにみえる。とはいえ，患者数が少ないことがあり，希少疾患の解析において知的財産はあまり考えなくていい。その分，国際協調のハードルは低くなり，症例を増やすだけでなく，より多くの遺伝子を解析するためにも国際的な連携を推進する必要がある。

Ⅲ．モデル生物研究のゴール

　希少遺伝性疾患をマウス以外のモデル生物により解析するメリットはなんだろう。短期かつ安価にトランスジェニック生物を作製するだけでなく，多くの個体数をドラッグスクリーニングなどに用いることも予想できる。われわれはいくつかの目標を設定している。
① IRUDで同定された遺伝子変異のヒト表現型と関連した機能解析
②成果発表（臨床サイドを中心とした論文およびモデル生物研究者を中心とした論文）
③長期にわたる共同研究の構築
④モデル生物コミュニティの活性化
⑤新たなバイオロジーの開拓・展開
⑥最終的な目標として治療法への足がかり

　このように疾患原因解明のみでなく，メカニズム解明，最終的には治療法の開発をめざしている。モデル生物では薬剤投与と効果評価が比較的簡単なため，ドラッグレポジショニングに応用することも想定されるだろう。基礎生物学的には疾患遺伝子解析から新たなバイオロジーの展開が期待される。

Ⅳ．モデル生物研究コーディネーティングネットワークの概要

　図❶に概要を示す。IRUD臨床・解析拠点の研究者に疾患および候補遺伝子をホームページ上で登録していただく<https://irudbeyond.nig.ac.jp/index.html>。若干詳しい疾患情報を申請書として提出いただく。その申請書をもとに，レジストリに登録されたモデル生物研究者が手をあげる。モデル生物研究者には実験手法も含め申請書を記載いただく。それら申請書に基づきコーディネーティング委員会でマッチングを行い，担当モデル生物研究者を決定する。臨床側から申請された中にモデル生物の指定があれば，その生物が優先されることとなる。モデル生物研究者としては，その疾患遺伝子についてこれまで研究している研究者が最優先となり，表現型解析手法を有している方，関連するパスウェイの遺伝子を扱っている方などが優先される。モデル生物研究者の参加型研究であり，マッチングで担当が決まった研究者には研究費が再委託される。研究期間は1年と設定されている。目的はIRUDで同定された遺伝子変異の機能解析であり，臨床側と密な連携をとっていただく。コーディネーティング委員会は連携を助ける役目も担う。トランスジェニック生物など成果物はNBRP（National BioResource Project）に寄託することとなっている。

1．モデル生物における疾患表現型の検討

　モデル生物を用いて，ヒト疾患と類似した表現型を得ることができるかは重要なポイントである。ゼブラフィッシュは脊椎動物ではあるが，魚類であり，ヒトと見た目はかなり異なり，哺乳類でもない。ショウジョウバエにいたっては無脊椎動物に属する。とはいえ，ヒト希少疾患で同定された遺伝子はこれらのモデル生物でも配列保存されていることが多い。そのため生物学的機能の共通性が高いことが期待され，ヒト疾患と全く同じ表現型は期待していないものの，なんらかの関連する表現型を呈する可能性がある。当

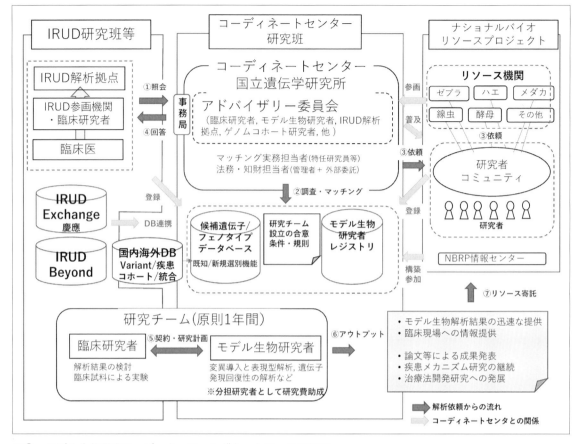

図❶ モデル生物研究コーディネーティングネットワークの概要

然,表現型を専門とする研究者が必要となる。そのため今回のプロジェクトではコーディネーティング委員会のもとオールジャパン体制で研究者ネットワークにより表現型解析に当たることとなっている。

例えば,てんかんは希少遺伝性疾患でよく観察される症状である。てんかんに関連したトランスジェニックモデル生物において脳に電極を刺し脳波を検討する,といった生理学的な解析も予想される。てんかんは希少疾患で頻繁に観察される表現型であるものの,ゼブラフィッシュにおいて脳波を測定するというのは特殊な表現型解析であり,専門とする研究者と共同で行う必要がある。

2. モデル生物の特徴と実験手法

モデル生物の選択などはケースバイケースであろう。実際のところは試行錯誤といっていいかも

しれない。表❶に大雑把なモデル生物の特徴をまとめた。トランスジェニック生物の作製については CRISPR/Cas9 によるゲノム編集技術により,簡便になっている。疾患が僣性(劣性)であった場合,遺伝子機能が完全に失われていることが予想されるので,遺伝子破壊による表現型が検討される。さらにはヒト遺伝子発現によるレスキュー実験によりヒト遺伝子の機能が確認できる。

特に de novo 変異で観察される顕性(優性)変異については,モデル生物で変異部位が保存されていることを確認したのち,モデル生物遺伝子上でノックインすることが考えられる。しかしながら,ノックイン技術の困難さとモデル生物遺伝子に変異導入して類似表現型を得ることができるか不明なこともあり,単純に変異型ヒト cDNA を過剰発現することが第一選択かもしれない。変異

表❶ モデル生物の特徴

モデル生物	特徴	ゲノムサイズ	遺伝子数	表現型
ゼブラフィッシュ	・脊椎動物 ・透明な胚 ・1日最大，数100の受精卵 ・発生が早く＜3～4日ほどで孵化	1.5G	・20,000 ・70%がヒトと相同	・発生過程における形態，動態変化 ・行動観察 ・がん研究 ・レポータ遺伝子によるリアルタイムでの発現解析
ショウジョウバエ	・無脊椎動物 ・1世代10日 ・充実したデータベース	140M	・14,000 ・70%がヒトと相同性を有する	・発生異常，目の形態異常
線虫	・多細胞生物であり，1000個ほどの細胞 ・世代時間が3日	100M	・20,000 ・35%がヒトと相同性を有する	・細胞ごとに外からの観察可能
分裂酵母	・単細胞	10～25M	・5,000 ・基本代謝遺伝子に関してはヒトと相同	・生育速度，細胞・核形態，薬物感受性

モデル生物	遺伝子破壊	遺伝子（過剰）発現	遺伝子変異導入
ゼブラフィッシュ	・受精卵でCRISPR/Cas9	・受精卵へのmRNA注入 ・トランスポゾンによる遺伝子導入	・CRISPR/Cas9法により可能
ショウジョウバエ	・RNAiによるノックダウン整備 ・CRISPR/Cas9で1ヵ月程度で遺伝子破壊株	・GAL4-UAS法による発現	・手法は確立
線虫	・NBRPから提供される ・RNAiによるノックダウンが整備	・過剰発現は成虫生殖腺へのmicroinjection ・トランスポゾンによる1コピー発現	・手法は確立
分裂酵母	・遺伝子破壊株がすでに整備	・容易	・手法は確立

遺伝子の過剰発現後，疾患に関連する表現型が得られたら，ノックイン実験に進めることが無難であろう．

まとめ

これまでに疾患遺伝子解析はマウスを中心にモデル生物が用いられてきた．今回われわれが進めるモデル生物プロジェクトはかつてない系統的な取り組みにより，多くの疾患関連遺伝子の機能解析を試みるものである．IRUDにより大量の候補遺伝子が示されていること，それに加え，日本のモデル生物研究者コミュニティが質・量ともに高いレベルにあることがプロジェクト推進に大きく役立っている．プロジェクトが始まったばかりで，これといった成果を示すことができないが，乞うご期待ということで締めることとする．

謝辞
本プロジェクトは遺伝研のコアメンバー（川上浩一教授，齋藤都暁教授，仁木宏典教授，澤斉教授，鐘巻将人教授，川本祥子准教授）を中心に進めている．また庶務を担当している秦千比呂研究員の尽力なしには成り立たない．改めて感謝する次第である．

井ノ上逸朗	
1988年	鹿児島大学大学院博士課程修了
1989年	ユタ大学生化学ポストドク
1991年	ユタ大学人類遺伝学リサーチアソシエート
1997年	群馬大学生体調節研究所助教授
2000年	東京大学医科学研究所客員助教授
2006年	東海大学医学部教授
2010年	国立遺伝学研究所人類遺伝研究部門教授

第4章

周産期

第4章 周産期

1. 周産期のゲノムシーケンスの現状

加藤武馬・倉橋浩樹

　近年，周産期分野における遺伝子・染色体診断に，大容量塩基配列解析が可能な次世代シーケンサー（next generation sequencer：NGS）を用いた解析が広く応用されつつある。家族歴のない一般の夫婦で単一遺伝病の保因者診断を行う preconception test や，母体血から胎児の染色体を調べる新型出生前診断（non-invasive prenatal genetic testing：NIPT），生殖医療における移植前の受精卵の染色体異常の有無を調べる着床前スクリーニング（preimplantation genetic testing for aneuploidy：PGT-A）など，重篤な疾患をもつ児の出生や流産のリスクの低減を目的として NGS が多く利用されている。本稿では，NGS の解析手法や利点，またそれに伴う留意点などを交えながら解説する。

はじめに

　次世代シーケンサー（next generation sequencer：NGS）の登場により，短い DNA 断片を超並列的に処理することで，従来型のシーケンサーの解読量をはるかに凌駕するハイスループットな解読が可能となった。NGS の方法は調製した DNA をフローセル上に固定し，ブリッジ PCR で増幅させ，合成しながらシーケンシングを行う。1度の解析で，数百万から数百億のリードを出力するため，NGS は単純に塩基配列を解読するだけでなく，DNA の調製法を工夫することで，遺伝子部位にマップされたリードをカウントするトランスクリプトーム解析やエピゲノム解析など様々なアプリケーションに用いられ，生命科学研究分野において革新的な変革をもたらしている。

　近年では，周産期の分野においても重篤な疾患をもつ児の出生や流産のリスクを低減することを目的として，妊娠前の保因者診断として preconception test，不妊治療患者の受精卵染色体検査である PGT-A（preimplantation genetic testing for aneuploidy），母体血を用いた無侵襲的な出生前染色体検査である新型出生前診断（non-invasive prenatal genetic testing：NIPT）などに NGS が利用されている。一方で上記の検査は，倫理的に配慮すべき課題を有しており，本邦においては，昨年 preconception test の導入は見送られ，NIPT は施設認定のもとでのみ実施され，PGT-A は日本産科婦人科学会の特別臨床研究としてのみ実施されている状況である。これらの診断を実施する際には，NGS 解析によって得られる遺伝情報の取り扱いに関する考え方を踏まえたうえで，医療の場における遺伝情報の適正な利用と保護，遺伝カウンセリングの重要性を考慮したうえでの検査を提供する体制の構築が望まれる。本稿では，NGS の解析手法や利点，またそれに伴う留意点などを交えながら解説する。

> **key words**
> 着床前診断，出生前診断，新型出生前診断，保因者診断，preconception test，PGT-A，NIPT，次世代シーケンサー

Ⅰ. Preconception test

　preconception test は expanded carrier screening とも呼ばれ，妊娠前に夫婦の常染色体劣性遺伝疾患や X 連鎖遺伝疾患の原因遺伝子変異を調べ，夫婦が重篤な遺伝性疾患の保因者である場合に，着床前診断や出生前診断により流産や罹患児の出生リスクを低減する方法である（図❶）。欧米では，嚢胞線維症やサラセミアなど，ある種の遺伝子変異の保因者頻度が高い集団を含むことから，早くから carrier screening が導入されている。アメリカでは preconception test はすでに商業ベースで行われているが，ACOG (The American College of Obstetricians and Gynecologists) および ACMG (The American College of Medical Genetics and Genomics) からガイドラインや見解が定められ，探索する遺伝子について，人種ごとの保因率や検出率などから遺伝子リストを作成している[1)2)]。そのため全遺伝子の解析ではなく，疾患の原因遺伝子の既知の変異の解析に限局したマイクロアレイや，NGS によるターゲット遺伝子を絞ったパネル製品を用いている。preconception test は，最も手前での選択ではあるものの，その後の生命の選択につながる情報を含むため，慎重に扱う必要がある。また例えば，一部の常染色体劣性のファンコニ貧血の原因遺伝子の保因者は，常染色体優性の遺伝性乳がん卵巣がんの未発症変異保有者であるため，保因者診断が発症前診断となる場合があり，preconception test の前後では適切な遺伝カウンセリングを受ける必要がある。検査会社は単に preconception test のみの提供ではなく，着床前診断や出生前診断，新生児スクリーニング，さらには成人発症の疾患の発症前診断など，患者を総合的にサポートできる体制を整えていることが要求される。本邦では preconception test の解析遺伝子リストの有効性のエビデンスがなく，結果の報告法など十分な検討が行われていない。また遺伝子差別禁止法も整備されておらず，優生学などの倫理的な観点などを含め，関連 10 団体から懸念が表明され，現在では preconception test は行われていない[3)]。

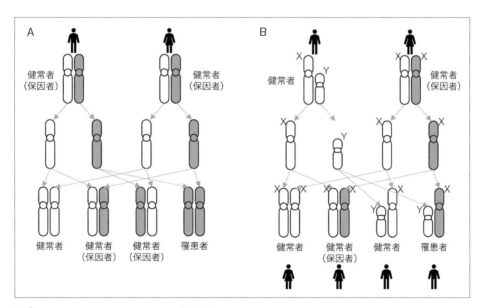

図❶　Preconception test による判定法
A．常染色体劣性遺伝病の遺伝図
B．X 染色体劣性遺伝病の遺伝図
グレーは遺伝子変異をもつ染色体。

II. PGT-A

　PGT-Aは，不妊治療において，高年齢女性や反復流産患者，体外受精反復不成功患者などが，染色体の異数体が要因となる流産を回避し，妊娠率や生児獲得率の向上を目的として用いられている。PGT-Aは体外受精によって得られた受精卵を胚盤胞期まで培養した後，将来胎盤を形成する栄養外胚葉を生検し，染色体を解析する。その結果，染色体異常をもたない受精卵を優先的に移植するため，流産率を下げ妊娠率の向上が期待される。特に受精卵が染色体異数性を示す確率の高い女性年齢の高い夫婦において，PGT-Aは効果があるとされている[3)-5)]。

　現在最も普及されているPGT-Aの染色体解析手法として，NGSにより全ゲノムを浅くシーケンスする方法が用いられている。シーケンスの本来の機能は塩基配列を解読することではあるが，この方法では染色体コピー数を解析することを目的としており，遺伝子変異の解読に十分なデータ量を取得しないため，デザイナーベイビーのような遺伝子レベルでの選択を行うものではない。生検した細胞を直接に全ゲノム増幅し，NGS解析に十分なDNA量が得られたら，全ゲノム増幅したDNA分子の両端にアダプターをつけて，シーケンスする。得られた100万ものシーケンスリードをヒトゲノムリファレンス配列にマッピングし，次にヒトゲノムを1Mbごとに区切り，その中に含まれるリード数をカウントし，各領域の染色体コピー数を決定する（図❷A）。この方法により異数体のみならず10Mbほどのコピー数loss/gainまで同定できる。さらにNGSによる染色体解析は従来のアレイCGH法と比較し，シグナルノイズ比が高くコピー数異常が明確に判別できるため（図❷B），20%ほどまでのモザイク染色体異常をほぼ正確に検出することができる[6)7)]。

　NGSによる染色体解析が普及し，配偶子形成過程のみならず，受精後の初期胚の体細胞分裂に

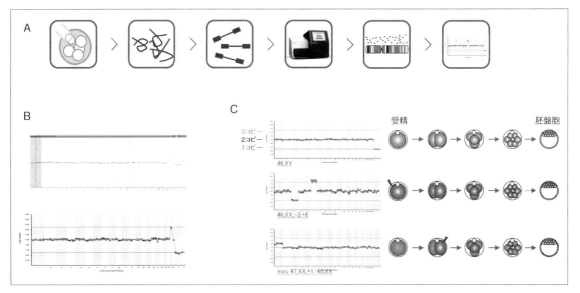

図❷　PGT-A
A. NGSによるPGT-Aの方法。生検した細胞を全ゲノム増幅し，全ゲノムシーケンスを行う。得られたデータをヒトゲノムリファレンス配列にマッピングし，1Mbのウインドウ内に含まれるリード数をカウントしコピー数を決定する。
B. 47, XY, +21の核型をもつリンパ球細胞3細胞を全ゲノム増幅後，アレイCGH（上段）とNGS（下段）で解析した結果。アレイCGHはアジレント社の44kアレイを使用し，50Mbでスムージングした。
C. 正倍数性の胚の結果（上段）と，構成的染色体異常をもつ胚の結果（中段），およびモザイク染色体異常をもつ胚の結果（下段）。

1．周産期のゲノムシーケンスの現状

おいても染色体異常が高頻度に発生していることが明らかとなり，PGT-A の結果，正常細胞と異常細胞が混在するモザイク染色体異常をもつ胚が予想以上に高頻度に存在することがわかってきた（図❷C）。モザイク染色体異常の存在は，移植に用いる胚の選択を悩ませている。モザイク異常をもつ胚を移植すると，妊娠の不成立や流産もあるが，正常核型の仔が得られることもあるとの報告がある[8]。そのような胚では，移植後，染色体異常をもつ細胞が淘汰され正常細胞のみが生き残ったと考えられる。海外の検査会社では，PGT-A の結果，正倍数性の核型の場合とモザイク異常の核型が得られた場合の妊娠率の比較解析結果など，データを蓄積している。そのため PGDIS（Preimplantation Genetic Diagnosis International Society）や CoGEN（Preconception, Preimplantation and Prenatal Genetic Diagnosis）からすでに，PGT-A の結果，モザイク異常をもつ胚の移植について見解やガイドラインが制定されており，NGS による解析法に合わせたルール作りが進められている[9)10]。

上記のように PGT-A は胚の染色体異常を高感度に検出することができるため，染色体異常が原因による流産を避けることを目的とした場合，有効であることが考えられる。一方で，ランダム化比較試験の結果では，35 歳未満では PGT-A と Non PGT-A 間で最終的な妊娠率に差はみられず，高額な染色体解析費用の費用対効果がみられないという見方もある[3)-5]。

本邦では，欧米よりも数年遅れての検証がようやく開始され，日本産科婦人科学会の主導で PGT-A 特別臨床研究がスタートした。しかし，一部の診療施設や検査会社では学会の指針に反し，未承認の PGT-A を実施しており，独自の精度管理のもと施行される PGT-A と，標準化されていない結果解釈は，ある意味で危険をはらんでおり，患者の利益を第一に考えているとは言い難い。本邦においても，早急に PGT-A の特別臨床研究を進め，その効果を検証し，真に流産率が減少し妊娠率が改善するのであれば，妊娠を望む夫婦に適切な方法で PGT-A を提供できる体制を構築することが急務である。

Ⅲ．NIPT

NIPT は本邦においてはコンソーシアムが設立され，「無侵襲的出生前遺伝学的検査後の妊娠帰結や児の状況を継続的に把握して解析すること」を目的とし，大規模な臨床研究が実施されてきたため，出生前の染色体解析手法として一般人にもよく知られている。NIPT の歴史は，1997 年に Lo らによって母体血漿中に胎児由来の cell free DNA（cfDNA）が含まれていることが報告された後[11]，cfDNA を用いた研究は，PCR を用いて胎児の性別診断や RhD 血液型診断などの非侵襲的な出生前診断へ応用された[12]。NGS の登場までは，cfDNA を用いた出生前診断は，PCR を用いて母体には存在しない遺伝子の検出を目的とした診断が主に行われてきた。

しかし NGS の登場によってパラダイムシフトが起き，2008 年に胎児の染色体異数性を検出する診断法として NGS を用いた massively parallel sequencing 法（MPS）が初めて報告された[13]。MPS 法は，cfDNA を NGS で全ゲノムシーケンスし，個々のリードを由来する染色体に分類して，それぞれの染色体に含まれるリードの相対的量を測定する方法である。21 番染色体を 2 本もつ場合は，全リードの 1.3％が 21 番染色体由来のリードになるが，胎児が 21 番染色体トリソミーをもつ場合，全リードの 1.42％が 21 番染色体由来になる。同時に解析した複数検体の平均値との差を算出し，標準偏差からの距離を Z-score を指標として，カットオフ値を設定し，胎児染色体異常を推測する（図❸）。さらに現在では多くの検査・診断会社より，MPS と解析法が異なるマイクロアレイを用いる方法や SNP 領域を Multiplex-PCR で増幅し遺伝子型を NGS で決定する方法など様々な NIPT が開発され，実用化されている[14]。NIPT は当初は，13，18，21 番染色体のトリソミーの検出を目的として使用されはじめたが，現時点で，ゲノム中の 7Mb ほどのコピー数異常を検出する解像度をもち，条件によっては 22q11.2 欠失症候群なども検出できる[15)16]。NIPT

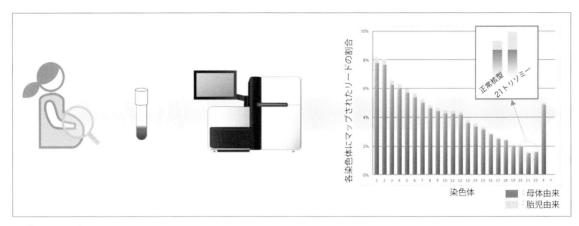

図❸ MPS法によるNIPT
採血した血漿からcfDNAを抽出し，NGSによって全ゲノムシーケンスを行う。シーケンスによって得られた個々のリードは，由来する染色体を決定し，それぞれの染色体にマップしたリードの相対量から染色体異数性の有無を判定する。
© 2016 DBCLS 統合TV / CC-BY-4.0

によるスクリーニング検査は，高い陰性的中率をもち，検査結果が陰性の際には確定検査としての侵襲的検査を避けることができる。しかしNIPTは胎盤由来のDNAを解析しているため，胎盤にのみ染色体異常をもつ胎盤限局性モザイクによる偽陽性を検出する可能性がある[17]。そのため陽性と判定された症例に対し，絨毛や羊水による侵襲的染色体検査による確定診断が必要となる。

またNGSは同じ領域を繰り返し解読するディープシーケンスによって，存在量の極めて少ない低頻度のモザイク遺伝子変異を高感度に検出できる。この特徴を利用して，cfDNAを鋳型にPCRでターゲット領域を増幅しPCR産物をディープシーケンスすると，母親には存在しない胎児特異的な遺伝子変異を検出することができる。さらに近年では，cfDNAを鋳型にして全エクソーム解析や全ゲノム解析により，父親由来またはde novoの遺伝子変異を検出した報告や，cfDNAの配列情報に両親のハプロタイプデータを組み合わせ，胎児のゲノム配列を推定し，劣性遺伝疾患の遺伝子変異の検出も行われている[18)-20)]。欧米ではすでにこのような技術が実用化され，超音波異常をもつ胎児の単一遺伝性疾患を疑う場合に，cfDNAから胎児の遺伝子変異を決定する検査が実用化されている。

cfDNAを用いた検査は出生前の染色体検査にとどまらず，がん分野においても高感度にがん細胞特異的な遺伝子変異を検出する方法として用いられており，cfDNAを用いた遺伝子・染色体検査の技術革新は著しい。一方で，網羅的遺伝子・染色体検査においては，意義不明の遺伝子変化（variation of unknown significance：VUS）がみつかってきて，特に出生前検査の場合にはその対応に苦渋する場合がある。また，本来の検査の目的としていない遺伝子変異が二次的所見・偶発的所見としてみつかる可能性がある。将来の疾患発症予測となるような遺伝子変異は，発症に対する不安などの心理的問題のみならず，生命保険加入や雇用，結婚・家族計画などに影響が及ぶ可能性もあり，さらには被検者だけでなく血縁で遺伝子変異を共有している可能性も考慮しなければいけない。そのため，網羅的な遺伝子・染色体検査を行う場合には，「検査する／しない」，「結果を知りたい／知りたくない」といった患者の気持ちと意思を十分に確認する場を設ける必要があり，二次的所見・偶発的所見としていきなり目の前に突きつけないよう，十分説明したうえでクライエントの意思確認を行い検査にのぞむ必要がある。

まとめ

近年，AMEDが主導するIRUDなど，未診断疾患患者に対して遺伝学的解析などにより，原因遺伝子が明らかとなる症例が増加している。一方で診断が明らかとなった患者の家族には，次子に関する不安が提起されるが，本邦における着床前や出生前の遺伝学的検査の体制はまだ十分に整備されておらず，診断後から継続的で十分な支援を提供できる体制作りが必要である。本稿で挙げた検査は，個別に行われるものではなく，それぞれが密接に関わっており，包括的な診療体制の整備が望まれる。

またNGSに代表される生命科学研究分野における技術革新は，解析技術の高度化に伴い，複雑な機器の操作や大量に生成されたデータの解析を行うことができる高度な技術専門職や，解析データの臨床的意義を判断する遺伝医学的専門知識を備えた人材の育成も必要である。一方で周産期のゲノム解析は，生命倫理や遺伝リテラシーなどに関する問題を含むため，各診断の実施に対し，倫理的・法的・社会的問題など種々の問題を俯瞰的に捉え，正確な情報を患者に伝え，患者が納得した意思決定ができるように援助する人材も必要になる。

現在，周産期におけるNGSを用いた遺伝子・染色体診断の環境はソフト面・ハード面ともにまだまだ成熟しているとは言い難い。しかし，これらの人材を適切に育成し，周産期におけるゲノムシーケンスを適正に利用することで，妊娠を切望する夫婦たちに福音をもたらすことができるだろう。

参考文献

1) Grody WW, et al : Genet Med 15, 482-483, 2013.
2) Committee Opinion, 1-15, 2017.
3) 民間事業者が提供する非発症保因者診断を目的とした 臨床研究「夫婦遺伝子スクリーニング検査」についての懸念
4) Munné S, et al : Fertil Steril 108, e19, 2017.
5) Rubio C, et al : Fertil Steril 107, 1122-1129, 2017.
6) Fiorentino F, et al : Hum Reprod 29, 2802-2813, 2014.
7) Yang Z, et al : BMC Med Genomics 1-13, 2015.
8) Greco E, Minasi MG, et al : N Engl J Med 373, 2089-2090, 2015.
9) PGDIS Position Statement on Chromosome Mosaicism and Preimplantation Aneuploidy Testing at the Blastocyst Stage
10) COGEN Position Statement on Chromosomal Mosaicism Detected in Preimplantation Blastocyst Biopsies
11) Lo YMD, et al : Lancet 350, 485-487, 1997.
12) Macher HC, et al : Clin Chim Acta 413, 490-494, 2012.
13) Fan HC, Blumenfeld YJ, et al : Proc Natl Acad Sci USA 105, 16266-16271, 2008.
14) Minear MA, Alessi S, et al : Annu Rev Genomics Hum Genet 16, 369-398, 2015.
15) Lefkowitz RB, et al : Am J Obstet Gynecol 215, 227.e1-227.e16, 2016.
16) Riegel M : Genet Mol Biol 37, 194-209, 2014.
17) Lebo RV, et al : J Transl Med 13, 260, 2015.
18) Fan HC, et al : Nature 487, 320-324, 2012.
19) Kitzman JO, et al : Sci Transl Med 4, 137ra76-137ra76, 2012.
20) Vermeulen C, et al : Am J Hum Genet 101, 326-339, 2017.

参考ホームページ

・NIPTコンソーシアム
　http://www.nipt.jp

加藤武馬
2009年　藤田保健衛生大学大学院医学研究科博士課程修了
　　　　同総合医科学研究所分子遺伝学研究部門博士研究員
2010年　フィラデルフィア小児病院博士研究員（〜2012年）
　　　　藤田保健衛生大学総合医科学研究所分子遺伝学研究部門助教
2018年　藤田医科大学総合医科学研究所分子遺伝学研究部門助教（大学名変更）

好評発売中

遺伝子医学 MOOK 別冊
シリーズ：最新遺伝医学研究と遺伝カウンセリング

シリーズ2

最新 精神・神経遺伝医学研究と遺伝カウンセリング

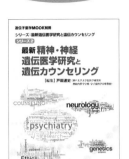

編集：戸田達史（東京大学大学院医学系研究科 神経内科学 教授）
定価：本体 6,300円＋税、B5判、308頁

●第1章 総論
1. 神経遺伝医学研究の歴史的背景と今後の課題
2. 精神疾患研究の現状と展望
3. 精神神経疾患診療における臨床遺伝学, 遺伝学的検査
4. 孤発性疾患のリスク遺伝子の発見
　－ゲノムワイド関連解析の現状, 進化と今後－
5. 次世代シーケンサー, 次々世代シーケンサーとクリニカルシーケンシング
6. 個人ゲノム解析のためのゲノムインフォマティクス
7. 遺伝子治療とゲノム編集 －最近の進歩－
8. iPS細胞を用いた神経・精神疾患解析と創薬研究
9. 光遺伝学
10. 認知症診断ツールとしてのPETイメージング
11. エピジェネティクス －環境情報を包含した遺伝情報の生物学的基盤－
12. 革新脳とマーモセット
13. 神経変性疾患のレジストリと遺伝子リソースバンク
14. 新規治療法の開発とその関連制度

●第2章 精神・神経疾患の遺伝医学研究・診療各論
1. 脳血管障害における遺伝医学研究の進歩と現況
2. アルツハイマー病
3. パーキンソン病の遺伝子研究
4. 多系統萎縮症
5. 脊髄小脳変性症
6. 多発性硬化症
7. 筋萎縮性側索硬化症
8. 末梢神経疾患
9. 筋疾患の遺伝医学研究
10. ミトコンドリア病
11. てんかん
12. 双極性障害の遺伝学
13. パニック症の遺伝研究
14. 統合失調症
15. 自閉症スペクトラム障害
16. 神経内科疾患のファーマコゲノミクス
17. 心理的形質と双生児研究

●第3章 精神神経遺伝カウンセリング各論
1. 精神・神経難病疾患の遺伝カウンセリングに参加するカウンセラー（神経内科専門医, 臨床遺伝専門医, 認定遺伝カウンセラー）の役割と考え方
2. 精神・神経遺伝カウンセリングの実際
3. 出生前診断と発症前診断
4. 精神神経遺伝カウンセリングの実際
　（ケーススタディ）
　1）ハンチントン病
　2）ミトコンドリア病
　3）筋強直性ジストロフィー
　4）精神疾患の遺伝を患者家族とどう話し合うか
5. 認定遺伝カウンセラー制度と教育トレーニング

●第4章 倫理的・法的・社会的諸問題
1. 患者登録と情報
2. ハンチントン病と患者会
3. 難病支援制度
4. 遺伝性神経難病の研究に関する倫理的諸問題
5. 社会とともに進めるゲノム医学研究のあり方
　－ゲノムデータの共有と研究への患者参加を中心に

お求めは医学書販売店、大学生協もしくは弊社購読係まで

発行／直接のご注文は

 株式会社 メディカルドゥ

〒550-0004
大阪市西区靱本町1-6-6　大阪華東ビル5F
TEL.06-6441-2231　FAX.06-6441-3227
E-mail　home@medicaldo.co.jp
URL　http://www.medicaldo.co.jp

第5章

がん

第5章　がん

1．遺伝性腫瘍に対するクリニカルシーケンス

平沢　晃

　従来より遺伝性腫瘍に対する遺伝学的検査は，十分な遺伝カウンセリングの実施と，リスク評価に基づいて遺伝子バリアントを保持している可能性が高い遺伝子の検査から施行するというアプローチが主流であった．しかしながら，近年のがんクリニカルシーケンスや PARP 阻害薬を用いるためのコンパニオン診断を行う機会に，遺伝性腫瘍に関連した生殖細胞系列病的バリアントが同定される機会が増えてきている．遺伝性腫瘍の生殖細胞系列病的バリアント保持者に対しては，適切ながん予防策を講じることで，がん死を低減することが可能となることがあるため，がんゲノム医療実用化時代においてこそ遺伝性腫瘍に関する知識が重要である．

はじめに

　家系内で集積性を認める腫瘍は一般に「家族性腫瘍」といわれ，その中でも特に原因遺伝子が判明しているものは「遺伝性腫瘍」と称される．従来より家族歴の聴取から家族性腫瘍をスクリーニングして，遺伝カウンセリングとリスク評価の後，可能性が高い遺伝性疾患の原因遺伝子より遺伝学的検査を行うことが，遺伝性腫瘍同定における典型的なアプローチであった．しかしながら近年の実地臨床では，多数の遺伝性腫瘍関連遺伝子を同定するマルチ遺伝子パネル検査が主流になりつつある．またがん患者においては，治療薬の選択を目的とした，がんクリニカルシーケンスや抗がん薬のコンパニオン診断を契機に生殖細胞系列病的バリアント（病的変異）が検出される機会にも遭遇するが，このことはがん罹患者本人の二次がん，および生殖細胞系列バリアントを共有している可能性がある血縁者への対応が必用となる．

　このようなゲノム医療実用化とともに，遺伝性腫瘍の遺伝子病的バリアント保持者あるいはその家系の同定にいたるアプローチは多様化している．今後は実地臨床において遺伝性腫瘍の遺伝子病的バリアントを保持していることがわかっている患者やその血縁者に接する機会が増大してくることは明らかである．本稿では遺伝性腫瘍の概説とそのクリニカルシーケンスについて述べる．

I．遺伝性腫瘍の特徴

　一般に多くのがんは，遺伝因子に複数の環境要因が加わることによって疾患が発症する多因子遺伝性の疾患である．家系内で集積性を認める腫瘍は一般に「家族性腫瘍」といわれ，その中でも特に原因遺伝子が判明しているものは「遺伝性腫瘍」と称される．遺伝性腫瘍の多くは常染色体優性遺伝形式をとり，親が遺伝性腫瘍に関連する病的バリアントを有する場合，その子には50％の確率でそのバリアントが伝えられる．遺伝性腫瘍の家系内では各世代に連続して複数の罹患例が存在し，若年発症例，多発性腫瘍例，（目や乳房などの）両側性臓器では両側性の腫瘍発症がみられる（図❶）．一方で散発性腫瘍では家系

---

key words

遺伝性腫瘍，家族性腫瘍，生殖細胞系列バリアント，クリニカルシーケンス

内にがん集積が認められず，高齢発症，孤発性発症，両側性臓器でも一側性発症が特徴である。遺伝性腫瘍と非遺伝性腫瘍において，これらの表現型をとることはKnudsonの提唱したtwo hit theoryで説明可能である（**図❷**）。

1. 遺伝性腫瘍の原因遺伝子とその表現型

表❶に代表的な遺伝性腫瘍の症候群とその原因遺伝子を，**表❷**に遺伝子と関連腫瘍（表現型）について示した。ただし**表❷**に記載した遺伝子の浸透率（penetrance），すなわち遺伝子のバリアント保持者が実際に発病する率は遺伝子やその表現型により様々であり，臨床的マネージメントが確立されているものから症例報告レベルまで様々であることに注意が必要である。

II. 病的バリアントへの対応

1. クリニカルシーケンスで遺伝性腫瘍の生殖細胞系列バリアントが同定された際の対応

遺伝性腫瘍の実地臨床におけるエンドポイントは通常のがん診療と同じく「がん死の低減」であり，病的バリアント保持者に対しては，がん予防戦略を考慮する。遺伝性腫瘍領域でがん予防の概念が実地臨床に導入されている疾患に遺伝性乳がん卵巣がん（hereditary breast and ovarian cancer：HBOC）がある。HBOCの原因である*BRCA1/2*の遺伝子変異保持者に対するがん一次予防法（がん発症を予防する）としては，リスク低減卵管卵巣摘出術（risk-reducing salpingo-oophorectomy：RRSO），リスク低減乳房摘出術（risk-reducing mastectomy：RRM），卵巣がんに対する経口避妊薬，および乳がんに対するタモキシフェンなどがある。これらのリスク低減策のうち，現時点で最も効果が高いがん一次予防法はRRSOである。RRSOは乳がんや卵巣がんのがん発症リスク低減効果のみならず，乳がん・卵巣がんによる死亡，全死亡を低減することが報告されており[1)2)]，国内外のガイドラインでも推奨されており，本邦では2008年よりRRSOが実地臨床で導入されている[3)]。RRSOやRRMはがん

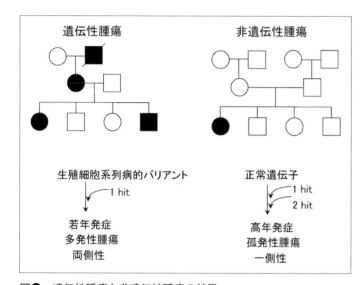

図❶ 遺伝性腫瘍と非遺伝性腫瘍の特徴
遺伝性腫瘍と散発性（非遺伝性）腫瘍の表現型（phenotype）の比較

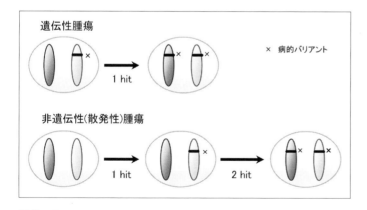

図❷ Two hit theory
Knudsonは網膜芽細胞腫をモデルに，発がんが起こるためにはDNAに複数回の傷がつくこと（hit）が必要であると提唱した。遺伝性網膜芽細胞腫の児では，生殖細胞系列病的バリアントを保持しており，そこへ対側アレルに2回目のhitが生じると速やかに発症にいたる。非遺伝性（散発性）の網膜芽細胞腫は，腫瘍が発生するまでに2hitが必用となるため，片側性かつ高齢になってからの発症が特徴である。

表❶　代表的な遺伝性腫瘍と原因遺伝子

疾患名	関連する腫瘍	原因遺伝子
遺伝性乳がん卵巣がん	乳がん，卵巣がん，前立腺がん，膵がん	BRCA1, BRCA2
リンチ症候群	大腸がん，子宮体がん，卵巣がん， 小腸がん，腎盂・尿管がん，胃がん， 胆道・膵がん	MSH2, MLH1 MSH6, PMS2
家族性大腸ポリポーシス	大腸がん，胃がん，十二指腸がん， デスモイド腫瘍	APC
Li-Fraumeni 症候群	骨軟部肉腫， 乳がん（とくに若年），脳腫瘍， 副腎皮質腫瘍，白血病	TP53
Peutz-Jeghers 症候群	消化管ポリポーシス，消化器がん， 子宮頸部腺型悪性腫瘍，卵巣腫瘍， 膵がん，精索腫瘍，乳がん	STK11
Cowden 症候群（PTEN 過誤腫症候群）	甲状腺腫瘍，乳腺腫瘍，子宮体がん	PTEN
網膜芽細胞腫	網膜芽細胞腫，骨肉腫，肉腫	RB1
多発性内分泌腫瘍症（MEN）1 型	下垂体・膵ランゲルハンス島・ 副甲状腺などの腫瘍/過形成	MEN1
多発性内分泌腫瘍症（MEN）2 型	甲状腺髄様がん，副甲状腺機能亢進症， 褐色細胞腫	RET
Von Hippel-Lindau 症候群	脳腫瘍，網膜血管腫， 小脳・延髄・脊髄など中枢神経の血管芽細胞腫， 腎・膵・肝・副腎などの嚢胞/腫瘍	VHL
ウィルムス腫瘍（腎芽腫）	腎腫瘍， 泌尿生殖器系・筋・骨格系などの奇形	WT1, WT2
遺伝性黒色腫	黒色腫，膵がん	p16
遺伝性乳頭状腎細胞がん	乳頭状腎細胞がん	MET

未発症者（phenotype としては健常人）に対する介入であることから，倫理的対応についても留意が必要である．

2. 本来の検査目的以外で同定された生殖細胞系列バリアントに対する対応

最近は従来より行われてきた遺伝子のバリアントを同定する手法から，遺伝子パネル検査，全エクソンシーケンス，全ゲノムシーケンスなどの手法が汎用されてきている．これらいずれの方法においても，本来の検査目的以外で生殖細胞系列バリアントの存在が示される可能性がある．米国臨床遺伝・ゲノム学会（American College of Medical Genetics and Genomics：ACMG）は，臨床検査として実施される遺伝子解析において，偶発的または二次的所見に生殖細胞系列バリアントが得られた場合の対応につき勧告を出した[4]．その中で被検者に結果を開示すべき最小限のリストとして，がん関連，循環器領域，家族性高コレステロール血症関連，および麻酔の副作用に関連した悪性高熱症などの 24 疾患・56 遺伝子を，本人に開示すべき対象として挙げている[4]．そのうち 16 疾患は HBOC をはじめとした遺伝性腫瘍であり，2016 年には遺伝子リストが一部改変された[5]．

本邦では 2018 年に日本医療研究開発機構（AMED）「医療現場でのゲノム情報の適切な開示のための体制整備に関する研究」班（研究代表者：京都大学 小杉眞司）「ゲノム医療における情報伝達プロセスに関する提言」が公表されている[6]．

III. 返却を考慮すべき生殖細胞系列バリアントの種類と頻度に対する課題

ところで上記の ACMG の推奨リスト以外に，pathogenesis が明らかで予防上のメリットがある場合の遺伝子の病的バリアントが同定された時にはどのように対応したらよいであろうか？ 表❸に，ACMG ガイドライン[4)5)]に記載がなく，NCCN ガイドライン[7]で管理法が言及されている遺伝子を記載した．今後はこれら遺伝子のバリアント保持者についてのデータ構築と，それらのデータに基づいた遺伝カウンセリングにおける対

表❷ 遺伝子病的バリアントとその表現型（関連腫瘍）の関係

遺伝子名	乳がん	卵巣がん	大腸がん	子宮体がん	悪性黒色腫	胃がん	前立腺がん	膵がん	その他
APC			○			○		○	○
ATM	○		○			○	○	○	
AXIN2			○						
BARD1	○	○							
BMPR1A			○			○			
BRCA1	○	○			○	○	○	○	
BRCA2	○	○			○	○	○	○	
BRIP1	○	○							
CDH1	○					○			
CDK4					○				
CDKN2A					○			○	○
CHEK2	○		○				○		
DICER1		○							○
EPCAM		○	○	○					
GREM1			○						
HOXB13							○		
MLH1		○	○	○		○			
MRE11A									
MSH2		○	○	○		○			
MSH6		○	○	○					
MUTYH	○		○						
NBN	○								○
NF1	○								○
PALB2	○	○					○	○	
PMS2		○	○	○		○			○
POLD1			○						
POLE			○						
PTEN	○		○	○	○				
RAD51C	○	○					○		
RAD51D	○	○					○		
SMARCA4		○							○
SMAD4			○			○			
STK11	○	○	○			○		○	○
TP53	○	○	○	○	○	○	○	○	○
VHL								○	
XRCC2	○								

注：遺伝子病的バリアント保持者が実際に発病する率は遺伝子やその表現型により様々である。
本表では臨床的マネージメントが確立されているものから症例報告レベルまで含まれていることに注意。

応，およびサーベイランス法の確立が重要となる。
　さらに生殖細胞系列バリアントが検出される割合は人種やがん種およびその組織型によって異なることが知られている。特に乳がん，婦人科がんなどのがんクリニカルシーケンスにおいては比較的高率に生殖細胞系列バリアントが検出され，特にアシュケナージ系ユダヤ人で高率に同定されることがわかっている。著者らは慶應義塾大学医学部産婦人科学教室バイオバンク（Keio Women's Health Biobank）に保管されている上皮性卵巣がん，卵管がんおよび腹膜がん，計230例由来のgermline DNAを対象として，遺伝性卵巣がんに関連すると考えられる75-79遺伝子のバリアントをSureSelect XT Target Enrichment System（Agilent Technologies社）を用いてターゲットキャプチャーを行い，MiSeq（Illumina社）を用いて解析した。

表❸ ACMGガイドライン[1)2)]に記載がなく，NCCNガイドライン[8)]で管理法が言及されている遺伝子

遺伝子	特徴
ATM	乳がんのリスクを増大させる，膵がんまたは前立腺がんについて不明またはエビデンスが不十分
BRIP1	卵巣がんのリスクを増大させる
CDH1	びまん性胃がん，乳腺小葉がんのリスクを増大させる
CHEK2	乳がん，結腸がんのリスクを増大させる
NBN	乳がんのリスクを増大させる，卵巣がんのリスクについては不明またはエビデンスが不十分
NF1	乳がんのリスクを増大させる，悪性末梢神経鞘腫瘍，GIST など
PALB2	乳がんのリスクを増大させる，卵巣がんのリスクについては不明またはエビデンスが不十分
RAD51C	卵巣がんのリスクを増大させる，乳がんのリスクについては不明またはエビデンスが不十分
RAD51D	卵巣がんのリスクを増大させる，乳がんのリスクについては不明またはエビデンスが不十分

表❹ 卵巣がん例における生殖細胞系列病的バリアント（n=230）（文献8より）

がん関連遺伝子	病的バリアント保持例 n（%）
BRCA1	19 (8.3)
BRCA2	8 (3.5)
ミスマッチ修復遺伝子*	6 (2.6)
RAD51D	3 (1.3)
ATM	2 (0.9)
MRE11A	1 (0.4)
FANCC	1 (0.4)
GABRA6	1 (0.4)
合計	41 (17.8)

※ MLH1（n=1），MSH2（n=1），MSH6（n=2），PMS2（n=2）

同定されたバリアントはACGMの推奨に従って分類し，さらにBRCA1/2の生殖細胞系列バリアントの解釈にはMyriad Genetic Laboratoriesデータベース用いた。その結果，41例（17.8%）で合計11遺伝子の生殖細胞系列病的バリアントを認めた（表❹）[8)]。そのうちBRCA1/2の病的バリアントをそれぞれ19例（8.3%）と8例（3.5%）で，ミスマッチ修復遺伝子の病的バリアントを6例（2.6%）で検出した。このことは，卵巣がんを対象にがんクリニカルシーケンスを行った場合，約15%の例でHBOCまたはLynch症候群の家系が同定されることを意味する。

さいごに －遺伝性腫瘍の同定からがん死の低減をめざす－

ゲノム医療実用化の流れと並行して，生殖細胞系列のバリアントを扱う遺伝（子）医療の領域は大きな潮流の中にある。遺伝性腫瘍の遺伝子の病的バリアントを知ることは，本人の二次がんに対する対応や，未発症家系員に対するがん予防につなげられるという医学的メリットを有することもあり，遺伝カウンセリングを受けられる環境を整えておく必要がある。

今後は実地臨床では，従来より行われてきたリスク評価に基づく単一遺伝子の遺伝学的検査のみならず，がんクリニカルシーケンスやコンパニオン診断によって，遺伝性腫瘍に関連した生殖細胞系列病的バリアントが同定される機会が増えることが予測される。適切な遺伝カウンセリングや遺伝学的検査を行い，適切ながん予防策を講じることで，がん死を低減することが可能となることがある。がんゲノム医療実用化時代においてこそ，生殖細胞系列バリアントに対する考え方や遺伝性腫瘍に関する知識が重要になってくる。

参考文献

1) Domchek SM, et al : JAMA 304, 967-975, 2010.
2) Marchetti C, et al : BMC Womens Health 14, 150, 2014.
3) Hirasawa A, et al : Jpn J Clin Oncol 43, 515-519, 2013.
4) Green RC, et al : Genet Med 15, 565-574, 2013.
5) Kalia SS, et al : Genet Med 19, 249-255, 2017.
6) 日本医療研究開発機構（AMED）：「医療現場でのゲノム情報の適切な開示のための体制整備に関する研究」班（研究代表者：京都大学 小杉眞司）「ゲノム医療における情報伝達プロセスに関する提言」
https://www.amed.go.jp/news/seika/kenkyu/exome_20180411.html
7) NCCN腫瘍学臨床診療ガイドライン：乳がんおよび卵巣がんにおける遺伝学的/家族性リスク評価 2018年第1版 2017年10月3日（日本語版）
https://www2.tri-kobe.org/nccn/
8) Hirasawa A, et al : Oncotarget 8, 112258-112267, 2017.

平沢 晃
1995 年 慶應義塾大学医学部卒業
同産婦人科研修医
2000 年 東京医科歯科大学難治疾患研究所遺伝疾患研究部門（分子細胞遺伝）
2004 年 博士（医学）（慶應義塾大学）
2005 年 慶應義塾大学医学部産婦人科助教（助手）
2012 年 フィンランド共和国 Institute for Molecular Medicine Finland（FIMM），フィンランドアカデミー上級研究員
2015 年 慶應義塾大学医学部産婦人科専任講師
2018 年 岡山大学大学院医歯薬学総合研究科病態制御科学専攻腫瘍制御学講座（臨床遺伝子医療学分野）教授

第5章 がん

2．分子標的治療薬とコンパニオン診断

高橋俊二

がん分子標的薬の使用には，がん細胞における分子標的の確定（バイオマーカー）が必要になり，これを標準化したものがコンパニオン診断薬である。最近は分子標的薬の開発と並行して開発され，ほぼ同時に承認されることが多い。トラスツズマブにおけるHercepTest，EGFR-TKIにおけるEGFR変異検査，さらに最近の次世代シークエンス（NGS）による遺伝子パネルを用いて同時に多くの分子標的を検索し標的治療薬を選択する診断薬などについて概説する。

分子標的薬は，2000年前後に全く新しいタイプの抗がん剤として登場した。

分子標的薬によって，既存の抗がん剤では手も足も出なかったがんの一部に対して，劇的な治療効果が現れた。例えば，グリベック®（イマチニブ）によって慢性骨髄性白血病（CML）や消化管間質腫瘍の治療は一変した。CMLのように診断の確定（Ph1染色体の同定）自身が標的の同定となる場合もあるが，多くの場合，分子標的薬の使用には分子標的の確定（バイオマーカー）が必要になり，これを標準化したものがコンパニオン診断薬ということになる。

コンパニオン診断薬の承認については，PMDAから技術的ガイダンスが2013年に出されている（図❶）[1]。コンパニオン診断薬は特定の医薬品の有効性または安全性の向上などの目的で使用され，かつ特定の医薬品の使用に不可欠であり，単に疾病の診断などを目的とするものを除くものとされている。コンパニオン診断薬と医薬品は原則，同時期に申請すべきものであり，連携して医事相談・審査が行われ，診断薬の性能を証明し

たデータと診断薬を用いて投与対象者を選択することの適切性を示すデータが必要とされる。また原則として，治療薬臨床開発の早期段階でバイオマーカー陰性例での使用も含めて検討することが必要である。これまでの主な分子標的薬とコンパニオン診断の発展について概要を記載する（表❶）。

I．分子標的薬とコンパニオン診断

1．乳がんにおけるHER2抗体（トラスツズマブ）とHER2免疫染色・FISH

HER-2（ErbB-2）は乳がんの20〜30％において遺伝子増幅，高発現が認められ，HER2陽性乳がんはアグレッシブで予後不良であることが知られていた。ヒト化HER2抗体であるトラスツズマブ（ハーセプチン®）はHER2に特異的に結合し，シグナル伝達抑制，ADCC促進により抗腫瘍効果が認められた。HER2高発現転移性乳がんにおけるトラスツズマブと化学療法の併用によって予後を改善することが報告された[2]。その後，さらにHER2チロシンキナーゼ阻害剤であるラ

---

key words

分子標的薬，コンパニオン診断薬，トラスツズマブ，HercepTest，EGFR阻害剤，EGFR抗体，ALK阻害剤，BRAF阻害剤，PARP阻害剤，NGS

パチニブ，トラスツズマブに抗がん剤（DM1）を結合した antibody-drug conjugate（T-DM1）も承認されている。

ハーセプチン®の承認時のHER2免疫染色の診断薬として，HercepTest（DAKO社），ベンタナ I-VIEW パスウェー HER2 が同時に承認された。これは分子標的薬のコンパニオン診断薬として初めての保険承認である。さらに協和ステインHER2/neu，ヒストファイン HER2 キット，ヒストファイン HER2 キット，パスビジョン HER-2 DNA プローブキットなどが承認されている。HercepTest による染色状況で 0，1+，2+，3+ に分けられ，3+ は陽性，2+ はさらに FISH（その後 ISH）での増幅確認が必要とされた（図❷）。その根拠としては，トラスツズマブ単剤の試験において，3+，2+FISH+ の症例で奏効率は同様に35％前後であり，FISH（-）症例では7％であったこと，さらにパクリタキセルとの併用でも

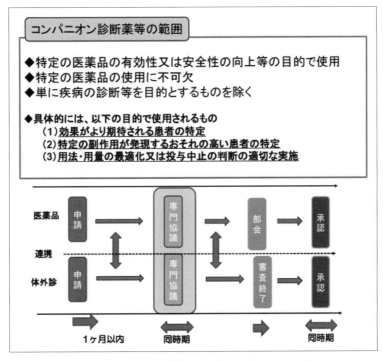

図❶ コンパニオン診断薬 技術的ガイダンス（2013.12.24）

表❶ 分子標的薬とコンパニオン診断

標的	薬剤	がん種	コンパニオン診断薬
HER-2	trastuzumab, lapatinib, T-DM1	乳がん，胃がん	HercepTest
EGFR	gefitinib, erlotinib, afatinib, osimertinib	非小細胞肺がん	therascreen®EGFR，コバス®EGFR
KRAS	cetuximab, panituzumab	結腸がん	TheraScreen K-RAS Mutation Detection kit, OncoGuide KRAS Mutation Detection Kit, MEBGEN RASKET-B Kit
ALK	crizotinib, ceritinib, alectinib	非小細胞肺がん	Vysis ALK Break Apart FISH プローブキット，ヒストファイン ALK 検出キット，ベンタナ OptiView ALK
BRAF	vemurafenib, dabrafenib, trametinb	悪性黒色腫，非小細胞肺がん	cobas® 4800 BRAF V600 Mutation Test, THxID BRAF キット，Oncomine Dx Target Test
BRCA-1/2	oraparib	卵巣がん，乳がん	BRACAnalysis

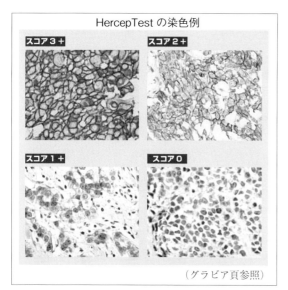

（グラビア頁参照）

IHC3+，FISH+ がともに奏効率49％と高いことが示された[3]。日本では病理学会によるHER2乳癌検査ガイド[4]が作成され，その後ASCO/CAPガイドラインに合わせて2014年に第4版が出版されている。

続いてHER2陽性胃がんにおいてもトラスツズマブと化学療法の併用効果が報告され[5]，承認された。胃がんにおいてもHercepTestが使用されているが，乳がんに比較して染色のheterogeneityが多いなど差はあり，診断基準も一部異なることから胃がんHER2ガイドライン[6]が別に作成されている。最近は次世代シークエンス（NGS）などにより肺がん，大腸がんなど

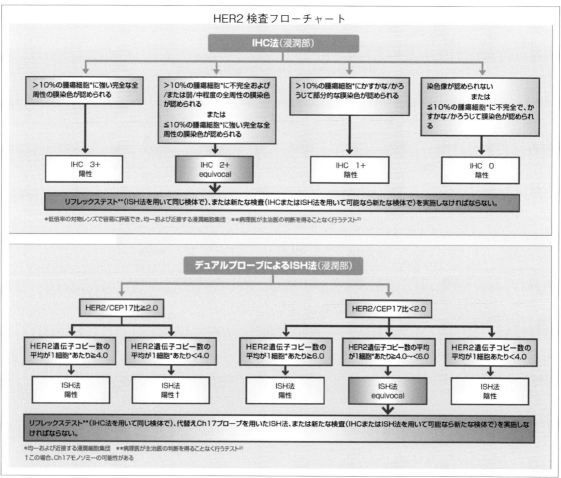

図❷　HercepTestとトラスツズマブの適応
HER2検査ガイド乳癌編第4版　2014

種々のがん種でHER2変異・増幅が認められ，抗HER2薬の使用範囲が広がりつつある。

2. 肺がんにおけるEGFRチロシンキナーゼ阻害剤（EGFR-TKI）とEGFR変異検査

上皮性悪性腫瘍の多くでEGFRの過剰発現があり，その阻害剤（EGFR-TKI）であるゲフィチニブ，エルロチニブの非小細胞性肺がんでの有効性が報告され，承認された。そのバイオマーカーとしてEGFR発現が検討されたが相関はなく，一方，アジア人女性，非喫煙者における有効性が高いことが報告されていたが，その機序は明らかでなかった。2004年にEGFRの活性型変異とゲフィチニブの効果の関連が報告され[7)8)]，EGFR変異がバイオマーカーとして確立した。非小細胞肺がんにおけるEGFR変異は日本人の腺がんの45%に認められ，多くはエクソン19欠失変異とエクソン21のL858R点突然変異である[9)]。さらにEGFR-TKIの耐性例の約半数ではEGFRのT790M変異が認められ，T790M変異に有効なEGFR-TKIとしてオシメルチニブが承認された[10)]。

2007年にEGFR変異検査が保険承認されたが，各施設あるいは検査センターにおいてPNA LNA PCR-Clamp法，PCR-Invader法などが行われていた。その後2012年にScorpion-ARMS法を用いたリアルタイムPCR法（therascreen® EGFR，キアゲン社），2014年にTaqman-probe法を用いたリアルタイムPCR法（コバス® EGFR，ロシュ・ダイアグノスティックス社）が体外診断用医薬品として承認され，主要検査センターで行われている。主要なL858R変異，エクソン19欠失変異，T790M変異のほか，稀な変異が検索できるようになった。

さらに最近では，NGSをベースとする変異検査が採用される流れになっている。欧州では2015年にEGFR変異を含む22種のがん関連遺伝子のNGS用腫瘍遺伝子パネル（Oncomine Solid Tumor DNA-kit，サーモフィッシャー社）が承認され，日本でもFoundation oneパネルの承認申請が行われている。

また，獲得性のT790M変異検査は腫瘍の再生検が必要であるが困難な場合も多く，初めてのliquid biopsy検査として，2018年にコバス® EGFR v2.0が血漿検体にも拡大適応され承認された。

3. 大腸がんにおけるEGFR抗体とKRAS変異

大腸がんも多くにEGFR高発現が認められ，抗EGFR抗体（セツキシマブ，パニツムマブ）の有効性が報告され[11)]，2008年，2010年に承認された。EGFR抗体効果についてもEGFR発現などとの関連が検索されたが正に相関するものはみつからず，その後，種々のEGFR抗体併用試験のレトロスペクティブ解析から，KRASエクソン2（コドン12, 13）変異のある症例はEGFR抗体による治療効果・予後改善効果が認められないことが2011年に明らかになった[12)]。さらにエクソン2以外のKRAS遺伝子変異，NRAS遺伝子変異とEGFR抗体の効果の検討が行われ，KRAS/NRAS遺伝子変異がある症例では効果が認められないことも明らかになった[13)]。

RAS変異検査については，現在リアルタイムPCRによる3種類のK-RAS遺伝子検査およびRAS遺伝子検査法が承認されている（TheraScreen K-RAS Mutation Detection kit, OncoGuide KRAS Mutation Detection Kit, MEBGEN RASKET Kit）。

4. 肺がんにおけるALK阻害剤とALK変異

ALKは未分化大細胞型リンパ腫（anaplastic large cell lymphoma：ALCL）における融合遺伝子として同定されていたが，2007年に非小細胞肺がんにおいてEML4-ALK融合遺伝子が同定され，EGFR遺伝子やKRAS遺伝子の変異と相互排他的でドライバー変異であることが明らかになった[14)]。ALK，c-met阻害剤であるクリゾチニブの第Ⅱ相試験での高い奏効率が報告され[5)]，日本でも2012年に承認された。続いてクリゾチニブ耐性例にも有効で副作用の少ない第二世代ALK有効剤セリチニブ[15)]，アレクチニブ[16)]が開発され，さらにアレクチニブが1st lineでもクリゾチニブより有効なことが報告されている[17)]。さらなる耐性に有効な薬剤としてlorlatinib[18)]が申請され，優先審査対象となっている。

ALK融合遺伝子の検出についてはクリゾチニブの承認に伴い，臨床試験に用いられたFISH診断キット（Vysis® ALKBreak Apart FISHプローブキット）が承認された。一方，アレクチニブの承認に伴い増感免疫染色法（iAEP）によるヒストファインALK検出キット（ニチレイ），さらにセリチニブの承認に伴いベンタナOptiView ALKキットが承認され，スクリーニングとして免疫染色，陽性例でFISHが行われることが多い。

5. 悪性黒色腫，肺がんにおけるBRAF阻害剤とBRAF変異

黒色腫細胞における遺伝子変異で最も多いのがBRAF変異であり，その約90％はV600（V600E）で，下流のMAPKシグナルの活性化を引き起こす。BRAF変異は表在拡大型（SSM）に多く，日本人悪性黒色腫では比較的少ない[19]。

ベムラフェニブは変異BRAF特異的阻害剤で，ダカルバジンとの第Ⅲ相比較試験において，BRAF V600E変異をもつ進行未治療悪性黒色腫患者において生存を改善することが報告され[20]，日本でも2015年に承認された。続いてBRAF阻害剤（ダブラフェニブ）とMEK阻害剤（トラメチニブ）の併用がBRAF阻害剤単独より有効であり，かつ副作用も少ないことが報告され[21]，2016年に承認されている。

ベムラフェニブ承認と同時にコンパニオン診断薬として，real time PCRによるBRAF遺伝子変異検査（cobas® 4800 BRAF V600 Mutation Test）が承認された。またダブラフェニブ・トラメチニブ併用のコンパニオン診断薬としてTHx ID BRAFキット（シスメックス・ビオメリュー社）が承認された。

非小細胞肺がんでも1〜3％程度であるがBRAF転移が認められ，BRAF阻害剤（ダブラフェニブ）とMEK阻害剤（トラメチニブ）の併用による第Ⅱ相試験において高い奏効率が報告されて[22]，BRAF変異肺がんにおけるダブラフェニブとトラメチニブ併用が2018年3月に承認された。そのコンパニオン診断薬として，NGSをベースとする46遺伝子の変異検査Oncomine Dx Target Test（サーモフィッシャー社）が承認申請されている。

6. 遺伝性乳がん，卵巣がんにおけるPARP阻害剤とBRCA-1/2変異

遺伝性乳がん，卵巣がんの主な原因遺伝子はBRCA-1/2であり，がん細胞ではBRCA-1/2の不活性化変異によってDNA損傷の修復機構（特にhomologous recombination）が障害されており，オラパリブなどのPARP（polyADP ribose polymerase）阻害剤により特異的に細胞障害が起こることが期待される。

オラパリブは，まず卵巣がんにおいてはいくつかの第Ⅰ/Ⅱ相試験で奏効率30％台が報告され[23]，さらに第Ⅲ相試験（SOLO-2）で化学療法後の維持療法として有効であることが報告された[24]。

乳がんにおいても，まず第Ⅰ/Ⅱ相試験で奏効率40％台が報告され[25]，第Ⅲ相試験（OlympiAD）において既治療のBRCA変異陽性乳がん患者における標準治療との比較でPFS，奏効率が優れていた[26]。

BRCA遺伝子変異の検出については，Myriad社の日本でのオラパリブの承認に合わせて，2018年4月にMyriad社のBRACAnalysisが承認された。これは患者末梢血からゲノムDNAを分離し，PCRおよびサンガーシークエンシングによりBRCA-1/2遺伝子変異を検出するものである。OlympiAD試験において，BRACAnalysisによりBRCA遺伝子変異と診断された患者ではHR0.57でオラパリブがPFSを延長した[26]。

Ⅲ. Precision medicine と Target sequencing

NGSの臨床への導入により，同時に多くの遺伝子の変異を検索し，検出された遺伝子変異に適合した分子標的薬を試みる臨床試験が開始されている。

NCI-MATCH試験はその典型で，NGSを用いたThermo Fisher Oncomine assayにて143遺伝子の異常（hot spot mutation, amplification, fusion）を検索し，遺伝子異常に対する分子標的治療の第Ⅱ相試験に導入する。現在はEGFR阻

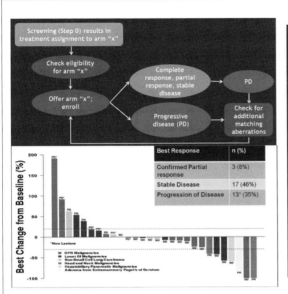
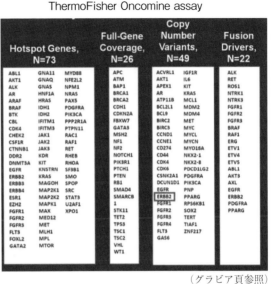

(グラビア頁参照)

図❸ NCI-MATCH試験（文献27より）

害剤，MET阻害剤，ALK阻害剤，MEK阻害剤，NTRK阻害剤など14の第Ⅱ相試験が行われており，2018年のASCOでもPI3K阻害剤，FGFR阻害剤，HER2-antibody drug conjugate（ADC）などの報告が行われた[27]（図❸）。日本でも，例えばOncomine assayを使用したSCRUM-Japan試験において，RET阻害剤[28]，ROS1阻害剤，BRAF阻害剤，FGFR阻害剤の効果などが検討されている。

今後はこれらのNGSアッセイにより種々のがん種の中で特定の遺伝子異常を検索して分子標的治療を行う，いわゆるtissue-agnostic trial/treatmentが主流になっていくことが期待される。2017年にはPMDAのNGSを用いたコンパニオン診断システムの評価方針案が出され[29]，①臨床性能の評価：遺伝子変異の分類の根拠として用いる科学的所見の適切性，遺伝子変異の分類と薬剤作用機序との関連，投与対象患者特定の手順，②分析性能の評価，③ゲノムデータベースの取り扱いなどが議論されている。

参考文献

1) PMDA（2013年）
   https://www.pmda.go.jp/files/000157570.pdf
2) Slamon DJ, Leyland-Jones B, et al : N Engl J Med 344, 783-792, 2001.
3) Vogel CL, Cobleigh MA, et al : J Clin Oncol 20, 719-726, 2002.
4) 日本病理学会（2014年）
   http://pathology.or.jp/news/pdf/HER2-150213.pdf
5) Kwak EL, Bang YJ, et al : N Engl J Med 363, 1693-1703, 2010.
6) 日本病理学会（2015年）
   http://pathology.or.jp/side/pdf/her2_guideline_0613.pdf
7) Lynch TJ, Wright CD, et al : N Engl J Med 351, 809-817, 2004.
8) Paez JG, Janne PA, et al : Science 304, 1497-1500, 2004.
9) Yamaoka T, Ohba M, et al : Int J Mol Sci 18, 2017. doi: 10.3390/ijms18112420.
10) Mok TS, Wu YL, et al : N Engl J Med 376, 629-640, 2017.
11) Cunningham D, Humblet Y, et al : N Engl J Med 351, 337-345, 2004.
12) Bokemeyer C, Bondarenko I, et al : Ann Oncol 22, 1535-1546, 2011.
13) Sorich MJ, Wiese MD, et al : Ann Oncol 26, 13-21, 2015.
14) Soda M, Choi YL, et al : Nature 448, 561-566, 2007.
15) Shaw AT, Kim DW, et al : N Engl J Med 370, 1189-1197, 2014.
16) Seto T, Kiura K, et al : Lancet Oncol 14, 590-598, 2013.
17) Peters S, Camidge DR, et al : N Engl J Med 377, 829-

18) Shaw AT, Felip E, et al : Lancet Oncol 18, 1590-1599, 2017.
19) Romano E, Schwartz GK, et al : Lancet Oncol 12, 913-922, 2011.
20) Chapman PB, Hauschild A, et al : N Engl J Med 364, 2507-2516, 2011.
21) Long GV, Stroyakovskiy D, et al : Lancet 386, 444-451, 2015.
22) Planchard D, Smit EF, et al : Lancet Oncol 18, 1307-1316, 2017.
23) Audeh MW, Carmichael J, et al : Lancet 376, 245-251, 2010.
24) Pujade-Lauraine E, Ledermann JA, et al : Lancet Oncol 18, 1274-1284, 2017.
25) Tutt A, Robson M, et al : Lancet 376, 235-244, 2010.
26) Robson M, Im SA, et al : N Engl J Med 377, 523-533, 2017.
27) Jhaveri KL, Makker V, et al : J Clin Oncol 361, abstr 100, 2018.
28) Yoh K, Seto T, et al : Lancet Respir Med 5, 42-50, 2017.
29) PMDA（2017年）
https://www.pmda.go.jp/files/000214302.pdf

高橋俊二
1983年　東京大学医学部卒業
1985年　同医学部第4内科
1989年　同助手
1991年　テキサス大学留学
1994年　癌研究会付属病院化学療法科
2006年　同科乳癌骨転移原発不明がん担当部長
2012年　同化学療法部部長，総合腫瘍科部長

がん研に参ってから，種々の臓器の薬物療法に関与してきました．最近は分子標的薬を中心に新規薬剤の早期試験（第Ⅰ相試験）に力を注ぎ，患者さんに画期的な新薬が早く届けられるよう努力しております．

第5章　がん

3．造血器腫瘍に対するクリニカルシーケンス

中村聡介・横山和明・東條有伸

　次世代シーケンサーの登場により低コストかつ短期間で網羅的なゲノムシーケンスを行うことが可能となり，学術研究のみならず実臨床にも応用されてきている。われわれのグループでは自施設で診療する造血器腫瘍患者検体を用いて網羅的なゲノムシーケンスを行い，担当医にシーケンス結果を返却する，自施設完結型の臨床シーケンスの実践に取り組んでいる。さらに2015年よりIBMとの共同研究を開始し，医科研独自の解析パイプラインと併用する形で人工知能 Watson for Genomics を導入した探索的臨床研究を行っている。本稿では，われわれの取り組みをもとに，臨床シーケンスの現状と展望を概説する。

はじめに

　2007年に開発された次世代シーケンス技術（NGS）により，短時間で大量にDNA配列を電子情報化することが可能となり，シーケンスにかかる費用が急激に低減化された。かつてのヒトゲノム解析計画では，30億塩基対からなるヒトゲノム情報の電子化には1990〜2003年の13年間，費用として27億ドルを要したものの，現在では1日以内，1000ドル以下で全ゲノムシーケンスを得ることが可能である[1]。さらに近い将来には，1時間以内，100ドル程度で全ゲノムシーケンスが可能となるとされている。結果，がん細胞の増殖や生存にアドバンテージを与える，つまりがん化に直接かかわっている変異（ドライバー変異）の同定が多くのがん種で進み，がん患者のゲノム情報をシーケンスし，臨床的に翻訳・解釈して患者に返すこと，すなわち「臨床シーケンス」が実用化されてきている。一方，膨大な量のデータを実臨床に結びつけるためには臨床腫瘍学・遺伝学，分子生物学，バイオインフォマティクスの知識をもつ解釈者が大量の医学論文，データベース，臨床試験情報などと突き合わせながら臨床的に解釈・翻訳する作業が必要になってくる。しかし，このような人材は圧倒的に不足しているのが現状である。

I．がんのドライバー変異

　がんは遺伝子の病気である。遺伝形質を規定し，mRNAに転写される領域が遺伝子と呼ばれる。ヒトゲノム上には約2万個の遺伝子があると考えられているが，それはゲノムの内のわずか3％程度の領域に過ぎない[2,3]。加齢，喫煙，紫外線などの様々な要因により遺伝子変異は起こり，現在では遺伝子変異の蓄積により正常な細胞ががん化する多段階発がん説が提唱されている。そのため蓄積する遺伝子変異の中で，がんの病態に関わる変異を同定し解析することが，がんの診断，予後予測，治療方針の決定には極めて重要である。遺伝子変異には，生殖細胞系列変異と体細胞

---

key words

NGS，臨床シーケンス，造血器腫瘍，急性骨髄性白血病，人工知能，Watson for Genomics，ドライバー変異，個別化医療，がん，遺伝子変異

変異がある。生殖細胞系列変異は親から受け継ぐ先天的な変異であり，体を構成するすべての細胞にみられる DNA の変異である。一方，体細胞変異はヒトが生きていく過程において後天的に獲得した DNA の変異である。これらの変異はそのがん化における役割からドライバー変異とパッセンジャー変異に区別される。ドライバー変異とは，遺伝子異常ががん細胞の増殖や生存にアドバンテージを与える，つまりがん化に直接かかわっている変異であり，パッセンジャー変異とは，がん化には関係していない変異のことである[2]。同じ疾患名のがん患者であっても，そのドライバー変異は患者ごとに異なり，変異に対応した予後の層別化や治療法の選択などに大きく影響を与える。また NGS の実用化により，多数の患者検体を用いてドライバー変異を網羅的に解析する研究シーケンスが多くのがん種で行われた。その結果，多くのがん種でゲノム情報基盤が確立してきている。それらの変異のリストはがんゲノムアトラス（TCGA）[4]，国際がんゲノムコンソーシアム（ICGC）[5]，がんにおける体細胞突然変異カタログ（COSMIC）[6] など公共のデータベースとして提供され，誰でも利用可能である。

II．臨床シーケンス

がんの治療は，抗がん剤などの化学療法，外科手術，放射線治療の 3 つが基本とされている。造血器腫瘍では特に化学療法が治療の中心となり，効率よくがん細胞を攻撃するいわゆる分子標的薬が開発されたことと，NGS により従来の診療情報にがん特有の遺伝情報を合わせることが可能となったことで，最適な治療法が提供される段階に入ってきている。こうした遺伝子変異に基づくレベルでの個人差を見極め，それに合った治療法を選択することは，個別化医療（personalized medicine）と呼ばれている。特にゲノム情報データを文献・ガイドライン・薬剤・データベースなどの遺伝学的基盤を根拠に，臨床的に翻訳・解釈して診断や治療方針の決定に役立てることを臨床シーケンスと呼ぶ[7][8]。しかし，NGS により高速に大量の変異データは出てくるようになったが，一人一人の患者 NGS データを大量の医学論文，データベース，薬剤特許，臨床試験情報などと照らし合わせながら，臨床的に解釈・翻訳するのは非常に労力を要する。これこそが臨床シーケンスの推進，社会実装のうえで最大のボトルネックとなっている。

III．Watson for Genomics

臨床シーケンスにおける遺伝子解析の際には一人一人の患者の遺伝子異常について，大量の医学論文，遺伝子変異のデータベース，臨床試験情報などと突き合わせながら検討を行う必要があり，非常に労力を要する。PubMed 上には 2017 年時点で 2600 万件を超える論文が登録されており，がんに関する論文だけでも 20 万件を超えるという。これらすべてを参照することはもはや人間の能力では不可能である。われわれは，臨床シーケンスの支援ツールとして，人工知能 Watson for Genomics（WfG）を 2015 年 7 月から導入した。Watson は IBM 社の開発した人工知能であり，自然言語で書かれた文献のような非構造化（＝規則性のない）データから自然言語処理・機械学習を多用して重要な情報を抽出し，コーパスと呼ばれる独自の構造化（＝規則化されている）データベースに変換することができる。WfG はその中でも遺伝子解析用のソフトウエアである。膨大な量の遺伝子変異の論文と薬剤の特許情報が格納されており，さらに毎月約 1 万報の論文と約 100 件の臨床試験の情報が追加されている[9]。WfG にスーパーコンピュータで特定した遺伝子変異の一覧を入力すると，格納された情報を元に数値化を行い重要度の高い遺伝子変異，最適な薬剤のリストや臨床試験の情報をレポートとして作成してくれる。WfG を用いることで臨床医が 2 週間以上かけて行っている遺伝子変異の絞り込みが，約 10 分で可能となっている。人間と人工知能との間に生じる解釈の相違も埋まりつつあり，今後の臨床シーケンスの普及においては，欠かせないアシスタントとなることが期待されている。

IV. 当院での臨床シーケンスの取り組み

われわれのグループでは，2015年から自施設で診療する患者検体を用いて，造血器腫瘍における臨床シーケンスを行っている．2018年3月時点で，シーケンス実施回数は102回，総検体数は961検体にのぼる．東大医科研の臨床シーケンス体制を図❶に示す．まず，臨床医が患者の同意を取得し，検体（骨髄液，末梢血，リンパ節，口腔粘膜など）を採取する．次に，WETチームで検体から抽出したDNA，RNAを調整し，次世代シーケンサーを用いてシーケンスを行う．シーケンスデータはDRYチームによりスーパーコンピュータによるバイオインフォマティクス解析（Genomon2）に移る．DRYチームから返却されたゲノム情報の結果をキュレーターである医師が参照し，WfGを併用しながらドライバー変異の絞り込みを行う．そして，解析の結果を解釈・翻訳・統合し，症例のサマリーを作成する．作成したサマリーは多職種からなるTumor boardで提示し，妥当であるか議論し，結果が有用であると考えられれば臨床医に報告している．さらにWfGの改善点をIBMにフィードバックしている．この東大医科研内で完結する体制により短時間での解析を行うことができ，全ゲノムシーケンス（Truseq Nano DNA LT，Illumina社），全エクソンシーケンス（Sureselect XT，Agilent社）の結果をそれぞれ最短4日および5日で臨床医に返却することを可能としている．

当院で臨床シーケンスを行った症例を紹介する．65歳女性の急性骨髄性白血病（AML）の患者で，有害事象のため通常の化学療法の継続が困難であった．この症例に全エクソンシーケンスを行ったところ，スーパーコンピュータが特定した遺伝子変異は1477変異であった．その中から臨床医が白血病の病態に関わる変異や治療標的となる変異を絞り込むのに2週間必要であったが，WfGは10分でSTAG2の変異を検出した（図❷）．STAG2はコヒーシン複合体に関連する遺伝であり，STAG2の変異はsecondary AMLに特異性が高いとされる[10]．本症例でもsecondary AMLの可能性が高いと判断し，治療方針を変更することで正常造血の回復が得られた．当院では，このようにシーケンス結果が診断や治療法の選択に関わった症例が蓄積されてきている．

またわれわれは最近，血液腫瘍における腫瘍由

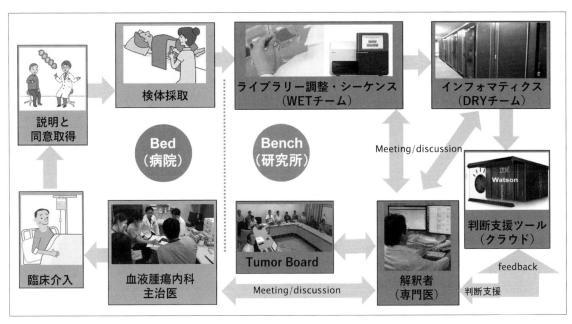

図❶　東大医科研における臨床シーケンスの取り組み

第5章 がん

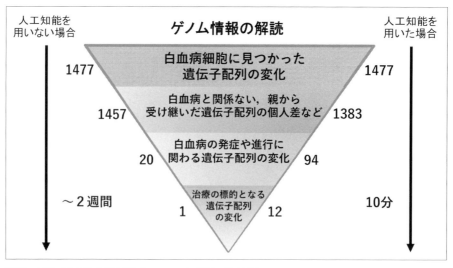

図❷ 遺伝子変異の絞り込みにかかる時間の比較例

来循環DNA（ctDNA：circulating tumor DNA）を用いた微小残存病変のモニタリングの有用性に注目している[11]。ctDNAとは血漿中に遊離している細胞外遊離DNA（cfDNA：cell free DNA）のうち，特に腫瘍由来のDNA成分を指した呼称である。がん患者の血漿中にはがん細胞に由来したctDNAが存在していることは古くから知られており，近年になってctDNAは様々ながん種においてNGSなどの遺伝子解析に応用されつつある。腫瘍病変部位の生検と比較して，低侵襲で頻回に検査を行うことができる利点から，特に固形がん領域ではctDNAを用いた遺伝子解析は液体生検（liquid biopsy）と呼ばれている。血液腫瘍においてもリンパ腫，骨髄腫などの疾患においては必ずしも末梢血中に腫瘍細胞が検出されるわけではなく，白血病においても骨髄と比較すると末梢血では遺伝子検査の検出感度が低くなってしまうことが知られている。われわれは様々な血液腫瘍において，腫瘍特異的なドライバー変異が血漿中にctDNAとして検出可能であり，その推移をモニタリングすることが治療効果判定に腫瘍生検と同等，むしろそれ以上に有用であることを見出した。現在はAML患者の骨髄移植後の治療効果判定においてctDNA解析を用いた多施設共同の前方視的臨床研究を行い，この知見を検証し

ている段階である。血液腫瘍においても，骨髄検査やリンパ節生検など侵襲を伴う検査の代わりにctDNAを用いた遺伝子解析が臨床検査として将来実装されることにより，病勢や再発の判定がより早くより簡便により頻回に検査可能となると考えられる。このことは特に診断，治療薬の変更や中止などの点において，臨床的な有用性が高い。さらに，近い将来ctDNAを用いた網羅的なゲノムシーケンスが一般化すれば，従来頻回には行えなかった腫瘍生検に比してより頻回なシーケンス解析が可能となると考えられる。その一方で，臨床医にとってはさらに膨大な変異情報を解釈する必要性を生み出すこととなる。進化し続けるWfGのような人工知能による迅速で膨大なエビデンスに基づく解釈は，この点においても臨床医にとって非常に有用な支援ツールとなる可能性がある。

V. 今後の課題

現状ではまだWfGと解釈者の推論が一致しない場合もあり，最終的には解釈者が1つずつ遺伝子変異を確認する必要がある。また，どれだけ人工知能が進歩しても様々な社会的要因が影響する実臨床において，100%確実に治療方針を決定することは難しいであろう。さらに現状ではWfG

が提案してくる薬剤のうち，日本で使用可能なものはごく一部に限られている．WfG は FDA で認可されている薬剤を提案してくるが，いわゆる drug lag により使用できない薬剤や，使用できても適応疾患の問題で保険適応とならない症例が多い．特に分子標的薬においては現在の診断名別の適応ではなく，臓器横断的に標的となる遺伝子異常別の保険適応となることが望まれる．またアクションとして国内外の治験を提案する場合もあるが，国内の治験情報はリアルタイムなアクセスが困難な場合も多く，治験情報データベースの整備が必要である．また，データベースに登録されていない臨床的意義が不明確な遺伝子変異（variant of uncertain significance：VUS）の解釈も問題である．このような場合に，その変異が疾患発症の原因となっているドライバー変異であるのかどうか，あるいは頻度は稀であるものの中立的な変異なのかを解釈することが大きな課題となっている．

おわりに

NGS の登場により，低コスト・短期間でゲノムシーケンスが可能となった．これによりがんのドライバー変異，およびそれを標的とした新たな治療標的の探索研究など，がんの病態解析のためのゲノム研究がここ数年の間に飛躍的に進んだ．今後はシーケンスの重点がこれまでの「学術研究シーケンス」から，医療実践をめざした「臨床シーケンス」へシフトしていくことであろう．そして今後未曾有の高齢化や技術の進展に伴い，臨床医が扱う遺伝子情報のさらなる増加が予想される．進化し続ける人工知能による迅速で膨大なエビデンスに基づく解釈は，臨床医にとって非常に有用なサポートとなる可能性がある．人工知能を利活用した最先端の医療が日本の近未来に待っていると信じたい．

参考文献

1) DNA Sequencing Costs Data
   https://www.genome.gov/sequencingcostsdata/
2) Lander ES, Liton LM, et al：Nature 409, 860-921, 2001.
3) Dancey JE, Bedard PL, et al：Cell 148, 409, 2012.
4) The Cancer Genome Atlas（TCGA）
   http://cancergenome.nih.gov/
5) The International Cancer Genome Consortium（ICGC）
   http://www.icgc.org/
6) Catalogue of Somatic Mutations in Cancer（COSMIC）
   http://www.sanger.ac.uk/genetics/CGP/cosmic/
7) Worthey EA, Mayer AN, et al：Genet Med 13, 255, 2011.
8) Allaboard EJ：Nat Med 21, 655, 2015.
9) Curioni-Fontecedro A：ESMO Open: Cancer Horizons, DOI:10.1136/esmoopen-2017-000198.
10) Lindsley RC, Mar BG, et al：Blood 125, 1367-1376, 2015.
11) Bettegowda C, Sausen M, et al：Sci Transl Med 6, 224ra24, 2014.

中村聡介	
2012 年	東京医科大学医学部医学科卒業
	東京大学医学部附属病院初期研修医
2014 年	東京大学医科学研究所附属病院
2015 年	NTT 東日本関東病院
	都立多摩総合医療センター
2016 年	東京大学医科学研究所分子療法分野

第5章 がん

4．NCC オンコパネル検査システムと TOP-GEAR プロジェクト

久保　崇・河野隆志

　がんクリニカルシークエンスは国内において薬事承認が近づいている。現在，がんゲノム医療体制の整備が全国的に進められており，誰もが遺伝子異常プロファイル検査を受けられる日が近づきつつある。現在も多くの自由診療や先進医療で行われているが，その大半が海外検査企業を利用している。本稿では国内におけるクリニカルシークエンスシステム開発の一例として，NCC オンコパネル検査システムと，これを用いて行われている臨床研究 TOP-GEAR プロジェクトについて解説する。

はじめに

　がん遺伝子パネルと NGS（次世代シークエンサー）を用いた遺伝子異常プロファイリング検査の開発と臨床実装は欧米を中心に進んできた[1)2)]。本邦においては認証制度や健康保険制度の違いもあり，いまだ薬事承認された遺伝子パネル検査は存在していない。国内において自由診療で行われている NGS 検査の大半は海外企業の受託検査を利用して実施されており，臨床における NGS を用いた検査技術と運用体制の成熟が進まない現状がある[3)]。今年に入り，がんゲノム医療中核拠点病院ならびにがんゲノム医療連携病院の指定が行われ，がんゲノム医療のための全国的な体制整備と運用が始まっている。国立がん研究センターでは，アジア人に適した遺伝子パネルと NGS を用いた検査法の開発と，臨床における遺伝子プロファイリング検査運用の基盤整備を行うべく，2012 年から NCC オンコパネル検査システムの開発を進めてきた。さらに 2013 年からは臨床研究 TOP-GEAR（Trial of Onco-Panel for Gene-profiling to Estimate both Adverse events and Response）プロジェクト（UMIN000011141）を実施し，NGS を用いた遺伝子異常プロファイリング検査の実行可能性と有用性の検討を重ねてきた。現在 NCC オンコパネル検査システムは多施設参加による先進医療を行いつつ，薬事承認申請が進められている（図❶）。

Ⅰ．NCC オンコパネル検査システム

1．検査システム概要

　対象がん種を固形腫瘍に定め，FFPE（ホルマリン固定パラフィン包埋）腫瘍組織から抽出した DNA から塩基置換変異，挿入欠失変異，遺伝子増幅，遺伝子融合を一括して検出・同定する。遺伝子異常を検出する対象となる遺伝子は臨床的に有用もしくは今後分子標的薬の標的として期待される遺伝子とし，ターゲットキャプチャー法

---

key words

NGS，NCC オンコパネル検査システム，TOP-GEAR プロジェクト，FFPE 腫瘍組織，Q-value，ターゲットキャプチャー，CLIA 法，TMB，CHIP

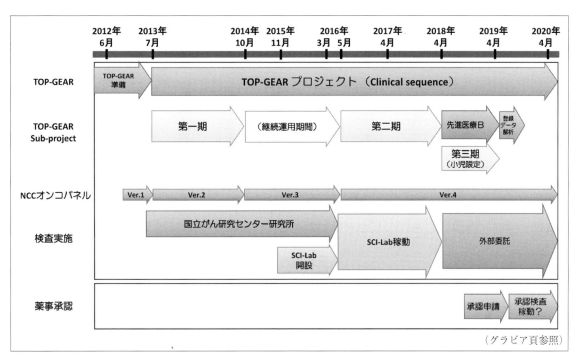

図❶　TOP-GEAR プロジェクト

によって対象遺伝子領域を濃縮し解析する。腫瘍細胞率[用解1]が低い腫瘍検体が供される場合を想定し，解析パイプラインは低いアレル頻度の変異[用解2]の検出を可能とするため高い読取深度（depth ≧ 500）のデータ量でも解析可能である。

2. FFPE 腫瘍組織からの DNA 抽出と品質評価

DNA 抽出に用いる FFPE 腫瘍組織検体は DNA 抽出用として 10 µm 5 枚の切片と，この上下の 5 µm 2 枚を薄切し，5 µm 切片は HE 染色を行い，病理医により腫瘍細胞率の推定と組織の状態の確認（炎症細胞の混入やネクローシスの有無など）が行われ，腫瘍細胞率 10 ％以上の組織検体を使用した。DNA 調製は QIAamp® DNA FFPE Tissue（QIAGEN 社）によるカラム精製により行い，独自の DNA 品質の指標として PCR による増幅が可能な DNA の割合を Q-value として算出した。Q-value が 0.2 以上であれば概ね NGS 解析の成功が見込め，0.1 以上であれば DNA 使用量の増加により変異検出に耐えうるデータが得られることが確認された（図❷）[4]。

3. NCC オンコパネルと NGS 解析

ターゲットキャプチャーには SureSelect DNA Capture カスタムキット（Agilent 社）を用い，現在使用している NCC オンコパネル ver.4 には，114 遺伝子のエキソン領域と 12 遺伝子の遺伝子融合に関わるイントロン領域を搭載している（表❶）。NGS ライブラリー調製試薬には SureSelect XT Reagents（Agilent 社）と，TOP-GEAR プロジェクト第一期の途中で KAPA Hyper Prep Kit（KAPA Biosystems 社）を加えて改良を行った。NGS には MiSeq DNA Sequencer（Illumina 社）を用い，プロジェクト第二期の終盤には一度に 8 倍のデータ量が得られる NextSeq（Illumina 社）を導入した。

4. 解析パイプライン cisCall

国立がん研究センターでは遺伝子異常の検出のために，独自の解析パイプライン cisCall を開発した[5]。遺伝子異常の種類別に cisCall 内の別々のコンポーネントにより検出される。第一期では対照として 20 人の正常組織（末梢血）DNA のミックスを用いたアンマッチ解析，第二期で

第5章　がん

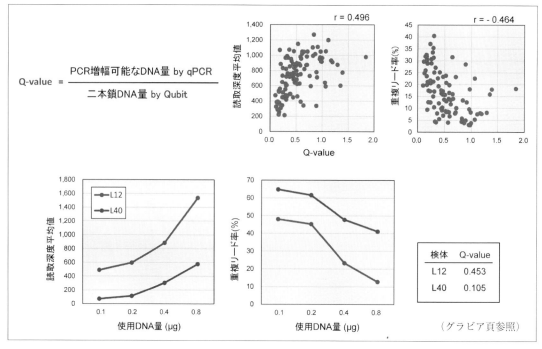

図❷　DNA 品質の確認（文献 4 より）
上：独自の品質評価値 Q-value と NGS 品質データ．下：DNA 使用量増加による NGS 品質データの改善

表❶　NCC オンコパネル ver.4

114 遺伝子（塩基置換/挿入欠失・増幅）					12 融合遺伝子
ABL1	CRKL	IDH2	NF1	RAC2	ALK
ACTN4	CREBBP	IGF1R	NFE2L2/Nrf2	RAD51C	AKT2
AKT1	CTNNB1/b-catenin	IGF2	NOTCH1	RAF1/CRAF	BRAF
AKT2	CUL3	IL7R	NOTCH2	RB1	ERBB4
AKT3	DDR2	JAK1	NOTCH3	RET	FGFR2
ALK	EGFR	JAK2	NRAS	RHOA	FGFR3
APC	ENO1	JAK3	NRG1	ROS1	NRG1
ARAF	EP300	KDM6A/UTX	NTRK1	SETBP1	NTRK1
ARID1A	ERBB2/HER2	KEAP1	NTRK2	SETD2	NTRK2
ARID2	ERBB3	KIT	NTRK3	SMAD4	PDGFRA
ATM	ERBB4	KRAS	NT5C2	SMARCA4/BRG1	RET
AXIN1	ESR1/ER	MAP2K1/MEK1	PALB2	SMARCB1	ROS1
AXL	EZH2	MAP2K2/MEK2	PBRM1	SMO	
BAP1	FBXW7	MAP2K4	PDGFRA	STAT3	
BARD1	FGFR1	MAP3K1	PDGFRB	STK11/LKB1	
BCL2L11/BIM	FGFR2	MAP3K4	PIK3CA	TP53	
BRAF	FGFR3	MDM2	PIK3R1	TSC1	
BRCA1	FGFR4	MDM4	PIK3R2	VHL	
BRCA2	FLT3	MET	POLD1		
CCND1	GNA11	MLH1	POLE		
CD274/PD-L1	GNAQ	MTOR	PRKCI		
CDK4	GNAS	MSH2	PTCH1		
CDKN2A	HRAS	MYC	PTEN		
CHEK2	IDH1	MYCN	RAC1		

は加えて，患者末梢血由来のDNAを対照とするマッチド解析を行った。検出された変異は体細胞遺伝子変異や遺伝子多型の公共データベースを用いて臨床的意義がある遺伝子異常のみを選別した。TOP-GEARプロジェクト開始時はver.3であったが，様々な改良が加えられ現在はcisCall ver.7となっている。

II．TOP-GEARプロジェクト

1．第一期

NCCオンコパネル検査システムの実行可能性を検討する臨床研究として，TOP-GEARプロジェクト第一期が2013年4月から2014年12月まで行われた。登録対象となるのは16歳以上の標準治療を終えた，または終える見込みである固形腫瘍患者，もしくは標準治療が存在しない固形腫瘍の患者。解析検体の選択から解析完了まで時間がかかることから患者の状態を表すPS（performance status）が0または1であることを条件とし，130の解析成功症例が得られるまで行われた。最終的な登録症例は183例，乳がんと胃がんを中心とした131例でNCCオンコパネル検査の解析に成功した。総計223の遺伝子異常が検出され，59症例（45％）でactionableな遺伝子異常が検出された。のちに第I相試験に参加できたのは22名（17％）で，さらに検出された遺伝子異常と合致した試験に参加できたのは11名（8％），遺伝子異常に適合した臨床試験参加症例では，適合しない場合と比べて，無増悪生存期間を延長させるという結果を示した[6]（図❸）。米国で行われているクリニカルシークエンスプロジェクトにおいてもマッチした臨床試験への参加は11％程度と報告されており，大きな差は認められなかった[7]。第一期が終了した後，第二期開始までは改良されたNCCオンコパネルver.3（104遺伝子の変異と増幅，16遺伝子の融合を検出）を使用し，103症例の登録，85例の解析成功例を得て総計130の遺伝子異常を検出した。この際に

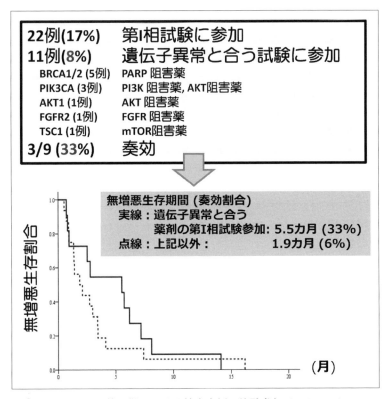

図❸　TOP-GEAR第一期における検査症例の治験参加（文献6より）

は炎症性筋線維芽細胞腫で報告があり[8]，NCCオンコパネル上に搭載されていないパートナー遺伝子との ALK 融合（CLTC-ALK）の検出に成功している．

2. 第二期

第二期においては検査システムや運用体制に大きな変更を行った．これまで研究所で行っていた NGS 解析を品質管理下で行うため，国立がん研究センター中央病院内にシスメックス社との共同研究により米国の CLIA 法[用解3]（Clinical Laboratory Improvement Amendments）に準じた専用の NGS 検査ラボ（SCI-Lab）を設置した．また臨床医の要望で二次的所見である胚細胞変異を明確に検出するため，病理組織と同時に患者末梢血からも DNA を抽出し，両検体によるマッチド解析を追加した．これに伴い同意取得の際，体細胞遺伝子異常の情報と二次的所見の結果通知に関する患者希望を別個確認するように変更した．院内の体制整備を行い，病理・臨床検査科の臨床医，血液検査室，病理検査室，遺伝子検査室の協力を得て，より実践的な検査体制の構築を進めた（図❹）．使用する遺伝子パネルは NCC オンコパネル ver.4 に更新し，レポートとして臨床情報・変異情報の記載に加え，免疫チェックポイント阻害剤の奏効に関係があると考えられている TMB[用解4]（tumor mutation burden）の確認のため体細胞遺伝子変異数の記載を追加した「担当医返却レポート」を作成した（図❺）．

TOP-GEAR プロジェクト第二期は，院内ラボを含めた検査体制運用の評価とさらなる臨床的有用性の確認を目的とし，登録期間を 2016 年 5 月から 2018 年 3 月と定め実施した．最終的な登録数は 665 例，レポート返却数は 563 例となった．開始間もなく小児症例の検査を可能にするため，対象年齢を 1 歳以上に拡大した．現在詳細な集計を行っているが，2017 年 5 月までに登録された 248 例，解析成功 187 例でみると，1 つ以上の遺伝子異常が検出された症例が 156 例（83％）であった．2017 年 10 月に日本臨床腫瘍学会・日本癌治療学会・日本癌学会は，合同で「次世代シークエンサー等を用いた遺伝子パネル検査に基づくがん診療ガイダンス（第1.0版）」（3学会ガイダンス）を発出し，遺伝子パネル検査を行うべき固形がんの対象患者と時期，臨床的意義づけの基盤となるエビデンスレベルを示している[9]．このガイダンスにのっとり actionable な遺伝子異常（エビデンスレベル 1A 〜 3A）を集計したところ，109 例（58％）で，さらに高い TMB を呈し免疫チェックポイント阻害剤の使用を推奨できる症例を加えると 111 例（59％）で actionable な遺伝子異常が検出された．この中には既知キナーゼ遺伝子（*ALK*，*ROS1*，*BRAF*，*FGFR2*）の新規パー

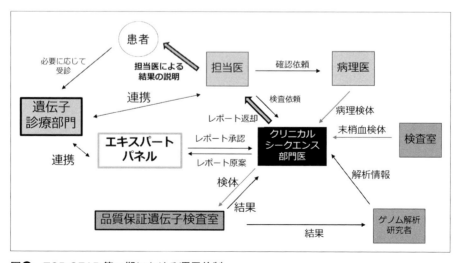

図❹ TOP-GEAR 第二期における運用体制

担当医返却レポート原案

患者情報					
TOP-GEAR番号	Test08	患者ID		病理ID	
性別	女性	同意取得時年齢	70	文書同意日	2014/04/04
診療科	乳腺・腫瘍内	担当医	角南 久仁子	臨床診断	腹膜癌

■ 腫瘍検体情報

検体組織	採取法	組織区分	腫瘍細胞率 (%)
皮膚	手術	転移巣	40%

■ 前検査情報

■ 検体情報

Qubit測定DNA量 (ug)	DNA品質 (qPCR/Qubit比)
13.80	0.27

■ 体細胞遺伝子変異情報

遺伝子名	変異アレル頻度	CDS変化	アミノ酸変化	COSMIC ID
TP53	53.1 (343/646)	exon7:c.T724C	p.C242R	COSM11738

■ 体細胞遺伝子増幅情報

遺伝子名	遺伝子コピー数比(補正リード数比)

■ 体細胞遺伝子再構成(融合)融合情報

遺伝子名	物理位置

■ 生殖細胞系列遺伝子変異情報

遺伝子名	変異アレル頻度	CDS変化	アミノ酸変化	ClinVar ID
BRCA1	72.7 (579/796)	exon10:c.2767_2770del	p.923_924>I	RCV000047966

■ 体細胞変異数

領域区分		SNV		InDel		合計	
		変異数	変異率(※)	変異数	変異率	変異数	変異率
エキソン	nonsyn	1	2.9個/Mb	0	0	1	2.9個/Mb
	syn	0	0	0	0	0	0
非エキソン		7	2.0個/Mb	0	0	7	2.0個/Mb

※ 変異率 = 変異数 ÷ ターゲット領域の(非)エキソン長

Expert Panelからの意見
- TP53 p.C242R: COSMICデータベースに多数の登録があり、機能欠失変異である可能性が高い。対応する候補薬なし。
- BRCA1 frameshift 変異：機能欠失をもたらす胚細胞系列変異である。遺伝相談外来への受診を推奨する。PARP阻害剤が候補に挙がる。

候補となる治験薬：

報告書作成日：2016/04/13　　　確認サイン：

体細胞遺伝子変異
- 既知Druggable変異
- Cosmic DB登録変異
- 短縮型変異 (がん抑制遺伝子)
- 遺伝子増幅 (明確なホモ欠失)
- 遺伝子融合

生殖細胞系列遺伝子変異
- 13個の遺伝性腫瘍対象遺伝子
  APC, BRCA1, BRCA2, MLH1, MSH2, PTEN, RB1, RET, SMAD4, STK11, TP53, TSC1, VHL
- Clinvar DB登録pathogenic変異
- 短縮型変異 (がん抑制遺伝子)

体細胞変異数

図❺　担当医返却レポート

トナーとの遺伝子融合が含まれ、一部の症例は対応する分子標的薬の治験に参加し奏効が得られているとの知らせを受けている。また肺がんの4症例ではEGFR遺伝子のエキソン19，20の挿入欠失変異について、コンパニオン診断薬では検出できない僅かに異なった変異配列が検出され、NGSを用いる優位性の1つと考えている。

3. 運用で得られた課題

解析に要する期間として、腫瘍および血液検体が揃ってから解析結果を出すまでのturnaround time (TAT) を2週間と設定していたが、登録が増えた際にNGSでデータを取得する工程の処理能力を超えてしまい、NextSeqを導入した。また、腫瘍組織と末梢血を用いたマッチド解析を行うことにより、数％の症例でFFPE病理組織に他者検体のコンタミネーションが認められることが明らかになった。これに対応するため、解析パイプラインcisCall ver.7の実装時にコンタミネーションの有無を検出できるよう改良を行い現在検証中である。

特殊なケースとして、過去に造血幹細胞移植が行われているのを見落とし、正常検体として用いた末梢血がドナー由来であるため極端なコンタミネーションが疑われた症例があった。今後クリニカルシークエンスが外注検査として一般化すると思われるが、医療施設側で事前にしっかりと的確性を確認することが重要である。また近年、NGSを用いた遺伝子プロファイリング検査において、治療による強い骨髄抑制を経験した症例や加齢による体細胞遺伝子変異を伴うクローン性造血であるCHIP (clonal hematopoiesis of indeterminate potential) が検出され、対応を迫られている[10)11)]。本プロジェクトにおいても、CHIP疑いが2症例で見つかっている。NCCオ

ンコパネル検査では，がん組織に加えて正常組織のDNAを解析するため，がん組織でのみ検出される遺伝子変化を正確に検出でき，CHIPによる変異の誤検出の危惧[12]は減少しているが，エキスパートパネルでの留意が必要である．

おわりに

国内で行われているがんクリニカルシークエンスの一例としてNCCオンコパネル検査システムとTOP-GEARプロジェクトについて記した．現在われわれは多施設参加による先進医療においてNCCオンコパネル検査システムの臨床研究を進めつつ，小児症例限定でTOP-GEARプロジェクト第三期を実施している．解析の成否はどの遺伝子異常プロファイリング検査においても使用する臨床検体の品質への依存度が多く，臨床情報を含めた意義づけの重要度も高い．がんゲノム医療に関わる医療機関においては臨床検体の取り扱いと運用体制整備に十分な検討が必要である．国立がん研究センター中央病院も「がんゲノム医療中核拠点病院」の指定を受け，さらなる体制整備を進めている．

用語解説

1. **腫瘍細胞率**：病理組織中には正常組織が含まれており，組織中のすべての細胞に対する腫瘍細胞の割合を細胞数基準で推計した値．
2. **変異アレル頻度**：正常細胞由来の配列や腫瘍細胞に残っている正常配列が混在している中で，変異配列が観察される頻度．腫瘍細胞率が低ければ変異アレル頻度も低くなる．
3. **CLIA法**：米国で臨床検査施設として認証をあたえる法律．日本では検査法に対して認可が下りるが，CLIA法では検査施設の環境と体制を評価し施設に対して認証を行う．
4. **TMB**：腫瘍組織上に生じている体細胞遺伝子変異の頻度を表し，100万塩基対あたりの変異数で表される．この値が高いと免疫チェック阻害剤に感受性を示す可能性が高いと考えられている．

参考文献

1) Zheng Z, Liebers M, et al : Nat Med 20,1479-1484, 2014.
2) Cheng DT, Mitchell TN, et al : J Mol Diagn 17, 251-264, 2015.
3) Kohno T : Cancer Sci 109, 507-512, 2018.
4) 平成28年度 日本医療研究開発機構（AMED）調整費研究事業「オミックス研究用生体試料の取り扱いに関する報告書（2017年8月1日版）」，2017年
5) Kato M, Nakamura H, et al : Genome Med 10, 44, 2018.
6) Tanabe Y, Ichikawa H, et al : Mol Cancer 15, 73, 2016.
7) Zehir A, Benayed R, et al : Nat Med 23, 703-713, 2018.
8) Bridge JA, Kanamori M, et al : Am J Pathol 159, 411-415, 2001.
9) 日本臨床腫瘍学会，日本癌治療学会，日本癌学会合同「次世代シークエンサー等を用いた遺伝子パネル検査に基づくがん診療ガイダンス（第1.0版）」，2017年
10) Coombs CC, Zehir A, et al : Cell Stem Cell 21, 374-382, 2017.
11) Severson EA, Riedlinger GM, et al : Blood 131, 2501-2505, 2018.
12) Ptashkin RN, Mandelker DL, et al : JAMA Oncol 2018, Epub ahead of print.

久保　崇
1994年　杏林大学保健学部臨床検査技術学科卒業
1999年　同大学院保健学研究科博士後期課程修了
　　　　国立がんセンター研究所放射線研究部
2002年　国立医薬品食品衛生研究所薬理部
2006年　国立がんセンター研究所ゲノム構造解析プロジェクト
2009年　同腫瘍ゲノム・情報研究部
2010年　国立医薬品食品衛生研究所薬理部
2014年　国立がん研究センター先端医療開発センター ゲノムTR分野

第5章　がん

5．海外におけるがんクリニカルシークエンス

加藤真吾

　近年，がんゲノムの解析を根拠に治療法を決定する，がんゲノム医療の研究が盛んに行われている。がん細胞に起きているゲノム変化を明らかにし，適切な治療法を適合させるという戦略は，極めて合理的であると考えられるが，実際に臨床応用した際に，どの程度効果が望まれるのかに関してはまだ情報が少ない。また，実際に臨床検査として用いる場合は，コストの面から各国の医療保険制度と密接な関係があり，導入は容易ではない。特にわが国は国民皆保険であるため，その費用対効果を慎重に検証せねばならない。本稿では，すでに臨床検査として運用されている海外の事例を基に，がんクリニカルシークエンス検査の現状と課題をレビューする。

はじめに

　がんという疾患の根本的な原因がゲノム変化であることから，がん細胞に起きているゲノム変化を明らかにし，適切な治療法を適合させるという戦略は，極めて合理的であると考えられる。この戦略の鍵となるのは，ゲノム変化解析技術と，それに適合する治療法の開発である。近年，前者は飛躍的に進歩し，高額な費用という問題はあるものの，検査に要する期間に関してはすでに実用段階といってよいだろう。一方で，その解析結果に適応する治療法に関しては，現状では限られた選択肢しか存在しない。がんクリニカルシークエンス「検査」自体はほぼ確立した技術になりつつあるが，その情報を用いた治療法の確立に関しては，今後様々な解析が必要となる。検査が実用段階になっただけでも大きな進歩ではあるが，特に患者に説明する際には，現時点でこの技術がどの程度の制約をもっているものなのかを正確に把握しておく必要がある。本稿では，すでに一部の臨床現場では使用が開始されている，諸外国におけるがんクリニカルシークエンスの実際を紹介していく。

I．Precision Medicine Initiative と「がんゲノム医療」

　2015年1月20日に米国オバマ大統領（当時）の一般教書演説内で Precision Medicine Initiative と呼ばれる政策を発表した。precision medicine は「精密医療」と訳される場合が多く，個別化医療と訳される personalized medicine とは異なったものである。personalized medicine は，完全に患者一人一人に最適化された医療開発をめざすものであるが，それには非現実的なコストが必要となる。precision medicine は疾患ごとに適切なサブグループ分けを行い，それぞれのサブグループに適切な治療を開発する医療開発政策である。このサブグループ分けの根拠となる情報として，近年急速に発達してきた次世代シークエンス（NGS）によるがん関連遺伝子変化の解析結果が用いられることとなる。

　「がんゲノム医療」という言葉は正確な定義が曖昧であるが，「がんゲノム情報を用いて行う医療」としてよいだろう。この「がんゲノム医療」

---

key words

precision medicine，がんゲノム医療，SHIVA 試験，MSK-IMPACT，FoundationOne CDx

という言葉は，医師・患者双方にとって理解が難しい。その理由は，この言葉が，基礎研究による新たながん医療の開発から，臨床現場での治療選択に用いる臨床検査まで広い範囲を含む言葉となってしまっているためである。基礎研究者にとっての「がんゲノム医療」は，シークエンス結果のデータベース化や新たな薬剤を開発するものである印象が強いが，患者や一般臨床医にとっては臨床応用の現状が最も興味のある点だと考えられる。本稿では主に臨床応用の観点から海外の現状を紹介する。

II．Molecular profiling に基づく分子標的薬 vs 標準治療の臨床試験

　がん種を問わずに，がんの molecular profiling に基づく分子標的治療と標準治療を比較した初の臨床試験は，2012 年から 2014 年にかけてフランスで行われた SHIVA 試験である[1]。2012 年 10 月から 2014 年 7 月にかけて，フランスの 8 施設が共同で，がん種を問わずに 741 例の進行がんの患者を登録した。NGS によるがん関連遺伝子変異，コピー数変化の解析，そして免疫組織染色により molecular profiling を試みた。手術検体だけではなく，生検検体も解析に含めていたことから，検体不足などの理由で最終的に molecular profiling が完了した症例は 496 例（67 ％）であった。重要な点は，この試験における molecular profiling に基づく薬剤選択が可能な患者の定義であるが，「ホルモン受容体，PI3K/AKT/mTOR，RAF/MEK の 3 種類のシグナル伝達系に変化を認めた患者」とされている。この定義に該当した患者は 496 例の内 293 例（67 ％）であった。この 293 例から患者登録基準を満たした 195 例をランダム化し，molecularly targeted agents（MTAs）投与群と，treatment at physician's choice（TPC）群に分けて解析を行っている（図❶）。無増悪期間（progression-free survival：PFS）を解析するためのフォローアップの中央値は MTAs 群で 11.3（IQR 5.8-11.6）ヵ月，TPC 群で 11.3（IQR 8.1-11.6）ヵ月であった。PFS 中央値は MTAs 群で 2.3（95％ CI 1.7-3.8）ヵ月，TPC 群で 2.0（95％ CI 1.8-2.1）ヵ月であった（ハザード比 0.88，95％ CI 0.65-1.19，$p = 0.41$）。安全性の面からは，MTAs 群で 43％，TPC 群で 35％の患者が grade 3～4 の有害事象を認めた（$p = 0.30$）。

　SHIVA 試験の論文が発表された後，掲載誌の Lancet Oncology では "Lessons learned from the SHIVA trial" と題して，議論が展開されている[2)-5)]。SHIVA 試験は，がん種を問わないという形で患

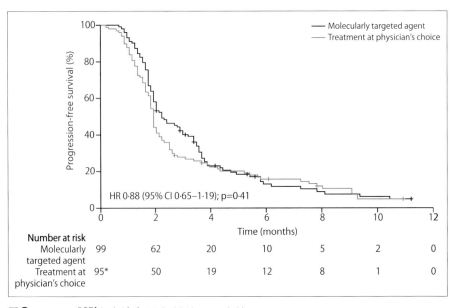

図❶　SHIVA 試験における PFS（文献 1 より改変）

者を登録する形式の試験であるため，その評価，結果の解釈が難しい．単一のがん種，単一の薬剤の効果効能を評価するこれまでの大規模臨床試験とは解釈が異なる．議論すべき点は多いが，最大のポイントは「molecular profiling に基づく薬剤選択が可能な患者の定義」であろう．SHIVA 試験では，いわゆる「druggable genetic alterations」は，「ホルモン受容体，PI3K/AKT/mTOR，RAF/MEK の 3 種類のシグナル伝達系における変化」であり，使用薬剤は「erlotinib, lapatinib plus trastuzumab, sorafenib, imatinib, dasatinib, vemurafenib, everolimus, abiraterone, letrozole, tamoxifen」とされている．この「druggable genetic alterations」の定義，そして対応する薬剤の使用根拠となるエビデンスがどの程度存在しているかが問題である．さらに，例えば PIK3CA activating mutations と一括りにされているバリアントの中でも，PIK3CA 活性化に及ぼす影響は同一ではない可能性がある．すなわち，それぞれの遺伝子のバリアントと薬剤のエビデンスレベルを詳細に解析する必要がある．

Ⅲ．Molecular profiling に基づく分子標的薬 vs 標準治療の後ろ向きの解析

SHIVA 試験では，がん種を問わずに MTAs を投与することで，PFS の改善は認められなかったが，2017 年に Intermountain Healthcare のグループが発表した後ろ向きの解析では，がんクリニカルシークエンス検査に基づく MTAs の投与により PFS の改善が認められたと報告されている（図❷）[6]．Intermountain Healthcare は米国ユタ州の州都であるソルトレイクシティに本社を置く非営利の大型医療機関である．ユタ州の病床数の内，45％を同社が運営している．研究グループは，2013 年 7 月から 2015 年 1 月までの間に，Intermountain Healthcare 内でがんクリニカルシークエンス検査を受け，MTAs の投与を受けた 36 例の患者を抽出した（MTAs 群）．そして，同システム内で標準治療を受け，がん種，性別，年齢，MTAs 投与までの前治療をすべてマッチさせた 36 例のヒストリカルデータを抽出し，解析した．コントロール群の内，27 例は引き続き標準治療を受け，9 例は best supportive care を受けた．平均の PFS は，MTAs 群で 22.9 週，コントロール群で 12.0 週であり（$p = 0.002$），ハザード比は 0.47（95％ CI 0.29-0.75）であった．さらに，すべての医療行為が Intermountain Healthcare 内で行われた 44 例（各群 22 例）に関しては，医療費の解析も行い，precision medicine 群で $4665/週，コントロール群で $4665/週であり，有意な差を認めなかった（$p = 0.126$）．

同グループは PFS だけでなく，全生存期間（overall survival：OS）に与える影響も解析し，2018 年に報告している[7]．すべての医療行為が Intermountain Healthcare 内で行われた 44 例（各群 22 例）に関して，OS の解析を行い，OS 中央値は MTAs 群で 51.7 週，コントロール群で 25.8 週であった（$p = 0.008$）．この解析でも，コントロール群は，MTAs 群にがん種，性別，年齢，MTAs 投与までの前治療をすべてマッチさせた．全治療期間の平均医療費は，MTAs 群で $2720/週，コントロール群で $3453/週であり，MTAs 群で有意に低かった（$p = 0.036$）．

これらの解析は後ろ向きの解析ではあるが，精度の高いコントロール群が設定されていることにより，解析の信頼性は高い．今後，コストと時間のかかる大規模臨床試験ではなく，このようなヒストリカルデータとの比較を適切に行うことがよ

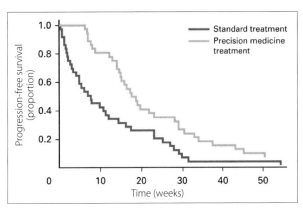

図❷ Intermountain Healthcare の解析における PFS
（文献 6 より改変）

り重要になると考えられる。

Ⅳ. がんクリニカルシークエンス検査のFDA承認

2017年11月15日，米国食品医薬品局（FDA）は，MSK-IMPACT（integrated mutation profiling of actionable cancer targets）を腫瘍の遺伝子変化を解析するNGS検査として初めて承認した。MSK-IMPACTは，米国ニューヨークのスローンケタリング記念がんセンター（MSKCC）で開発され，腫瘍における468のがん関連の遺伝子変化を解析する検査である。続いて，11月30日にFoundation Medicine社のFoundationOne CDx（F1CDx）が承認を受けた。F1CDxは，腫瘍における324のがん関連遺伝子の変化を解析する。さらに，米国大手の健康保険会社の1つであるメディケア・メディケイドサービスセンター（CMS）は，F1CDxおよびその他の特定のがん関連遺伝子診断検査について保険適用を提案した。そして，2018年3月16日に実際に保険適用となることが発表されている。

初のFDA承認パネルとなったMSK-IMPACTは，2016年6月に順天堂大学附属病院，同年11月に横浜市立大学附属病院，2017年6月に東北大学附属病院がそれぞれ自費検査として導入し，運営している。以下，海外における臨床面でのがんクリニカルシークエンス検査の例として，MSK-IMPACTを紹介する。

Ⅴ. 臨床検査としてのMSK-IMPACT

MSK-IMPACTでは，468種類のがん関連遺伝子の変異，コピー数変化，18種類の融合遺伝子の解析を行う。解析は，腫瘍組織と正常組織とのシークエンスの比較により行われ，マイクロサテライト不安定性の解析も同時に行われる[8]。また，非同義置換の数と全シークエンス領域から，tumor mutation burden（TMB）の解析も行うことができる。検査結果は，OncoKB（precision oncology knowledge base）[9]と呼ばれる独自のデータベースに照らし合わされ，clinical actionabilityが評価される。この際に用いられる指標が，MSK levels of evidence（MSK-LOE）という段階的なエビデンス評価法である（図❸）。MSK-LOEでは，各druggable geneのバリアントと薬剤の組み合わせを，そのエビデンスレベルの高さから根拠となる文献とともにLevel 1〜4まで分類している。SHIVA試験や前述した後ろ向き解析における使用薬剤とdruggable geneのバリアントの組み合わせを，MSK-LOEに照らし合わせると，Level 4に該当するものも多い。今後，実際に臨床でがんクリニカルシークエンスを検査として用いる場合には，その根拠のエビデンスレベルの設定が重要な問題になると考えられる。検査結果は，cBioportal[10]と呼ばれるサイトにアップロードされ，視覚的にわかりやすい形として表示される。患者は，患者専用サイトより，自身のgoogleアカウントを用いて，自分の結果を見ることができる。

MSK-IMPACTは，10,000例の集積のレポートが2017年に報告されている[11]。2014年1月から2016年3月まで，11,369名の患者から得た12,670例のサンプルを解析した。最終的な検査結果が得られた10,945例（86％）の内，clinical actionabilityはLevel 1：7％，Level 2：11％，Level 3：11％であった。検査後の治療選択期間を考慮して，臨床試験への登録状況は，解析の時点より1年以上前に検査を受けた5009名において解析を行った。検査を受けた5009名の内，genomically matched clinical trialsに登録できた患者は527名（11％）であった。臨床試験への登録が限定されているのは，臨床試験が臓器別に設定されていることと，試験への登録基準を満たせる患者が少なかったことが大きな要因であった。

おわりに

がん種を問わないという形式で初めて行われたmolecular profiling based clinical trialであるSHIVA試験，統合的な医療システムの強みを活かし，後ろ向きの解析を行った2つの報告，そして10,000例という膨大な症例数を集計したMSK-IMPACTの結果をレビューした。検査としてのがんクリニカルシークエンスは，体制として

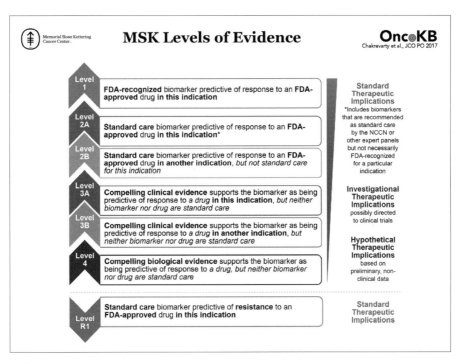

図❸ MSK Levels of Evidence

は確立しはじめているが,臨床応用という点では依然として制約が多い.今後,日本の臨床現場に導入されるにあたり,海外の現状を正確に把握し,その限界や問題点を理解したうえで患者に説明することが重要である.

参考文献

1) Le Tourneau C, Delord JP, et al : Lancet Oncol 16, 1324-1334, 2015.
2) Hahn AW, Martin MG : Lancet Oncol 16, e580-581, 2015.
3) Tsimberidou AM, Kurzrock R : Lancet Oncol 16, e579-580, 2015.
4) Weiss GJ : Lancet Oncol 16, e580, 2015.
5) Le Tourneau C, Belin L, et al : Lancet Oncol 16, e581-582, 2015.
6) Haslem DS, Van Norman SB, et al : J Oncol Pract 13, e108-e119, 2017.
7) Haslem DS, Chakravarty I, et al : Oncotarget 9, 12316-12322, 2018.
8) Niu B, Ye K, et al : Bioinformatics 30, 1015-1016, 2014.
9) Chakravarty D, Gao J, et al : JCO Precis Oncol, 2017. doi: 10.1200/PO.17.00011.
10) Gao J, Aksoy BA, et al : Sci Signal 6 (269), pl1, 2013.
11) Zehir A, Benayed R, et al : Nat Med 23, 703-713, 2017.

参考ホームページ

・OncoKB (Precision Oncology Knowledge Base)
  http://oncokb.org/#/

・cBioportal
  http://www.cbioportal.org/

加藤真吾
2006 年　横浜市立大学医学部医学科卒業
2012 年　同大学院博士課程修了
　　　　 Vaccine Branch, National Cancer Institute / NIH, USA, Visiting Fellow
2015 年　横浜市立大学附属病院肝胆膵消化器病学助教
2018 年　同がんゲノム診断科講師

MSK-IMPACT 日本導入プロジェクト初期メンバーの一人.2016 年 11 月より,横浜市立大学附属病院に MSK-IMPACT を導入し,運営している.

第5章 がん

6. リキッドバイオプシーによるクリニカルシークエンス

西尾和人

　循環腫瘍細胞，循環無細胞核酸，エクソソームなどの主に血液由来の液性の腫瘍由来検体はリキッドバイオプシーと総称される。リキッドバイオプシーを用いた腫瘍由来核酸の遺伝子変化の検出は，効果予測，治療選択，モニタリング，proof of concept のために用いられる。肺がん領域では，血漿サンプルによる *EGFR* 遺伝子変異検査が追加承認され実用化された。デジタル PCR，次世代シークエンサーなどの遺伝子解析技術の進歩により，高感度かつマルチ解析が可能となり，低頻度変異アレル検出が可能となり，がん臨床における実用化が近づいた。リキッドバイオプシーを用いて治療経過中の獲得耐性の機序を明らかにすることにより adaptive treatment へのパラダイムシフトが期待される。

はじめに

　循環腫瘍細胞（circulating tumor cell：CTC），血中遊離核酸（cell free DNA：cfDNA），circulating tumor DNA（ctDNA），エクソソームなどをリキッドバイオプシーと呼ぶ。エクソソームには siRNA，RNA，糖鎖，タンパク質などが含まれる。また，尿，唾液，胸水，腹水もリキッドバイオプシーである。がんのクリニカルシークエンスは，複数の遺伝子の遺伝子変化を一度に同時に解析することにより，がん分子標的薬などの薬剤選択など治療方針の決定に資する方法である。リキッドバイオプシーを用いた次世代シークエンサーによるマルチ遺伝子検査が，腫瘍組織を用いたがんクリニカルシークエンスの代替になりうれば，低侵襲なプレシジョンメディスンを提供することが可能になると考えられる。ここでは，cfDNA を中心としたリキッドバイオプシーを用いたマルチバイオマーカーによるクリニカルシークエンスの可能性について概説する。

I. ctDNA 用のデジタル PCR および次世代シークエンサーの登場

　ctDNA は骨髄など正常組織由来の cfDNA に比べると断片化されて微量である。このため，サンガー法などの DNA 解析法の感度は cfDNA の遺伝子解析には不十分である。高レベルの分析感度と特異性を備えたデジタル PCR に基づく技術が開発され，ctDNA 中の稀な遺伝子変化を検出するために必須な技術となった。同技術により野生型対立遺伝子の高いバックグラウンドの中で，目的とする変異遺伝子を増幅することが可能となり，その検出限界は 0.0001％ 未満に達している。デジタル PCR は絶対的定量が可能であり，リキッドバイオプシー中の cfDNA 量のモニタリング[1]や ctDNA 中のコピー数異常の検出も行われる。

　一方，次世代シークエンサー（NGS）による ctDNA の網羅的な解析も可能となった。NGS を用いることにより何百万もの ctDNA シークエンスを単一の反応で実施できるが，血清・血漿中の

key words
リキッドバイオプシー，ctDNA，cfDNA，CTC，NGS，デジタル PCR，血漿検査，エクソソーム

微量核酸の遺伝子変化を，特定領域のみを検出するアンプリコンシークエンスにより検出することが試みられたが，感度は数％とデジタルPCRに比べ高くなかった。また全ゲノム増幅法により，全ゲノム領域の解析を行う試みも続けられており，それにより染色体レベルの異常，遺伝子再構成，コピー数異常の検出も行われる。2013年にはハイブリッドキャプチャー法によるエキソーム解析結果が報告された[2]。最近，NGS技術がタグ付きamplicon seq（分子バーコード法）による低頻度変異アレルの同定が可能となってきた。NGSを基礎としたcfDNAの遺伝子解析方法が開発され，点突然変異，挿入，欠失，再構成だけでなく，コピー数の変化，融合遺伝子の検出も可能となった。

II．CTC

各種がん種を有する患者血液中にCTCが存在することは広く知られている。CTCの血中の存在様式については，single cellとして存在する場合や，クラスターを形成した状態で循環している場合，また細胞膜が破壊され裸核として存在するようなものも確認される。がん腫により，CTCの数は大きく異なる。乳がん，前立腺がんなどにおいては比較的多数検出されるが，非小細胞肺がんにおいては検出数はⅣ期であっても多くはない。一方，小細胞肺がんにおいてはCTCは比較的多く検出される。

血中でnaked RNAは存在し難いため，ctRNA解析は難しいことが多い。一方，CTC中のRNAは比較的安定に存在し，それらを用いたアッセイが試みられ，臨床的な有用性も示されている。CTCのアンドロゲンレセプターのスプライシングバリアント7の発現が去勢抵抗性の前立腺がんのホルモン療法の効果予測に有用であることが示され，CTCの臨床的有用性が注目されている[3]。そのほか腫瘍組織を用いた検査のサロゲートとしてCTCを利用するアイデアとしては，CTC-FISHがあり，乳がんにおけるCTC-HER2 FISHなどが試みられてきた。最近では，免疫チェックポイント阻害薬のサロゲートマーカーとして，CTC-PD-L1免疫染色が報告されるようになっ

た[4]。このようにCTCの存在様式の特徴を生かしたバイオマーカーのアプローチが進んでいる。

最近では，タグ付きシークエンスとして，分子バーコード法が開発された。同法では，われわれの検討でも0.1％の変異アレル頻度の検出が定量的に可能であり，実際の非小細胞肺がんの血漿での検出が，conventionalなNGS（アンプリコンシークエンシング）に比べて，検出効率の向上が認められた。

III．肺がんにおけるリキッドバイオプシーの臨床応用

EGFRチロシンキナーゼ阻害薬（EGFR-TKI）の耐性獲得メカニズムで最も頻度の高い2次的変異EGFR T790M変異陽性非小細胞肺がんに対して，第3世代のEGFR-TKIが承認された。その適応には，再生検によるEGFR T790M変異の検出が必要であるが，耐性後の再生検は臨床上困難なことが多い。静岡県立がんセンターからの報告によれば，EGFR-TKI耐性後の再生検実施割合は62.5％であり，約40％が再生検実施に至らなかった[5]。その理由としては，アクセス不能な腫瘍部位，医師の判断，患者拒否などがあげられた。このような状況において，再生検が困難な症例では血漿サンプルを用いた遺伝子検査が重要である。わが国では，2016年12月にcobas® EGFR変異検出キットv2.0が，血漿から抽出したゲノムDNA中のEGFR遺伝子変異（T790M）の検出（オシメルチニブメシル酸塩の非小細胞肺がん患者への適応を判定するための補助に用いる）として追加承認された。すなわち，わが国においても血漿サンプルを用いたEGFR遺伝子変異検査が体外診断薬として承認され，実臨床で用いられるようになっている。さらにEGFR-TKIの1次治療の際の適応を判定するために，EGFR遺伝子変異の血漿検査も承認された。

IV．前立腺がんにおけるリキッドバイオプシー

種々のがんにおいての臨床応用に向けて，様々な取り組みが行われている。CTCを用いた，前

立腺がん患者に対して行うリキッドバイオプシーも報告され，注目された。前述のように，CTC中に存在するRNAを用いて，アンドロゲンレセプターのスプライシングバリアント7の発現程度が去勢抵抗性の前立腺がんのホルモン療法の効果予測に有用であることが示された[3]。遺伝子発現を見るためにRNAを用いることから，リキッドバイオプシーのうちCTCが用いられた。前立腺がんでは高頻度に認められる遺伝子変化としては，*AR*遺伝子増幅，*TP53*ミスセンス変異，*PTEN*欠失，*ETS*融合遺伝子などがあげられ，*PI3K*遺伝子変異，*RAS*融合遺伝子，*WNT*シグナル経路の異常なども認められる。特筆すべきは*BRCA2*あるいは*ATM*などDNA修復に関わる遺伝子変化であり，これらの変化は13.3％の頻度で認められた。

Kim Chiらは2017 ASCO総会において，ホルモン療法の第3相比較試験の付随研究として115例のctDNAを用いた解析結果を報告し，生検サンプルと同程度の頻度で各種遺伝子異常がctDNAにおいても検出されうることを示した。本研究において，ホルモン療法の効果予測あるいは予後予測因子としての有用性が示された。またMSKがんセンターのグループは，去勢抵抗性前立腺がんを含むctDNAの508遺伝子のNGS遺伝子パネルを用いて分子プロファイリングを行った。去勢抵抗性前立腺がんにおいては，84％の症例において腫瘍組織で検出された体細胞変異がctDNAでも検出された。これらのアプローチはリキッドバイオプシーによるプレシジョンメディスンへの展開を強く予想させる。

V．マルチ遺伝子パネル検査によるクリニカルシークエンス

近年，分子バーコード法などNGSの技術革新により，NGSにおいても低頻度変異アレルの検出が可能となってきた。cancer personalized profiling by deep sequencing（CAPP-Seq）は，ctDNA専用の網羅的な遺伝子パネルである。CAPP-seqは分子バーコード法，CAPTURE法，エラー抑制アルゴリズムを組み合わせた低頻度変異アレルを検出する技術である。ctDNAを用いて，数百の遺伝子の変異，INDELおよびコピー数異常を検出できるようになってきた。われわれもCAPP-seqを用いて，固形がん患者由来のctDNA中の遺伝子変化の検出を行っている（図❶）。CAPP-seqを用いた研究は海外から多数報告されている。第3世代EGFR阻害剤ロシレチニブが投与された43

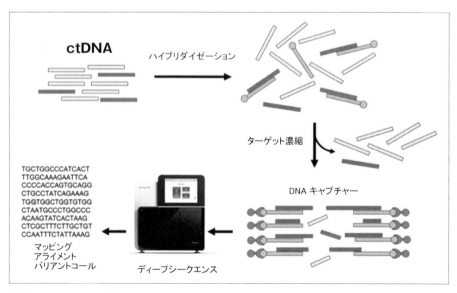

図❶　CAPP-seqの原理

人の非小細胞肺がん（NSCLC）患者における耐性機構をCAPP-Seq ctDNAを用いて解析した報告がある[6]。初回EGFR-TKIで治療した患者の46％において複数の抵抗性機構を解析し，患者間の不均一性が生じていることが示された。ロシレチニブ耐性機序は，*MET*，*EGFR*，*PIK3CA*，*ERRB2*，*KRAS*および*RB1*の遺伝子変化など多彩であった。METコピー数の増加は，このコホートにおいて最も高頻度に検出されるロシレチニブ耐性機構であり，MET阻害剤で克服できる可能性がある。

別のシステムとしてGurdant360も用いられている。Gurdant360は，承認された分子標的薬に関連する70遺伝子からなる遺伝子パネルを用いた網羅的なデジタルDNAシークエンシング検査である。Gurdant360を含む大規模バリデーション試験の中間報告が2016年ASCO年次総会で発表された[7]。本試験の対象は，進行肺がん，乳がん，大腸がんなどのがん患者15,191例であった。Gurdant360により得られたctDNAの特異的遺伝子変異頻度とThe Cancer Genome Atlas（TCGA）に参加している腫瘍組織ベースのデータを比較することによって評価した。また非小細胞肺がん患者，大腸がん患者を中心とした約400例の患者群については，同一患者からのmatchedサンプルを用いて実サンプルで解析した。TCGAデータとctDNAデータとの間の相関は，複数のがん遺伝子の多変異について92～99％であった。対応する血漿および組織の比較では陽性的中率は87％であった。検証血漿サンプルと組織サンプルが6ヵ月未満の間隔で採取されたmatchedサンプル間では陽性的中率は98％と上昇した。全体的には64％の血漿サンプルから何らかの分子的変異が同定された。

おわりに

リキッドバイオプシーによるがんクリニカルシークエンスの実装に向けてのアプローチを紹介した。クリニカルシークエンスの目的は，治療法の選択に用いられるのみならず，早期診断，効果予測，治療選択，予後予測，モニタリングに用いられると期待される。特に治療選択に質する技術は，コンパニオン診断薬としての実用化が期待され，わが国でもNGS遺伝子パネル検査が承認された。今後リキッドバイオプシーに対してのNGS検査の実用化が期待されている。がんの治療経過中の腫瘍特異的な変化の特定と追跡を行い，次世代の治療へと展開することが期待される。リキッドバイオプシーにより治療経過中の獲得耐性の機序を明らかにすることによりadaptive treatmentへのパラダイムシフトが期待される。実用化に向けては，標準化された手順が決定され，大規模な検証研究が実施される必要がある。

参考文献

1) Dawson SJ, Tsui DW, et al : N Engl J Med 368, 1199-1209, 2013.
2) Murtaza M, Dawson SJ, et al : Nature 497, 108-112, 2013.
3) Antonarakis ES, Lu C, et al : N Engl J Med 371, 1028-1038, 2014.
4) Anantharaman A, Friedlander T, et al : BMC Cancer 16, 744, 2016.
5) Kawamura T, Kenmotsu H, et al : Cancer Sci 107, 1001-1005, 2016.
6) Chabon JJ, Simmons AD, et al : Nat Commun 7, 11815, 2016.
7) Zill OA, Mortimer S, et al : J Clin Oncol 34, LBA11501, 2017.

西尾和人

1986年	和歌山県立医科大学卒業
1988年	同付属病院内科助手
1990年	（財）がん研究振興団リサーチレジデント
1992年	国立がんセンター研究所薬効試験部研究員
1996年	同室長
2006年	近畿大学医学部ゲノム生物学教室主任教授
2014年	同ライフサイエンス研究所ゲノムセンター長（併任）

第5章　がん

7. 全国規模のがんゲノムスクリーニングと臨床開発

土原一哉

　分子標的治療の進展に伴い腫瘍個々のゲノム変化と治療薬のマッチングが現在のがん薬物療法の基本となっている。さらに、共通のドライバー分子に対する臓器横断的な治療開発の可能性を示唆する臨床試験の結果も報告されるようになった。こうした背景のもと、大規模な患者集団を対象に広範にゲノム変異をスクリーニングし複数の臨床試験への組み入れが可能なシステム構築が新薬開発に必須となっている。国内では肺がん、消化器がんを対象にしたSCRUM-Japanによる1万例規模の症例集積が進み、治療薬の早期承認への道筋を開いている。

はじめに

　分子標的薬の登場はがん薬物治療を大きく変えた。そのコンセプトは、がんの発生・進展を司っているドライバー分子の制御により強力かつ選択的な抗腫瘍効果をもたらすことである。Ras-MAPK経路のリン酸化酵素（キナーゼ）は多くの固形がんにおいてゲノム変異に伴って活性化しoncogene addiction[用解1]を誘導しているが、これらを抗体薬や低分子阻害薬によって失活させると、従来の化学療法では治療に難渋していたHER2陽性乳がんやEGFR変異陽性非小細胞肺がんの予後が劇的に改善した。これら分子標的療法の成功例では治療薬と標的分子を活性化させている変異の間に「鍵と鍵穴」の関係がなりたっている。これは活性化変異に対し適切な治療薬が選択された時にのみ奏効が得られることに加え、鍵と鍵穴が合致しなかった時には単に治療効果が期待できないばかりでなく、それらの症例において標準的な化学療法を含む適切な治療の機会を奪ってしまう有害な（deleterious）結果を招くことも意味する。そのため分子標的薬の使用にあたり、あらかじめ患者の腫瘍組織における遺伝子異常を検索し適切な治療選択を行う「コンパニオン診断」が広く行われるようになった。

　一方、次世代シークエンサーによる大規模ゲノム解析が普及し網羅的ながんゲノム解析が進んだ結果、これまで「非小細胞肺がん（NSCLC）」、「肺腺がん」のように臓器単位・組織型単位で診断され治療薬の選択も行われてきたがんが、多様なドライバー遺伝子異常（変異）によって細分化されることが明らかになった。例えば東アジアの肺腺がん症例では約半数にEGFRの活性型変異が認められ、KRAS変異、ALK遺伝子の逆位もそれぞれ10%程度存在する。これら既知のドライバー変異[用解1]に加え、同じくRas-MAPK経路の活性化を介してがん化に寄与するものとして、BRAF変異、ERBB2変異、ROS1融合遺伝子、MET遺伝子のスプライスバリアント、RET融合遺伝子、NTRK融合遺伝子が症例間で相互排他的に存在

---

key words

ドライバー分子, oncogene addiction, コンパニオン診断, 臓器横断的治療開発, バスケット型臨床試験, ゲノムバイオマーカー, 大規模スクリーニング, 薬剤耐性, 統合データベース, マルチプレックス遺伝子診断

することも次々に報告された。ただし，こうした新規に発見された遺伝子異常の頻度はいずれも低く，非小細胞肺がん全体に占める割合は1%未満のものも多くある[1]。しかしながら，変異遺伝子産物がそれぞれの肺がん細胞の中でRas-MAPK経路を活性化する「唯一無二の存在」になっている場合には，これらの変異体を狙った分子標的治療の効果が極めて高くなると期待できる。非小細胞肺がんではEGFR阻害剤を初手に，ALK，ROS1，BRAFの標的薬が次々に米国および日本で治療薬として薬事承認され一般臨床で用いられている。さらに，METやRETのキナーゼ阻害剤についても臨床試験が進み，近い将来の薬事承認が期待されている。

I．臓器横断的治療開発の流れ

Ras-MAPK経路の活性化は肺がんに限らず，大腸がんをはじめ多くの固形がんにおいて共通に認められる（図❶）[2]。もっとも代表的なKRAS変異を標的とする治療法は確立していないが，上流の受容体型チロシンキナーゼや下流のRafキナーゼに対する阻害剤は，これらの遺伝子変異が比較的高頻度に見つかる肺がんや悪性黒色腫ほかいくつかのがん種で治療薬として安全性と有効性が確認され，薬事承認を受けている。臓器は異なっていても同じドライバー変異によってがん化が誘導されていれば，キナーゼ阻害剤が同じような効果を示すのではないかと期待され，こうした臓器横断的な治療開発（tumor-agnostic development）の可能性が近年注目されている（図❷）。

トロポミオシン受容体キナーゼ（Trk）はNTRK1，NTRK2，NTRK3にコードされるTRKA，TRKB，TRKCからなる受容体型チロシンキナーゼファミリーであり，野生型タンパク質は神経系で発

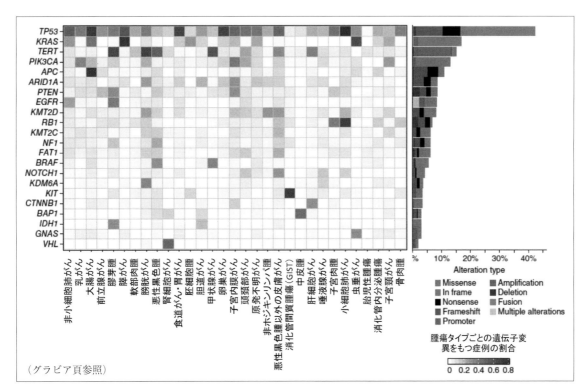

図❶　臓器横断的なドライバー変異の分布
進行症例を中心に1万例の臨床検体の解析を行ったメモリアルスローンケタリングがんセンターの解析例。TP53のように各臓器のがんで高頻度に認められるものもあるが，Ras-MAPK経路に含まれる分子の変異は低頻度ながら各臓器において観察される。

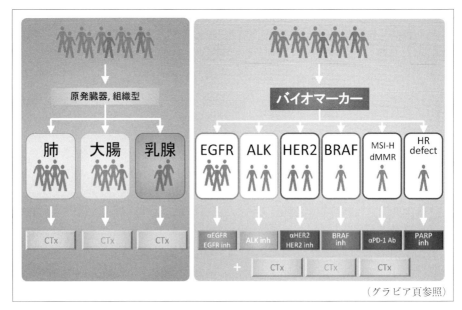

図❷　臓器横断的な治療選択
原発臓器の種類や組織型によって決められてきた薬物療法のレジメンから，治療標的分子の活性化を指標とするバイオマーカーによって薬剤の選択を行うように変化し，さらに臓器横断的な適応が期待されるようになった。

現・機能している。頻度はきわめて低いが，様々ながん種においてNTRK遺伝子が染色体転座により他の遺伝子と融合することにより強い発がん能を示すことが示されてきた。ゲノム解析技術の進歩により，これまで検出が難しかった融合遺伝子産物が効率的に発見されるようになると，乳児型線維肉腫など特に有効な治療法が確立していない希少がんの一部で陽性率が高いことも示されるようになった。従来のように有効性を臓器単位の治験で確認する手法ではNTRK融合遺伝子陽性例の治療開発は不可能だが，最近，年齢にもがん種にも関係なくNTRK融合遺伝子陽性例に対してTrk阻害剤（larotrectinib）の安全性と治療効果を探索する第1相試験から第2相バスケット型臨床試験[用解2]の3つのプロトコールからなる臨床試験が実施された[3]。登録された全55例は年齢が4ヵ月から76歳の17種の進行固形がんであったが，腫瘍径がベースラインから30%以上縮小した奏効率は75%（95%信頼区間，61-85）と良好であり，治療開始1年後も71%の症例で効果が持続していた（図❸）。米国食品医薬品局（FDA）は2018年5月にlarotrectinibの優先審査を発表し年内の審査完了をめざしている。こうした特例ともいえる扱いには，対照群を置かない探索的な第2相試験ではあるが優れた有効性を示したことに加え，治療開発が困難な小児を含む希少がんが含まれていたことが影響していると考えられる。

臓器横断型の治療薬開発[用解2]の先行例として，マイクロサテライト不安定性またはミスマッチ修復欠損を伴う固形がんに対する抗PD-1抗体薬ペムブロリズマブの承認事例がある。抗PD-1抗体はTリンパ球表面の抑制的レセプターを阻害することで腫瘍に浸潤したTリンパ球によるがん細胞の攻撃を活性化する。がん細胞ゲノム変異により生じたアミノ酸置換を伴うタンパク質が細胞内でプロセスされMHCによって細胞表面に提示されると，"neoantigen"として宿主の免疫系により非自己と認識され攻撃が開始される。ミスマッチ修復欠損を伴う腫瘍では1症例あたりのアミノ酸置換変異が原発臓器にかかわらず数百個以上であることが示されており，その分neoantigenの

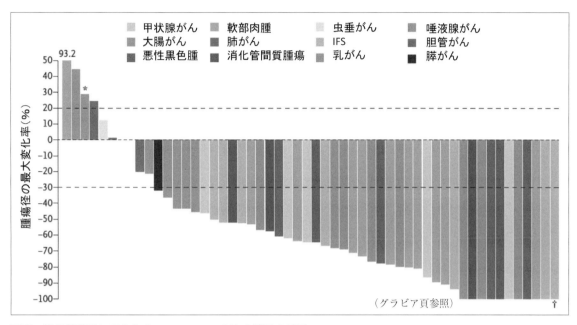

図❸ 臓器横断的に行われた larotrectinib の臨床試験の結果
NTRK 融合遺伝子陽性の固形がんに一様に顕著な抗腫瘍効果が観察された。IFS: infantile fibrosarcoma

出現率が高まり免疫チェックポイント療法の効果が期待できるという理論であり，大腸がんにおいてマイクロサテライト不安定性またはミスマッチ修復欠損が抗 PD-1 抗体薬の治療効果を予測するバイオマーカーであることが示唆されていた。これに引き続き，ミスマッチ修復欠損を伴う 12 のがん種 86 例を対象に対照群を置かない探索的な第 2 相試験が行われた。その結果，がん種を問わず 53％の奏効率が確認され，21％では評価可能病変が完全に消失する効果が得られた[4]。この結果をもとに 2017 年 5 月に FDA は初めての臓器横断的な適応を伴う治療薬としてペムブロリズマブの適応拡大を迅速承認した。国内においても 2018 年 6 月に同様の内容で厚生労働省が「条件付き早期承認制度」での申請を適用した。

一方，同じドライバー変異を標的にした治療薬が臓器によって異なる効果を示した例もある。Raf キナーゼの 1 つ，BRAF のコドン 600 に生じる変異はキナーゼ活性を恒常活性化させることが悪性黒色腫などで知られている。変異型 BRAF に対する阻害剤ベムラフェニブは悪性黒色腫に対して優れた抗腫瘍効果を示し治療薬として承認された[5]。ついで，同じ変異型がドライバーとなっている大腸がんや肺がんに対しても同様の効果が示されるかどうか，第 2 相試験が計画された。BRAF コドン 600 に変異をもつ計 122 例が登録されたうち，肺がんの 20 例についてはベムラフェニブ単剤で 42％の奏効率が得られたが，大腸がん 10 例では 1 例の奏効も認められない結果だった（図❹）[6]。なぜ同じドライバーで薬効が異なるのか，そのメカニズムは解明されていない。こうした事例もあるため，分子標的薬を標準的な治療として確立していくためには，少なくとも第 2 相程度の規模の試験は，肺がんや大腸がん，アジアにおける胃がんなど臓器別の母集団が大きながん種については今後も必要とされるのではないかと考えられる。

II．大規模ゲノムスクリーニングが臨床開発に与えるインパクト

これまで示してきたとおり，現代の抗悪性腫瘍薬の開発と臨床応用にはゲノムバイオマーカーによる層別化が不可欠であり，対象の新薬開発のため大規模スクリーニングが必要とされてい

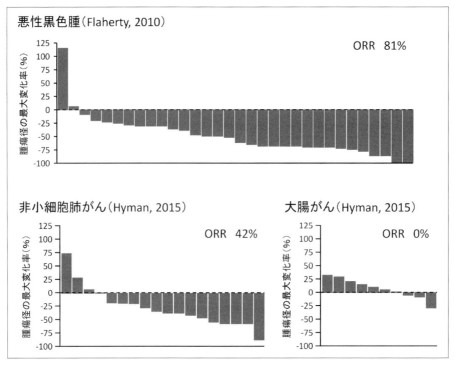

図❹ BRAF コドン 600 変異をもつ固形がんに対するベムラフェニブの効果
当初，悪性黒色腫に顕著な抗腫瘍効果を示した BRAF 阻害剤だったが，同じ変異をもつ大腸がんには単剤で効果を示さなかった。

る。RET 融合遺伝子陽性非小細胞肺がんに対する治療開発を目的に国立がん研究センター東病院呼吸器内科の後藤功一らは全国規模で進行肺がんのドライバー変異の分子疫学を明らかにする LC-SCRUM-Japan（Lung Cancer Genomic Screening Project for Individualized Medicine in Japan）を 2013 年 2 月に発足させ，2015 年 3 月までに全国 194 の医療機関から 1536 例を登録し，RET，ROS1，ALK の融合遺伝子解析を行った。結果，34 例の RET 融合遺伝子陽性例が同定され，そのうち 19 例がバンデタニブの国内第 2 相臨床試験（LURET study，医師主導治験）に登録され，適格症例 17 例中 9 例（53％ [95％ CI 28-77]）に奏効を認め主要評価項目を満たした[7]。

系統的なデータ収集と余剰検体の利活用は，分子標的治療において不可避ともいえる薬剤耐性機序の解析にも有用である。LURET 試験に参加し，バンデタニブによる部分縮小ののち増悪が認められた 1 例で再生検が行われ，増大したリンパ節転移巣のゲノム DNA から治療前には認められなかった新たな変異が同定された。興味深いことに，X 線構造解析，スーパーコンピュータ「京」などを用いた分子動力学シミュレーションなどにより，この変異によるアミノ酸置換によって遠隔的に RET タンパク質の薬剤や基質であるアデノシン 3 リン酸の結合部位となる領域の 3 次元構造を変化させる効果（アロステリック効果）が生じ，変異タンパク質の酵素活性の上昇と薬剤結合の低下が生じ耐性の原因となっていると考えられた。これまで EGFR や ALK などのキナーゼ阻害剤に対する二次耐性獲得に重要とされているゲートキーパー変異とは異なる様式がキナーゼ阻害剤の治療抵抗性に関与することを初めて臨床例で示すものであったことも意義が深い[8]。

LC-SCRUM-Japan と並び国立がん研究センター東病院を中心に同じく多施設でのスクリー

ニング実績のある消化器グループ GI-SCREEN-Japan との協調により，次世代シークエンサーを活用した遺伝子解析に基づくがんゲノムスクリーニングを行っているのが 2015 年 2 月に始まった SCRUM-Japan である（図❺）。医療機関のネットワークとゲノム解析技術の組み合わせにより治験を促進する仕組みは，各種の新薬候補を抱えた製薬企業にとってのメリットも大きい。そこでアカデミア側が症例集積とゲノム，臨床情報の統合データベース構築を担当し，解析実費を負担する企業側に匿名化したデータを共有して臨床開発を促進する枠組みを構築した。

LC-SCRUM および GI-SCREEN に参加する医療機関は，次世代シークエンサー（NGS）を用いたマルチプレックス遺伝子診断システムであるサーモフィッシャーサイエンティフィック社の Oncomine Cancer Research Panel（OCP）を用いた 161 遺伝子の変異，増幅，転座の情報を入手できる。その結果をもとにどのような治療を選択するか，あるいは臨床試験に参加するかの判断は各施設の研究者と患者の意志にゆだねられる。LC-SCRUM および GI-SCREEN 研究事務局は国内で実施中の治験の情報を収集し各施設に提供している。

SCRUM-Japan 事務局では，全登録症例のゲノム解析結果と登録時および登録後の治療経過，転帰情報を統合した匿名化臨床ゲノム情報は LC-SCRUM および GI-SCREEN の研究者に加え，参加企業にも提供される。SCRUM-Japan に登録された全例についてデータベースを毎週更新し，対象症例の詳細検索が可能なデータポータルを介して個々のゲノム，臨床データを制限共有してい

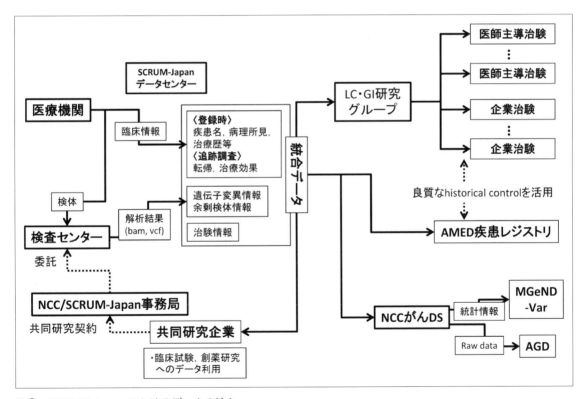

図❺ SCRUM-Japan におけるデータの流れ

全国 250 以上の医療機関から症例が登録される。データセンターには登録時および定期的な追跡調査時の臨床情報が蓄積され，検査センターで実施されたゲノム解析の結果と統合される。統合データは共同研究に参加する製薬企業およびアカデミアの研究者に共有され，臨床試験の患者選択に用いられるほか，様々な臨床研究に活用が可能である。また公的なデータベースにデータの一部が寄託され，より広く利用が可能となる予定である。

る。SCRUM-Japan で実施する解析は国立がん研究センターが中心となる臨床研究であり，データ・余剰検体はセンター側に帰属することを企業側も了承したうえで実施しているが，提供されたデータをもとに得られる新知見はアカデミア・企業の研究者が個別に知財化することができ，より発展的な研究が必要なときには別個に附随研究を実施できるようにした。

2018 年 5 月現在，非扁平上皮非小細胞肺がん，肺扁平上皮がん，大腸がん，大腸がん以外の消化器がんが，それぞれ 3673 例，636 例，2329 例，2952 例登録されている。SCRUM-Japan の解析結果をもとに組み入れ可能な治験は 42 試験となり，これまでに 300 あまりの症例が各種治験に参加している。42 試験のうち 17 試験は目標とした症例登録が完了し，いくつかの試験についてその結果が公表されている（**表❶**）。この中で，BRAF 変異陽性肺がんに対するダブラフェニブとトラメチニブの併用療法とROS1融合遺伝子陽性肺がんに対するクリゾチニブ単剤療法は第 2 相試験の結果をもって国内でも薬事承認され，それぞれのコンパニオン診断法についても SCRUM-Japan で収集された検体の余剰サンプルを活用して性能評価が行われ承認された。一方でRET融合遺伝子肺がんに対する2つの第2相試験のうち，上述のバンデタニブの試験が主たる評価項目である奏効率を満たしたのに対し，レンバチニブの試験では予想した奏効が得られない結果であった。その背景となるメカニズムは明らかではないが，ドライバー変異と候補薬剤を盲目的に組み合わせるだけでは患者に対してメリットを与えられないことを改めて知らされた結果でもある。

おわりに

SCRUM-Japan の経験から現在の治療開発におけるピットフォールも浮かび上がってきた。希少

表❶ 登録が終了したSCRUM-Japan関連臨床試験の一覧

臓器	標的	薬剤	相	スポンサー	n	奏効率	薬事承認
非小細胞肺がん	RET	vandetanib	II	医師主導治験（国がん東）	17	53%	申請準備中
非小細胞肺がん	RET	lenvatinib	II	Eisai	25	16%	-
非小細胞肺がん	BRAF	dabra+trame	II	Novartis	57	63%	承認
非小細胞肺がん	ROS1	crizotinib	II	Pfizer	127	77%	承認
非小細胞肺がん	HER2	T-DM1	II	医師主導治験（岡山大）	15	7%	-
非小細胞肺がん	KRAS	abemaciclib	III	Lilly	OS: negative		
非小細胞肺がん	ROS1	DS6051b	I	Daiichi-Sankyo	NR		
非小細胞肺がん	ROS1/ALK	PF06463922	I	Pfizer	NR		
非小細胞肺がん	MET	AZD6049	I	AZD	NR		
非小細胞肺がん	HER2	trastuzumab	II	医師主導治験（北大）	NR		
固形がん	HER2	DS8201a	I	Daiichi-Sankyo	24	43%	第II相試験実施中
固形がん	MET	merestuinib	I	Lilly	NR		
固形がん	FGFR	DS1123	I	Daiichi-Sankyo	NR		
固形がん	MET	merestuinib	I	Lilly	NR		
固形がん	PI3K/AKT/mTOR	BYL719	I	Bayer	NR		
固形がん	FGFR	BGJ398	I	Novartis	NR		
固形がん	FGFR	ASP5878	I	Astellas	NR		

NR：not reported

フラクション対象の単一アームの試験では対照群の設定に難渋することが多い。SCRUM-Japan 登録症例で治験に参加しなかったスクリーニング陽性例をヒストリカルコントロールとして活用することを目標に，前向きの臨床情報の収集，データの CDISC 標準へのマッピングや，電子カルテと連動した症例情報収集システムの開発に取り組んでいる。次々に現れる新規解析技術への対応も課題である。技術開発が著しいリキッドバイオプシーをスクリーニングに取り入れたアンブレラ型臨床試験が LC-SCRUM，GI-SCREEN 両グループで開始されているほか，SCRUM-Japan の余剰検体を利用した免疫チェックポイント療法のバイオマーカー研究などの付随研究も進行している。

ゲノムバイオマーカーによる治療選択を実地診療においてどのように持続性のある枠組みで導入するかが重要な課題となっている。日本におけるがんゲノム医療基盤をどう構築するか，各国の実情と課題などもふまえた議論が進み，2018 年 4 月より全国をカバーするがんゲノム医療中核拠点病院および連携病院のシステムがスタートする。ゲノム解析による治療選択にとどまらず，検体の質保証，予期しない遺伝子変異に対する遺伝カウンセリング体制，試験的治療実施時の医療安全，様々な関連職種の人材育成など，他に例のない包括的なゲノム医療体制となっており，今後産官学が一体となって取り組むことが期待される。

用語解説

1. **ドライバー変異と oncogene addiction**：自律増殖の促進など，がん細胞の特性の原因となる変異をドライバー変異と呼び，これに対して中立的な変異をパッセンジャー変異と呼び慣わしてきた。Ras-MAPK 経路において強力なドライバー変異が生じると，正常細胞がもつ並列した分子からの増殖シグナルに依存せず，もっぱら活性化した変異分子に頼ってがん細胞が増殖することがしばしばある。これを oncogene addiction と呼んでいる。oncogene addiction の原因分子の阻害によりがん細胞は選択的に抑制されるため，分子標的治療のよいターゲットとなる。ドライバー変異を治療標的変異と同義に捉えがちであるが，がん細胞の生物学的特性を担うという点では TP53 などがん抑制遺伝子の変異もドライバーとなりうるため，区別をする意味で druggable mutation，actionable mutation という用語も使われている。

2. **臓器横断的薬剤開発とバスケット型臨床試験**：非臨床研究の結果などから強力なドライバー分子の制御により良好な抗腫瘍効果が期待され，標的となるドライバー変異が各がん種において一定の比率で観察される場合に，特定の臓器にかかわらず抗がん剤の安全性と有効性を探索していく手法を臓器横断的開発，tumor-agnostic development といい，同一のバイオマーカーをもつ症例を臓器を問わず組み入れ同一のプロトコールで治療する臨床試験をバスケット型臨床試験と呼んでいる。治療薬の安全な投与量を決める従来の第 1 相試験も臓器の種類を問わず組み入れを行うが，バスケット型臨床試験では早期から治療の有効性を評価項目にしている。

参考文献

1) Saito M, Shiraishi K, et al : Cancer Sci 107, 713-720, 2016.
2) Zehir A, Benayed R, et al : Nat Med 23, 703-713, 2017.
3) Drilon A, Laetsch TW, et al : N Engl J Med 378, 731-739, 2018.
4) Le DT, Durham JN, et al : Science 357, 409-413, 2017.
5) Flaherty KT, Puzanov I, et al : N Engl J Med 363, 809-819, 2010.
6) Hyman DM, Puzanov I, et al : N Engl J Med 373, 726-736, 2015.
7) Yoh K, Seto T, et al : Lancet Respir Med 5, 42-50, 2017.
8) Nakaoku T, Kohno T, et al : Nat Commun 9, 625, 2018.

参考ホームページ

- SCRUM-Japan
  http://www.scrum-japan.ncc.go.jp/
- cBioportal for cancer genomics
  http://www.cbioportal.org/

土原一哉
1993 年　金沢大学医学部卒業
2000 年　東京医科歯科大学大学院修了
　　　　トロント大学オンタリオがん研究所博士研究員（〜 2005 年）
2005 年　国立がんセンター東病院臨床開発センター室長
2013 年　国立がん研究センター早期・探索臨床研究センター分野長
2016 年　同先端医療開発センター分野長

第5章 がん

8. 二次的所見とその対応
－静岡がんセンタープロジェクトHOPEの経験－

浄住佳美・松林宏行・堀内泰江・楠原正俊

ゲノム医療実用化の動きの中で，二次的所見への対応策についても国内外で様々な議論が行われている。静岡県立静岡がんセンターの臨床ゲノム研究「プロジェクトHOPE」では，主にACMG SF v2.0に準じ，十分な倫理的配慮のうえ，遺伝カウンセリング中で希望者に二次的所見を返却している。これまでに，参加者全体の約1％に遺伝性腫瘍関連遺伝子変異を認めている。実際に返却を進める中で見えてくる課題も多いが，今後も多職種で検討を重ね，個々の患者・家族にとって最善のがんゲノム医療体制づくりを進めていきたい。

はじめに

近年，ゲノム解析技術の飛躍的な進歩により，短時間で網羅的な遺伝子変異の解析が可能となった。米国では，網羅的ゲノム解析が臨床に広く用いられており，遺伝情報の結果開示も日常的に行われている[1]。本邦でも，特にがんの分野でゲノム医療の実用化に向けて具体的な動きが始まっている。2018年2月には，第3期がん対策推進基本計画に基づき設立された，がんゲノム医療推進コンソーシアム体制の1つとして，がんゲノム医療中核拠点病院（以下，中核拠点病院）11病院が選定され，同年4月には，中核拠点病院と連携してがんゲノム医療を行う，がんゲノム医療連携病院（以下，連携病院）も選定された。これら中核拠点病院，連携病院の選定にあたっては，がん遺伝子パネル検査の二次的所見（secondary findings：SF）への対応方針が示されていることも要件の1つとされた。しかし，本邦で二次的所見を扱った実績のある施設は限られており，その取り扱いについて現在検討が重ねられている。

ゲノム医療の実用化に伴い生じることが予想されるSFの情報をどのように扱い，患者やその家族に提供するのか，本稿ではSFへの対応に関する米国と日本国内の状況を整理する。また，本邦のゲノム医療実現に向けた遺伝カウンセリングシステム確立のための基礎的知見を得ることを目的して，現在われわれが取り組んでいる臨床ゲノム研究でのSFへの対応の経験と今後の課題について述べる。

I. 偶発的所見と二次的所見

偶発的所見（incidental findings：IF）とは，当初目的とした所見（primary findings）とは別の目的外の所見として定義されている[2]。米国生命倫理問題研究に関する大統領諮問委員会（Presidential

---

key words

ゲノム医療，がん遺伝子パネル検査，次世代シークエンサー（NGS），遺伝カウンセリング，全ゲノムシークエンス（WGS），全エクソンシークエンス（WES），opt out（拒否権），偶発的所見（IF），二次的所見（SF）

Commission for the Study of Bioethical Issues：PCSBI）の報告書では，同じように本来の目的を超える所見であったとしても，それが予期されるものであるか否かで区別し，さらに意図的に探索して発見する所見は，「secondary findings（二次的所見）」としてIFとは区別している[3]（表❶）。

Ⅱ．二次的所見への対応に関する米国と日本国内の状況

従来，臨床の目的で行われる遺伝学的検査には，サンガー法シークエンスやマイクロアレイ，multiplex ligation-dependent probe amplification（MLPA）法などが使用され，個々の目的とする所見のみを得ていた。しかし，次世代シークエンサー（NGS）などのゲノム解析技術の進歩により，安価で実施可能となった網羅的ゲノム解析では，目的以外の配列も同時に読み取られることになるため，当初の目的とは別に生殖細胞系列に疾患発症に関連する遺伝子変異が検出されることが想定され，その対応策が議論されてきた。

米国では，2012年に米国臨床遺伝学会（American College of Medical Genetics：ACMG）が，臨床におけるゲノム解読に関する政策声明の中で，IFに適切に対応する必要性を示した[4]。その後，ACMGワーキンググループで勧告作成に向けた検討を開始し，2013年にクリニカル全ゲノムシークエンス（WGS），全エクソンシークエンス（WES）におけるIF/SFの取り扱いに関する勧告が発表された[5]。この勧告では，actionable（治療や予防が可能）な56遺伝子24疾患のミニマムリストが示され，検査者は積極的にリストの遺伝子を検索し，これらの遺伝子に病的なバリアントが判明した場合には，患者の年齢にかかわらずIF/SFとして検査者から担当医に結果を返却すべきであるとした。この勧告は一定の評価を得たものの，患者の「自律性（autonomy）」や「知らないでいる権利」，「子どもの権利」などの面から様々な反論が出され[6,7]，これらの意見に対する議論を経て，ACMGは2014年に患者のopt out（拒否権）を認める声明を発表した[8]。2016年にはACMG SF v2.0として改訂版が発表され，ミニマムリストが表❷に示す59遺伝子に更新された[9]。また，表記についてもIFからSFに統一された。これは，網羅的ゲノム解析によって得られるこれらの所見は，意図的に検索・確認されるためである。現在も，法的・経済的観点を含め，議論が続けられている。

本邦では，研究に関しては，文部科学省，厚生労働省，経済産業省の「ヒトゲノム・遺伝子解析研究に関する倫理指針」2013年2月改正で「偶発的所見の開示に関する方針に関する細則」[10]が加えられたが，臨床に関して国の指針などはいまだ存在しない。しかし，国内でもNGSによる網羅的解析は，基礎研究のみならず，がん，難病，希少疾患などの診断や治療などへの応用が進められており，IF/SFの対応について議論が進められてきた。2014年の厚生労働省科学特別研究事業「メディカルゲノムセンター等における個人の解析結果等の報告と，公的バイオバンクの試料・情報の配布に関する論点整理と提言」報告書[11]では，

表❶　米国生命倫理問題研究に関する大統領諮問委員会（PCSBI）の分類（文献3より改変）

結果の種類	説明	例
一次的所見	実施者はAを発見しようとし，結果はAに関連する	水痘の予防接種前に，接種歴の不明な子供に免疫があるかどうかを調べる
偶発的所見（予期可能）	実施者はAを発見しようとし，その検査や処置が行われた場合に関連が知られている結果Bがわかる	生物学的親子関係があると信じている生体肝移植のドナーとレシピエント候補者が，検査によって親子関係にないことがわかる
偶発的所見（予期不可能）	実施者はAを発見しようとし，その検査や処置が行われた場合との関連が知られていない結果Cがわかる	DTC遺伝子検査を行う会社が，試料採取時には知られていなかった新しく発見された遺伝的関連に基づく健康リスクを同定する
二次的所見	実施者はAを発見しようとし，同時に専門家の勧告を受けてDについても積極的に探索する	ACMGは，大規模な遺伝学的解析を行う検査者は，その臨床的目的によらず，24の疾患関連表現型に関連する変異を検索すべきとした

第5章 がん

表❷ ACMGが提唱した二次的所見として開示することを推奨する遺伝子リスト（ACMG SF v2.0）
（文献9より改変）

表現型	MIM（疾患）	発症時期	遺伝子名	遺伝形式
遺伝性乳がん・卵巣がん	604370	Adult	BRCA1	AD
	612555		BRCA2	
Li-Fraumeni症候群	151623	Child/adult	TP53	AD
Peutz-Jeghers症候群	175200	Child/adult	STK11	AD
Lynch症候群	120435	Adult	MLH1	AD
			MSH2	
			MSH6	
			PMS2	
家族性大腸ポリポーシス	175100	Child/adult	APC	AD
MYH関連ポリポーシス	608456	Adult	MUTYH	AR
	132600			
若年性ポリポーシス*	174900	Child/adult	BMPR1A	AD
			SMAD4	
Von Hippel–Lindau症候群	193300	Child/adult	VHL	AD
多発性内分泌腫瘍症1型	131100	Child/adult	MEN1	AD
多発性内分泌腫瘍症2型	171400	Child/adult	RET	AD
	162300			
家族性甲状腺髄様がん	1552401	Child/adult	RET	AD
PTEN過誤腫症候群	153480	Child/adult	PTEN	AD
網膜芽細胞腫	180200	Child	RB1	AD
遺伝性パラガングリオーマ・褐色細胞腫症候群	168000（PGL1）	Child/adult	SDHD	AD
	601650（PGL2）		SDHAF2	
	605373（PGL3）		SDHC	
	115310（PGL4）		SDHB	
結節性硬化症	191100	Child	TSC1	AD
	613254		TSC2	
WT1関連Wilms腫瘍	194070	Child	WT1	AD
神経線維腫症2型	101100	Child/adult	NF2	AD
Ehlers-Danlos症候群，vascular type	130050	Child/adult	COL3A1	AD
Marfan症候群,	154700	Child/adult	FBN1	AD
Loeys-Dietz症候群,	609192		TGFBR1	
家族性胸部大動脈瘤・解離	608967		TGFBR2	
	610168		SMAD3	
	610380		ACTA2	
	613795		MYH11	
	611788			
肥大型心筋症,	115197	Child/adult	MYBPC3	AD
拡張型心筋症	192600		MYH7	
	601494		TNNT2	
	613690		TNNI3	
	115196		TPM1	
	608751		MYL3	
	612098		ACTC1	
	600858		PRKAG2	
	301500		GLA	XL
	608758		MYL2	AD
	115200		LMNA	
カテコラミン誘発多形成心室頻拍	604772	Child/adult	RYR2	AD
不整脈原性右室心筋症	609040	Child/adult	PKP2	AD
	604400		DSP	
	610476		DSC2	
	607450		TMEM43	
	610193		DSG2	

次頁へ続く

表現型	MIM（疾患）	発症時期	遺伝子名	遺伝形式
Romano-Ward QT 延長症候群1，2，3型，Brugada 症候群	192500 613688 603830 601144	Child/adult	KCNQ1 KCNH2 SCN5A	AD
家族性高コレステロール血症	143890 603776	Child/adult	LDLR APOB PCSK9	SD SD AD
Wilson 病*	277900	Child	ATP7B	AR
オルニチントランスカルバミラーゼ欠損症*	311250	Newborn（male），child（female）	OTC	XL
悪性高熱症	145600	Child/adult	RYR1 CACNA1S	AD

*2016年 ACMG v2.0 で新たに追加された疾患と遺伝子

IFに関する用語の定義や，IFの発見から通知に至るまでの手順作成の必要性など多くの検討課題が挙げられた。また，2014年から開始された日本医療研究開発機構（AMED）ゲノム医療実用化推進研究事業「メディカル・ゲノムセンター等におけるゲノム医療実施体制の構築と人材育成に関する研究」では，臨床医療における IF/SF の患者への返却のあり方について，国内のクリニカルシークエンスを行う施設へのアンケート調査や IF/SF についての理論的検討が行われ，2017年に「偶発的所見・二次的所見への対応についての検討と提言」[12] がまとめられた。2017年から AMED ゲノム創薬基盤推進研究事業「医療現場でのゲノム情報の適切な開示のための体制整備に関する研究」が開始され，2018年3月に「ゲノム医療における情報伝達プロセスに関する提言－がん遺伝子パネル検査と生殖細胞系列全ゲノム／全エクソーム解析について－【初版】」[13] が出された。この提言は，現時点で臨床実装が進むがん遺伝子パネル検査，難病などの診断および治療のために実施される生殖細胞系列の全エクソーム解析および全ゲノム解析を対象とし，検査前説明実施における留意事項やエキスパートパネルなどの検査結果の検討，SF の開示における留意点や遺伝カウンセリング体制について具体的に記載されている。

Ⅲ．静岡県立静岡がんセンター「プロジェクト HOPE」

静岡県立静岡がんセンターでは，2014年1月より，「近未来のがんゲノム医療のシミュレーション」として，エスアールエル社と共同で，マルチオミクス解析によりがんの生物学的特性を明らかにし，創薬，バイオマーカー・腫瘍マーカーの開発など，新たながんの診断，治療技術を研究・開発することを目的とした「プロジェクト HOPE（High-tech Omics-based Patient Evaluation for Cancer Therapy）」という臨床ゲノム研究を進めている。対象者は，プロジェクト HOPE 研究への参加に同意が得られ，当院で腫瘍摘出手術を受けた患者のうち，解析に十分な量の検体を採取できた症例である。手術時の摘除組織および血液について，体細胞遺伝子変異と生殖細胞遺伝子変異の両面から解析を行っている。

Ⅳ．プロジェクト HOPE における二次的所見の返却体制と開示

プロジェクト HOPE において，生殖細胞系列に変異が認められた場合に，SF として開示をする遺伝子は，ACMG SF v2.0 準じた59遺伝子（27疾患）と，本研究独自に追加した遺伝性腫瘍に関連する12遺伝子である[14]。対象者へのインフォームドコンセント（IC）は原則家族同席のもと担当医が共通の説明文書を用いて行い，必要に応じて遺伝外来スタッフ（臨床遺伝専門医，認

定遺伝カウンセラー)が個別に対応する。同意書には、SF の開示希望を確認する欄、本人が直接結果を聞くことができなくなった場合に家族に連絡を希望するか否か、希望する場合はその家族の連絡先を記載する欄を設けている。ACMG が開示を推奨するがん以外の遺伝性疾患については、疾患ごとに症状や治療方法、予防方法などを記載した文書も添付し説明を行っている。

遺伝子変異は、National Center for Biotechnology Information (NCBI) が公開している遺伝子変異データベース ClinVar や The Human Gene Mutation Database (HGMD) など複数のデータベースにおいて「病的変異」または「病的変異と思われる」と分類されている変異について解析を行い、研究所において Integrative Genomics Viewer (IGV) とサンガー法で再度確認を行い、病院に結果を報告する。誌面の関係上、エクソン解析の詳細は参考文献を参照されたい[15]。SF は、個人情報管理室を経由して、病院の遺伝外来に返却される。認定遺伝カウンセラーが再度データベース照合し、臨床遺伝専門医、各診療科医師と臨床情報も併せて開示の可否を検討する。開示にあたっては、担当医と連携してタイミングを計り、患者の開示意志を再確認したうえで、遺伝カウンセリングの中で結果を説明している。結果を臨床に用いる場合には再度採血を行い、外部の検査会社へ依頼し、遺伝子変異の確認を行う。確認後は、通常の遺伝外来の流れに沿って、本人のサーベイランスおよび血縁者検査などを行っている。図❶に示すように、研究参加の IC から SF の開示とそ

部署	担当業務	スタッフ	区分
各診療科	・対象者の選定 ・インフォームド・コンセント ・インフォームド・アセント ・検体採取	医師 看護師	臨床
個人情報管理室	・検体の匿名化と対応表の管理	個人情報管理室スタッフ	
診療情報管理室	・同意文書の確認・管理	診療情報管理者	
研究所	・末梢血白血球由来DNAを用いた全エクソンシーケンス ・データ解析・解釈 ・報告書作成・送付	ゲノム研究者 NGS技術者 生物統計家	研究
個人情報管理室	・報告書の匿名化解除	個人情報管理者	
遺伝外来	・解析結果のデータベース照合 ・家族歴・既往歴の確認 ・臨床遺伝専門医と相談 ・患者向け報告書作成 ・担当医に連絡、開示の日程調整 ・結果開示の遺伝カウンセリング ・外部検査機関での再検査 ・検診マネジメント ・血縁者検査希望への対応	臨床遺伝専門医 認定遺伝カウンセラー 各診療科医師	臨床
よろず相談	・疑問点・不安への対応	医療ソーシャルワーカー	

図❶ 生殖細胞系列遺伝子解析と二次的所見の結果開示の流れ (プロジェクト HOPE の例)
研究参加のインフォームドコンセントから検体採取、研究所での解析、そして患者への結果の返却とその後のフォローまで、静岡がんセンター病院・研究所のスタッフ約 200 名の多職種連携により実施されている。

の後のフォローまで，静岡がんセンター病院・研究所の様々な職種の職員約200名が連携して進めている。

2017年10月時点で3834症例の患者が研究参加に同意し，その中で研究継続は92%，研究参加中止は8%であった。研究へ参加継続した患者の71%は遺伝子解析結果を知りたいとの意向を示し，遺伝情報を自身や血縁者の健康維持に役立てたいと遺伝子解析結果開示を希望した。2017年2月までにエクソン解析を終了した3022例のうち，遺伝性腫瘍関連の遺伝子変異を12遺伝子30症例（参加者全体の約1%）に，ACMGガイドラインに基づくがん以外の遺伝性疾患の遺伝子変異を6遺伝子9症例（参加者全体の約0.3%）に認め，順次開示を進めている。SFの結果開示を受けた患者の反応を見ると，「自分の情報を知っておくことは大事なことだと思う」，「家族にも検診の大切さを伝えたい」といった言葉が多く聞かれ，概ね前向きに自身の遺伝情報と向き合い，血縁者との情報共有の意思を示している。今後は，転院した患者や遠方に居住する血縁者の相談に対応するための地域の医療施設との連携，コメディカルも含めた院内の遺伝情報の共有システムの構築，遺伝情報の適切な取り扱いに関する教育や人材育成が重要な課題である。

おわりに

ゲノム医療は，がん領域だけでなく他の疾患領域においても今後ますます進展する流れにある。ゲノム医療における網羅的遺伝子解析のICの際にSFの説明は必須であるが，被検者が本来の検査目的の理解に加えSFについても正確に理解することは困難な場合もある。SFは，検査を行う側から見れば予期可能なものであるが，検査を受ける被検者・家族側から見れば，事前のICの内容や理解の仕方，その時点での年齢，既往歴や家族歴などにより，その受け止め方は異なるものになる。また，actionableな変異の情報を知ることは本人・血縁者にとって医学的メリットがあり，医療者側もその情報を健康管理に役立ててほしいと考えるが，心理社会的な影響を考えたとき，その情報を知るべきか知らないでいるべきか，個々にとっての最善もまた異なってくる。実際のSFの開示にあたっては，遺伝カウンセリングの中で再度，生殖細胞系列遺伝子変異の意味や血縁者への影響を説明し，被検者がどのような情報を望んでいるのか，その情報をどう利用しようとしているのかを把握したうえで開示の可否を最終判断し，開示後は，その影響を慎重に観察しつつ，各施設の通常の遺伝性腫瘍/疾患の診療体制の中で長期的なフォローを継続していく必要がある。

参考文献

1) O'Daniel JM, McLaughlin HM, et al : Genet Med 19, 575-582, 2017.
2) Wolf SM, Lawrenz FP, et al : J Law Med Ethics 36, 219-248, 211, 2008.
3) Anticipate and Communicate Ethical Management of Incidental and Secondary Findings in the Clinical, Research, and Direct-to-Consumer Contexts. Presidential Commission for the Study of Bioethical Issues. Dec 2013
   https://bioethicsarchive.georgetown.edu/pcsbi/sites/default/files/FINALAnticipateCommunicate_PCSBI_0.pdf
4) American College of Medical Genetics and Genomics : Genet Med 14, 759-761, 2012.
5) Green RC, Berg JS, et al : Genet Med 15, 565-574, 2013.
6) Ross LF, Rothstein MA, et al : JAMA 310, 367-368, 2013.
7) Anderson JA, Hayeems RZ, et al : Clin Genet 87, 301-310, 2015.
8) ACMG Board of Directors : Genet Med 17, 68-69, 2015.
9) Kalia SS, Adelman K, et al : Genet Med 19, 249-255, 2017.
10) 文部科学省，厚生労働省，経済産業省：「ヒトゲノム・遺伝子解析研究に関する倫理指針」
    www.lifescience.mext.go.jp/files/pdf/n1115_01.pdf
11) メディカル・ゲノムセンター等における個人の解析結果等の報告と，公的バイオバンクの試料・情報の配布に関する論点整理と提言 H25年度厚労科研特別研究（高坂新一班）報告書
    http://www.ncbiobank.org/seminar/report/140322_report_H25_kohsaka.pdf
12) ゲノム医療実用化推進研究事業「メディカル・ゲノムセンター等におけるゲノム医療実施体制の構築と人材育成に関する研究」サブテーマ2 別冊報告書「偶発的所見・二次的所見への対応についての検討と提

言」
http://www.biobank.amed.go.jp/content/pdf/elsi/IF-SF_Nakagama-Kato%20H29.3.24.pdf
13) AMED ゲノム創薬基盤推進研究事業「ゲノム医療における情報伝達プロセスに関する提言」- がん遺伝子パネル検査と生殖細胞系列全ゲノム/全エクソーム解析について-【初版】
https://www.amed.go.jp/content/000031253.pdf
14) Tamura K, Utsunomiya J, et al : Int J Clin Oncol 9, 232-245, 2004.
15) Shimoda Y, Nagashima T, et al : Biomed Res 37, 367-379, 2016.

浄住佳美
2006 年　金沢大学理学部生物学科卒業
2012 年　お茶の水女子大学大学院人間文化創成科学研究科ライフサイエンス専攻遺伝カウンセリングコース修了
2014 年　静岡県立静岡がんセンター

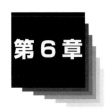

第6章

人材育成

第6章　人材育成

1．次世代スーパードクターの育成

福嶋義光・古庄知己

ゲノム医療実現推進が国策の1つとなり，具体的な様々な取り組みが始まっている。その中で最も重要なことの1つは，ゲノム医療を担うことのできる優秀な人材を効率的に育成するシステムを構築することである。信州大学遺伝子医療研究センターでは他の5大学（札幌医科大学，千葉大学，東京女子医科大学，京都大学，鳥取大学）の遺伝子医療部門と連携して，ゲノム時代の難治性疾患マネジメントを担うオールラウンド臨床遺伝専門医の育成に取り組んでいる。

はじめに

ゲノム医療が，医療のあり方を抜本的に変革する時代を迎えていることは多くの先進国の共通認識であり，わが国においてもようやくゲノム医療実現推進のための様々な方策がが開始されはじめた。内閣官房が組織した「ゲノム情報を用いた医療等の実用化推進タスクフォース」では，「個人のゲノム情報に基づき，個々人の体質や病状に適したより効果的・効率的な疾患の診断，治療，予防を可能とする『ゲノム医療』への期待が急速に高まっている」ことを指摘している。事実，ゲノム解析技術の急速な進歩とヒトゲノム情報のデータベースの充実などにより，国際的にはゲノム医療実現に向けた取り組みが進められているが，従来ほとんどの医療が臓器別・領域別に行われていたわが国において，ゲノム医療を担う人材を育成していくのは容易なことではない。タスクフォースがまとめた「ゲノム医療等の実現・発展のための具体的方策について」（平成28年10月19日）には，ゲノム医療を担う人材育成について次の記載がある。「ゲノム医療の知識がどの医師にも必要であるという時代が到来することを見据えて，医学教育モデル・コア・カリキュラム，医師国家試験，臨床研修や生涯教育におけるゲノム医療の取扱いの整合性を図りながらその内容を検討すべきと考えられる」。その中で，「難病克服！　次世代スーパードクターの育成（NGSDプロジェクト）」が紹介されており，本稿ではその概要を紹介する。

I．「難病克服！次世代スーパードクターの育成（略称：NGSDプロジェクト）」の概要

NGSD（next generation super doctor）プロジェクトは，2014年に文部科学省「課題解決型高度医療人材養成プログラム」として採択された人材養成事業であり，「ゲノム時代の難治性疾患マネジメントを担うオールラウンド臨床遺伝専門医の育成と全国遺伝子医療部門連絡会議を介した全国展開」という副題が付けられている。その概要を表❶と図❶に示す。NGSDプロジェクトの最大

---

key words

ゲノム医療，臨床遺伝専門医，次世代シークエンサー，遺伝学的検査，遺伝カウンセリング，on the job training，インテンシブコース，全国遺伝子医療部門連絡会議

の特徴は，ゲノム医療を実践している施設において，on the job training を行うことである。

近年のヒトゲノム解析研究の進展により，4000種類以上の難治性疾患において遺伝子レベルでの確定診断が可能となっており，遺伝子情報に基づく個別化医療が開発されてきていることから，適切な治療・ケアに結びつけられる疾患が増加している。本プロジェクトでは，遺伝学的検査を適切に実施し，その結果解釈を正確に行い，小児期から成人期にわたり，かつ多臓器にまたがる障害を伴うことが多い難治性疾患を総合的にマネジメントできる医師を養成することを目的として，プログラムを開発してきた。この研修プログラムでは，ゲノム医療実現推進協議会の中間とりまとめ

表❶　事業の概要

・中央診療部門として遺伝子医療部門が設立されており，特色ある遺伝子医療を実践している6大学（信州大学，札幌医科大学，千葉大学，東京女子医科大学，京都大学，鳥取大学）が連携して，1年間の on the job training プログラムを開発・実践する。
・各大学は，本事業の研修を希望する医師（専攻医）を全国公募により，遺伝子医療部門所属の医員として毎年1名，1年間採用する。
・専攻医は，所属大学遺伝子医療部門で研修を行う以外に，他大学の4週間の研修プログラムに2つ以上参加する。
・各大学で展開されている特色ある遺伝子医療（適切な遺伝学的検査の実施と遺伝カウンセリング，および遺伝子情報に基づく治療，等）を経験することにより，多様で幅の広い難治性疾患で必要とされるマネジメント能力，すなわちヒトゲノム解析・遺伝学的検査の実施，結果判定，結果告知，遺伝カウンセリング，難病患者支援，難治性疾患治療開発，等の能力を養う。
・全国遺伝子医療部門連絡会議を通じ，全国的な普及を図る。

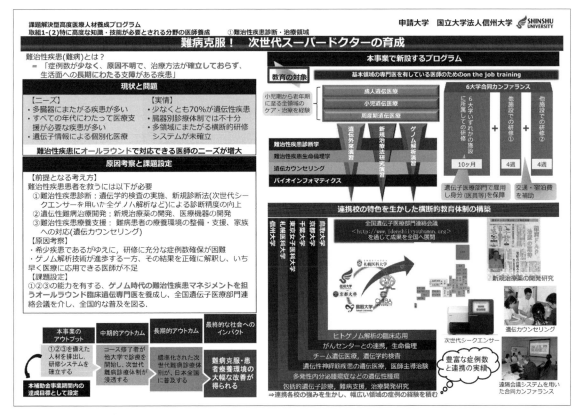

図❶　NGSD プロジェクト

第6章　人材育成

で示された「ゲノム医療実現に向けた診療・研究体制（概念図）」（図❷）の診療空間で示された「診察」「検査」「解釈」「診断および治療・予防・発症予測の提供」のすべてのプロセスを学ぶことができるように設計されており，難治性疾患に限らず，すべての領域におけるゲノム医療の実現推進に役立つ能力を身につけることができる。

　1年間フルタイムの研修コース以外に，各大学の特色ある遺伝子医療を短期間でも体験できる短期研修コース（インテンシブコース）を設置し，多彩な教育プログラムを実践している。

II．NGSDプロジェクトの成果

1．NGSD研修コース

　2015年度より1年間フルタイムの研修が各校1名ずつ開始された。今までに17名が研修を修了し，6名が研修中である。研修内容は各大学により多少の差はあるが，臨床遺伝外来実習を通じて様々な遺伝性・先天性疾患患者の診療および遺伝カウンセリングに参加し，診療録記載，患者診察，紹介状・返書・説明書の作成，検査オーダー，他施設への検体送付など難病専門医に必要な診療スキルを身につけた後，指導医の見守りのもと実際に遺伝カウンセリングを行うことができるようになる。またカンファレンスへ参加し，担当ケースの提示を通じて様々なスタッフから指導を受け，また陪席できなかった様々なケースへの対応の実際を学ぶ。さらに担当ケースの遺伝学的検査を通じて，染色体検査（G分染法，FISH法，マイクロアレイ染色体検査），次世代シークエンスなどの遺伝学的検査について実地で学ぶ。

　各施設において関係している医学部教育の中から特色ある遺伝学教育を10〜20コマ程度聴講することにより，臨床的・基礎的な遺伝学の知識を収集・整理するとともに，NGSDキックオフミーティング，遺伝カウンセリング研修会，GCRP研修会，遺伝医学セミナー，同入門コース，家族性腫瘍セミナーなどに参加し，ふだんトレーニン

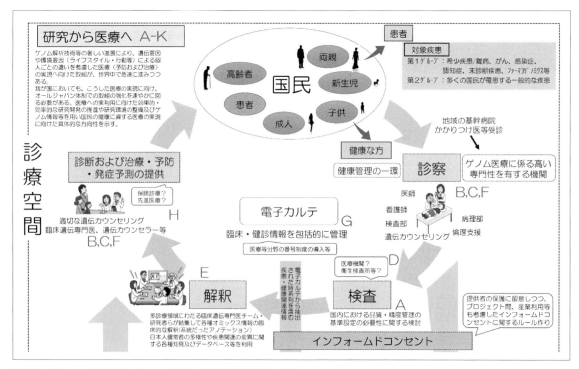

図❷　ゲノム医療実現に向けた診療・研究体制（概念図）
https://www.kantei.go.jp/jp/singi/kenkouiryou/genome/pdf/h2707_torimatome.pdf より

グを受けにくい遺伝カウンセリングの研修を受ける。また担当ケースの中から，貴重なものを臨床的・基礎的に掘り下げて検討し，国際人類遺伝学会，日本人類遺伝学会，日本小児遺伝学会などで積極的に発表し，論文作成に向けて取り組む専攻医も出ている。さらに所属施設の他に，4週間のトレーニングプログラムを原則的に2つ以上履修することを通じて，他施設の特色ある診療・研究の取り組みを学ぶ。

専攻医は研修終了時にNGSDプログラムで経験したことをログブックに記載する。NGSDプロジェクト連携協議会では，各々のログブックをもとに各専攻医の成績判定を行い，基準に達している者に修了証を授与している。このことにより，修了者の経験・能力の均てん化が図られている。

2. インテンシブコース

1年間の研修コースをフルタイムで専攻するのは困難だが，遺伝子医療・ゲノム医療のエッセンスを学びたい方を対象に，インテンシブコースを設けている。全大学で設置している遺伝カウンセリング集中コース以外に，信州大学では細胞遺伝学的検査実習集中コースを，また鳥取大学では遺伝子解析実習集中コースを設けており，今までに25名以上の医師がインテンシブコースを受講した。

表❷は，1週間のインテンシブコースで研修した医師の週間日程表である。遺伝カウンセリングのスキルアップ，クリニカルシークエンスの実際を経験すること，および所属病院において包括的遺伝医療を実践するための情報収集を目的に研修に来られたベテランの医師であったが，研修終了後には，遺伝性疾患の説明やフォローアップ，遺伝学的検査の説明，疾患そのものへの向き合い方などの遺伝カウンセリングの基本的スタンスを理解することができ，次世代シークエンサー（NGS）を用いたパネル解析や細胞遺伝学的検査の実際に触れることができ極めて有用であったという評価を得た。

Ⅲ．ゲノム医療を担う人材育成としてのNGSDプロジェクト

本プロジェクトは，難治性疾患診断・治療領域の臨床遺伝専門医を育成することを目標として開始されたが，実際の研修内容は，周産期，小児期，成人期にわたり，また難病だけではなく，common disease，がん診療，および生殖医療における遺伝子医療，すなわち遺伝カウンセリングとゲノム解析・解釈を含んでおり，まさにゲノム医療の人材育成の具体的なカリキュラムを開発することができたと考えている。すでに約20名の医師が研修を修了し，様々な診療場面で活躍を始めている。そのうち2名については，横断的な遺伝子医療を専門とする中央診療部門の正式なスタッフとして雇用されている。

本プロジェクトの実施を契機に，連携校においては専攻医を雇用するための医員のポストを確保できているので，文科省からの支援が終了した後も連携6大学においては本事業を継続するとともに，全国遺伝子医療部門連絡会議に加盟している大学病院に同様のカリキュラムの構築を呼びかけていきたいと考えている。

表❷ 1週間インテンシブコースの研修内容

	3/5（月）	3/6（火）	3/7（水）	3/8（木）	3/9（金）
午前	症例検討会 / NGS検証ミーティング	遺伝外来（小児，周産期，家族性腫瘍など）	細胞遺伝学実習（染色体検査の実際）	遺伝性難聴外来	遺伝外来（小児神経・遺伝疾患）
午後	ID外来（知的障害，先天異常症候群）	遺伝外来（小児，周産期，家族性腫瘍など）	細胞遺伝学実習（染色体検査の実際）	結合組織外来（Marfanなど）	遺伝外来（小児神経・遺伝疾患）
夕		カンファレンス		ラボミーティング	

第6章 人材育成

　本プロジェクトの特徴の1つは，他施設での遺伝子医療を経験できることである．ゲノム医療には，多種多様なアプローチと方法があるので，短期間でもその場に赴いて研修を行う on the job training は，多くのことを学べる貴重な機会となる．今後，「インテンシブコース」で紹介した1週間コースを充実させ，幅広く希望者を迎え入れることにより，全国的なゲノム医療を担う人材育成を図っていきたい．

福嶋義光
1977年　北海道大学医学部卒業
1981年　神奈川県立こども医療センター遺伝科
1985年　埼玉県立小児医療センター遺伝科医長
1986年　米国ニューヨーク州立ロズウェルパーク記念研究所人類遺伝部客員研究員
1988年　埼玉県立小児医療センター遺伝科医長
1995年　信州大学医学部教授（遺伝医学）
2011年　信州大学医学部長（～2014年）
2017年　信州大学名誉教授，特任教授（医学部）

第6章 人材育成

2. ジェネティックエキスパート認定制度

中山智祥

　サンガー法を中心としたDNA塩基配列決定法は，研究から臨床応用へと随分浸透したが，最近では次世代シークエンサーやマイクロアレイ解析技術を用いた遺伝子関連検査の実用化がより一層進んできた。一方，これらの技術は全ゲノムを対象としているため，予期せぬ遺伝性疾患原因のバリアント（多様体）が発見される（secondary findings）ことがあるなど倫理的な問題が生じている。また見出したバリアントが疾患の原因（変異）になるのか，単なる個人差（多型）になるのかの判断は一筋縄ではいかず，インターネット検索によるリアルタイムの適格な情報収集が必要となる。このような問題点を解決するため，次世代シークエンサー臨床応用時代に即した新たな専門資格であるジェネティックエキスパート認定制度が日本遺伝子診療学会によって立ち上がった。本稿では，この認定制度の概説と期待される将来像を紹介する。

はじめに

　次世代シークエンサーを用いた遺伝子関連検査が実用化されていくのは容易に想像でき，より早く，より安く，より広く普及するのは利用者にとって便利になるのは当然だが，予期せぬ遺伝性疾患の原因変異・多型が発見される（secondary findings）など倫理的・技術的な問題が発生する。また見出したバリアント（多様体）が疾患の原因（変異）になるのか，単なる個人差（多型）になるのかの判断は一筋縄ではいかない。

　こうした問題点を解決するため，ウェブサイトを活用することや次世代シークエンサー臨床応用時代に即した人材育成が必要と思われ，新たな専門資格であるジェネティックエキスパート認定制度が日本遺伝子診療学会によって立ち上がった。

I．遺伝子関連検査に関わる認定資格

　現在，様々な学会・団体が遺伝子関連検査に関係する資格を認定しており，表❶に代表的なものを示す。これらは各認定組織が特徴を出し適材適所の資格認定を行っており，遺伝子関連検査のすべてに関係するものから一部に関係するものまで様々な範囲をカバーしている。

II．ジェネティックエキスパート認定制度が求められた背景

　分子生物学の急激な発展と，遺伝性疾患に関するデリケートな問題があり，医学系の教育を受けた者でもどのように取り扱ったらよいかわからない場合がある。またそれを専門としている者でも症例ごとに検討することが必要であり，慎重を期す必要がある。特にヒト遺伝学的検査は1人の個人にとどまらず，家系の共有する情報を取り扱う

---

key words

人材育成，資格認定制度，ジェネティックエキスパート，バリアント，変異，多型，次世代シークエンサー，secondary findings，インターネット検索，clinical laboratory geneticists

表❶ 遺伝子関連検査に関する資格・認定

認定組織	資格・認定
日本人類遺伝学会 日本遺伝カウンセリング学会	臨床遺伝専門医・臨床遺伝指導医 認定遺伝カウンセラー
日本人類遺伝学会	臨床細胞遺伝学認定士 ゲノムメディカルリサーチコーディネーター
日本家族性腫瘍学会	家族性腫瘍専門医 家族性腫瘍コーディネーター 家族性腫瘍カウンセラー
日本染色体遺伝子検査学会	染色体分析技術認定士
日本臨床衛生検査技師会	認定臨床染色体遺伝子検査技師
日本遺伝子分析科学同学院	初級遺伝子分析科学認定士 一級遺伝子分析科学認定士
日本組織適合性学会	認定HLA検査技術者および認定組織適合性指導者
日本バイオ技術教育学会	初級バイオ技術者 中級バイオ技術者 上級バイオ技術者
日本バイオインフォマティクス学会	バイオインフォマティクス技術者
日本技術士会	生物工学部門技術士 生物工学部門技術士補 生物工学部門技術士修習技術者
日本遺伝子診療学会	ジェネティックエキスパート

ので，間違いが許されず，誤解を招く情報を依頼者・罹患者に伝えてはならない。解析者が報告したレポートを現場の医療者が誤った解釈をしないような方策が必要である。実際，アミノ酸が変わらず遺伝子機能に影響がないとされるサイレント変異を，医療者が遺伝病の原因変異と誤解釈したというエピソードがあるという[1]。日本医学会の「医療における遺伝学的検査・診断に関するガイドライン」には，「遺伝カウンセリングに関する基礎知識・技能については，すべての医師が習得しておくことが望ましい」とあり，この場合の医療者を冷笑することは簡単だが，報告者もよりわかりやすい言葉を使用するか，注釈を付けるなどのケアが必要である。また，患者・家族に遺伝情報を適切に伝える役割を担う認定遺伝カウンセラーもヒト遺伝学的検査を実施することは任務ではなく，染色体検査，次世代シークエンサーの解析データを含め，その検査結果の解釈を行うことは困難である。

このような医療現場の実情に対して，遺伝学的検査の正確な結果の解釈や情報選択を実施できる解釈担当者の存在が求められる[2]。先進諸外国ではclinical laboratory geneticistsなどに相当する資格であり，高度な知識と技術を有する遺伝子解析担当者に相当する人材の育成が急務と考えられた。

Ⅲ. ジェネティックエキスパート認定制度の創案とコンセプト

2010年当時，わが国の遺伝子解析担当者の資格には臨床遺伝専門医（日本人類遺伝学会・日本遺伝カウンセリング学会），臨床細胞遺伝学認定士（日本人類遺伝学会），遺伝子分析科学認定士（初級）（日本臨床検査同学院）などがあったが，遺伝学的検査などヒトを対象とした遺伝子関連検査や遺伝情報を取り扱うにあたって正確な結果の解釈や情報選択を実施できる担当者は極めて少ないと思われた。先進諸外国ではlaboratory geneticistなど資格として認定しており，わが国でもこうした資格認定制度を立ち上げ人材の育成が急務と考えられた。業務としては，遺伝子関連検査のうち遺伝学的検査と体細胞遺伝子検査を業務範疇としたものを考案した（病原体遺伝子検査は除く）。日本遺伝子診療学会福嶋義光理事長（当時）から依頼を受け，以上のようなコンセプトで本件を議論するワーキンググループが立ち上げられ，2010年9月10日「高度な知識と技術を有する遺伝子

解析担当者認定制度」第1回会議が行われた。以後数年をかけて検討し，2014年度を目標に本制度を立ち上げることを目的に日本遺伝子診療学会の委員会として認められ，2013年11月にこの認定資格を「ジェネティックエキスパート」と命名し，規則および施行細則が同学会の理事会で承認された。

本認定制度は「遺伝学的検査，体細胞遺伝子検査などヒトを対象とした遺伝子関連検査や遺伝情報を取り扱うにあたり，情報を適確に選択して検査・解析結果を正確に解釈し，その意義を迅速かつわかりやすく医療者に報告・説明でき，検査・解析の精度管理に携わるとともに，データベース等に基づいて検査法の開発を主導できる遺伝子診療の専門家を養成・認定し医療に貢献すること」を目的とする。ジェネティックエキスパートが果たす医療の中での役割を図示した（図❶）[3)-11)]。診療科医師・医療者，臨床遺伝専門医や認定遺伝カウンセラー，遺伝学的検査解析者・臨床検査センターの方々と連携をとりながら業務を遂行し貢献する。罹患者・クライエントとは直接医療面接はしないため，遺伝カウンセラーの業務は重複しない。この制度は本邦には今までなかったユニークなものであり，その特徴を表❷にまとめた。

Ⅳ．臨床遺伝情報検索講習会

ジェネティックエキスパートの特徴として挙げている各種オンラインデータベースを使用した臨床遺伝情報検索を実技試験として行うにあたって，講習会を始めた。2012年7月と2013年2月は遺伝子技術講習会として，2013年7月からは臨床遺伝情報検索講習会として，1年に2回のペースで開催している。過去に開催された講習会のテーマについて遺伝子関連検査を中心とした範疇や内容によって分類してみた（表❸）。こうしてみると単一遺伝子疾患，copy number variation（CNV），human leukocyte antigen（HLA）の遺伝学的検査，遺伝学的検査およびがんを中心とした体細胞遺伝子検査に用いる次世代シークエンサーからの情報，バリアントの表記法などウェブサイトを介する情報検索が大半を占めていることがわかる。本認定制度ではこれらの知識・能力が求められていることの証左であろう。

図❶ 医療現場でのジェネティックエキスパートの役割

表❷ ジェネティックエキスパート認定制度の特徴

・日本遺伝子診療学会が認定する初めての資格である。
・ヒトを対象とした遺伝子関連検査や遺伝情報を取り扱う。特に，遺伝学的検査とがんを含めた体細胞遺伝子検査を範疇とする。
・次世代シークエンサーなど，時代に即した人材の育成を目指す。今まで日本にはなかったユニークな資格である。
・筆記試験のみならず各種オンラインデータベースを使用した臨床遺伝情報検索を実技試験として行う。
・定期的に臨床遺伝情報検索講習会を開催し，常に新しい知見を採り入れていく人材育成制度である。
・がんゲノム医療に必要なエキスパートパネルにとって有用な人材であり，奇しくもネーミングにエキスパートが入った。

第6章 人材育成

表❸ 開催された臨床遺伝情報検索講習会

時期	テーマ	範疇分類	内容分類	形式
第1回 2012年下期	1. OMIM	遺伝学的検査	ウェブサイト	講習
	2. PubMed	遺伝学的検査・体細胞遺伝子検査	ウェブサイト	講習
	3. NCBI	遺伝学的検査・体細胞遺伝子検査	ウェブサイト	講習
	4. Huntington病	遺伝学的検査	単一遺伝子疾患	講習
	5. 脊髄小脳変性症（MJD）	遺伝学的検査	単一遺伝子疾患	講習
第2回 2013年上期	1. 単一遺伝性疾患の遺伝子変異データベース	遺伝学的検査	単一遺伝子疾患	講習
	2. がんの遺伝子変異データベース	体細胞遺伝子検査	ウェブサイト	講習
	3. CNVの見分け方	遺伝学的検査	CNV	講習
	4. 遺伝子変異の記載法	遺伝学的検査	バリアント・表記法	講習
第3回 2013年下期	1. Primer BLASTを用いたプライマーデザイン	遺伝学的検査	プライマー設計の仕方	講習
	2. エクソーム解析の理解と体験	遺伝学的検査	次世代シークエンサー	講演
	3. 小型次世代シークエンサーを用いた遺伝子解析の現状 Cancer Panelによる がん関連遺伝子の網羅的解析	体細胞遺伝子検査	次世代シークエンサー	講習
第4回 2014年上期	1. BRCA1/2 遺伝子の遺伝学的検査結果の解釈と報告について	遺伝学的検査	単一遺伝子疾患	講習
	2. エクソーム解析の実際：原因遺伝子の探索	遺伝学的検査	次世代シークエンサー	講演
第5回 2014年下期	1. Prader-Willi 症候群	遺伝学的検査	単一遺伝子疾患	講習
	2. Gitelman 症候群	遺伝学的検査	単一遺伝子疾患	講習
第6回 2015年上期	1. CNV評価時のポイント	遺伝学的検査	CNV	講習
	2. がん関連遺伝情報検索 COSMIC	体細胞遺伝子検査	ウェブサイト	講習
第7回 2015年下期	1. 遺伝子バリアントの表記法	体験談	バリアント・表記法	講習
	2. 遺伝性腫瘍	遺伝学的検査	遺伝性腫瘍	講習
第8回 2016年上期	1. ジェネティックエキスパート認定試験を受験して	体験談	ジェネティックエキスパート	講習
	2. 2016年ジェネティックエキスパート認定試験の臨床現場への応用	体験談	ジェネティックエキスパート	講演
	3. 遺伝バリアントの考え方	遺伝学的検査	バリアント・表記法	講演
第9回 2016年下期	1. ジェネティックエキスパート認定試験を受験して	体験談	ジェネティックエキスパート	講演
	2. ゲノムバリアントの表記法について	遺伝学的検査	バリアント・表記法	講演
	3. 次世代シークエンサーによる単一遺伝性疾患の遺伝子解析の実際と注意点	遺伝学的検査	次世代シークエンサー	講習
第10回 2017年上期	1. HLAタイピングに関する情報検索について	遺伝学的検査	HLA	講習
	2. 2016年ジェネティックエキスパート認定試験の体験談	体験談	ジェネティックエキスパート	講演
	3. VCFファイルのアノテーションとバリアントの絞り込み	遺伝学的検査	次世代シークエンサー	講演
第11回 2017年下期	1. 単一遺伝子病の情報検索と解析結果の表記法について	遺伝学的検査	単一遺伝子疾患	講習
	2. 2016年ジェネティックエキスパート認定試験の体験談	体験談	ジェネティックエキスパート	講演
	3. COSMIC 癌関連体細胞遺伝子変異情報探索	体細胞遺伝子検査	ウェブサイト	講習
第12回 2017年下期年末	1. 遺伝子・ゲノム情報検索に役立つ基本的なWebツールの使用法（基礎編）	遺伝学的検査・体細胞遺伝子検査	ウェブサイト	講習
	2. ジェネティックエキスパート認定制度の位置づけ	基礎知識	ジェネティックエキスパート	講演
	3. 単一遺伝子疾患におけるSNVの評価	遺伝学的検査	単一遺伝子疾患	講習
第13回 2018年上期	1. バリアントに関する表記法（基礎編）	遺伝学的検査	バリアント・表記法	講習
	2. がん遺伝子パネル検査における二次的所見の取扱いについて	基礎知識	次世代遺伝子疾患	講演
	3. がん関連遺伝情報検索	体細胞遺伝子検査	ウェブサイト	講習

2. ジェネティックエキスパート認定制度

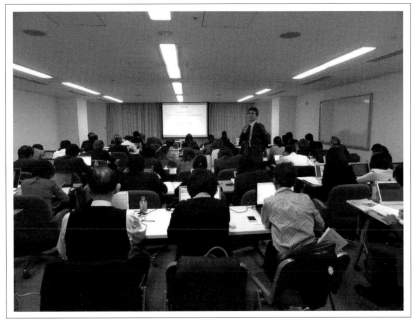

図❷　臨床遺伝情報検索講習会の様子

　この講習会では日本遺伝子診療学会の学会員または当日当学会に入会する方を受講候補者として，無線LAN対応コンピュータを持参していただくことを参加条件にしている（図❷）。無線LANの接続状況を確実にするために，できれば自分のWi-Fiなどを持っている方にはそれによる接続を勧めている（詳細は毎回の講習会情報を掲示するホームページ参照）。講習会ごとに受講者にアンケートをとっており，そのデータもホームページにアップロードされている。

V. ジェネティックエキスパート認定制度試験

　2015年7月に第1回目のジェネティックエキスパート認定試験が行われた。通常，年に1回，日本遺伝子診療学会大会の会期中にジェネティックエキスパート認定制度委員会によって行われている。受験者は筆記試験とウェブ試験の両方を受験する。試験予定日の情報や到達目標はホームページに随時アップロードされるので参照されたい。2018年6月現在のジェネティックエキスパート認定制度試験に合格し，資格を取得した者は19名で，所属ごと分けると，アカデミア7名（医師1名，臨床検査技師3名，大学職員2名，大学院生1名），病院所属　6名（医師2名，臨床検査技師3名，研究者1名），企業所属6名（臨床検査センター勤務5名，製薬メーカー勤務1名）となっている。所属施設や職種を越えて様々な方が取得されている。

VI. がんゲノム医療における役割

　がんゲノム医療推進のために，厚生労働省は，がんゲノム医療の提供に必要な各種機能を有し，がんゲノム医療の中核を担う「がんゲノム医療中核拠点病院」（中核拠点病院）を全国で11施設選定した。各中核拠点病院は，それと連携をとる「がんゲノム医療連携病院」を申請するという体制を構築し，がん遺伝子パネルを活用した新たな先進医療の実施を2018年度から開始した。これら施設では遺伝子パネル検査の結果を医学的に解釈するための多職種検討会（エキスパートパネル）の設置と開催が重要な位置づけとなっており，名実ともにジェネティックエキスパート資格を有する者の有用な任務の場となろう。ジェネ

ティックエキスパート認定制度が遺伝学的検査のみならず，体細胞遺伝子検査も範疇に入れたことは大きな意義をもったのである．

おわりに

次世代シークエンサーが登場するなど，分子遺伝学領域の技術や機器の発展は著しい．それをいかに臨床に活用するかは，われわれ遺伝医療の従事者に委ねられている．また，ヒト臨床遺伝情報の解釈や当事者への伝達に際しては，時代の要請に従って適格に実施していかなくてはならない．臨床遺伝情報の的確な活用を志す様々なバックグラウンドを有する専門家集団（エキスパートパネルなど）の形成が必要である．その一員が「ジェネティックエキスパート」である．この資格は，取得することが目的ではなく，遺伝医療に貢献を続けてこそ価値があるものである．「ジェネティックエキスパート」は，互いを信頼し，最新の知見の情報交換を通じて医療従事者に正しい遺伝情報を伝達できる人材であり，この人材養成を通じて大量遺伝情報を背景とした新時代の遺伝医療を切り拓いてゆけると考える．

謝辞
ジェネティックエキスパート認定制度の立ち上げから現在に至って，ご指導，ご鞭撻いただいた歴代の日本遺伝子診療学会理事長であられる福嶋義光先生，羽田　明先生，小杉眞司先生，日本遺伝子診療学会ジェネティックエキスパート認定制度委員会委員の足立香織先生，雨宮健次先生，才津浩智先生，佐藤謙一先生，中條聖子先生，長田　誠先生，中谷　中先生，原田直樹先生に感謝申し上げます．

参考文献

1) 中山智祥：Med Technol 40 臨時増刊号，1536-1544, 2012.
2) 涌井敬子：日臨 68（Supple 8），299-304, 2010.
3) 中山智祥：遺伝子治療診断の最先端技術と新しい医薬品・診断薬の開発，291-299, 技術情報協会，2014.
4) 中山智祥：医のあゆみ 250, 453-455, 2014.
5) 中山智祥：臨病理レビュー特集 153, 95-98, 2014.
6) 中山智祥：『診断薬／装置』の開発と薬事・販売戦略，315-326, 技術情報協会，2015.
7) 中山智祥：Med Technol 43, 220-222, 2015.
8) 中山智祥：遺伝子関連検査技術の進歩がもたらす医療構造の今後，244-258, 技術情報協会，2015.
9) 中山智祥：ますます臨床利用がすすむ遺伝子検査－その現状と今後の展望そして課題－遺伝子医学MOOK28, 49-53, メディカルドゥ，2015.
10) 中山智祥：総合健診 42, 396-402, 2015.
11) 中山智祥：医療に役立つ遺伝子関連 Web 情報検索－手とり足とり教えますガイド，メディカル・サイエンス・インターナショナル，2016.

参考ホームページ

- 日本遺伝子診療学会
  http://www.congre.co.jp/gene/
- 日本人類遺伝学会
  http://jshg.jp/
- 日本遺伝カウンセリング学会
  http://www.jsgc.jp/
- NCBI
  http://www.ncbi.nlm.nih.gov/
- HGVS
  http://www.hgvs.org/
- 医療における遺伝学的検査・診断に関するガイドライン
  http://jams.med.or.jp/guideline/
- 臨床遺伝情報検索講習会
  http://www.congre.co.jp/gene/frame/f_GE.html

中山智祥

1988 年	日本大学医学部卒業 同医学部第二内科（現内科学系腎臓高血圧内分泌内科学分野）教室入局
1994 年	同大学院博士課程医学研究科（内科系）修了，医学博士
2001 年	同医学部先進医学総合研究センター受容体生物学部門助手
2003 年	同医学部先端医学講座受容体生物学部門助教授
2008 年	同医学部病態病理学系臨床検査医学分野教授（現在に至る）
2009 年	同医学部附属板橋病院臨床検査医学科部長，臨床検査部部長（現在に至る）
2014 年	駿河台日本大学病院（現日本大学病院）臨床検査部部長（現在に至る）

第 7 章

重要事項

第7章 重要事項

1. 臨床ゲノム情報統合データベース整備事業

徳永勝士

「臨床ゲノム情報統合データベース整備事業」は，わが国における「ゲノム医療」の実現をめざして，ゲノム情報と臨床情報を統合する公的データベースを構築・整備するとともに，これを基盤情報として利活用する関連分野の研究開発を推進するものである。一次班（DS）グループは4つの疾患群を対象としてゲノム解析情報と臨床情報を統合し，データベースへの登録を進めている。二次班グループは，非制限公開データベースMGeNDを構築・整備し，内容の充実に努めている。筆者が参加するグループのプロジェクトについても述べる。

はじめに

「臨床ゲノム情報統合データベース整備事業」は，政府の「ゲノム医療実現推進協議会『中間取りまとめ』（平成27年7月）」を踏まえて，国立研究開発法人「日本医療研究開発機構（AMED）」の支援により平成28（2016）年度より開始した。以下に，AMEDウェブに公開されている事業の目標を引用する：ゲノム情報と疾患特異性や臨床特性等の関連について日本人を対象とした検証を行い，臨床及び研究に活用することができる臨床情報と遺伝情報を統合的に扱うデータベースを整備するとともに，その研究基盤を利活用した先端研究開発を一体的に推進する（https://www.amed.go.jp/program/list/04/01/006.html）。すなわち，わが国の「ゲノム医療」を実現するために有用な公的データベースを構築し整備することによって，関連分野の研究を推進することを目的とした新規事業である。

本稿では，この臨床ゲノム情報統合データベース整備事業の現状について紹介する。

I. 臨床ゲノム情報統合データベース整備事業の概要

本事業は大きく2つの活動から構成されている（図❶）。一次班グループは，対象とする疾患群の患者検体の収集およびゲノム解析を実施するとともに，臨床情報を含めた情報との統合と解析を進め，その成果を臨床現場に還元すること（クリニカルシークエンスの実践）をめざす。また得られた情報は「臨床ゲノム情報データストレージ（DS）」としてデータベース化し，制限公開とする。対象疾患としては，①希少疾患，難病，②がん，③感染症，④認知症その他，の4つの疾患群が選ばれている。①では，小児科，産科領域の遺伝性希少疾患や脳神経科領域の遺伝性難病の研究グループが参加している。②では，遺伝性がんも非遺伝性がんも対象に含まれており，また胚細胞系列の多型・変異も体細胞変異もともに解析している。③では，HTLV-1関連疾患，肝炎ウイルス関連疾患，およびHIV関連疾患を研究する3つのグループが参加している。④では，アルツハイ

---

key words

臨床ゲノム情報統合データベース整備事業，ゲノム医療，データベース，データ共有，希少疾患，がん，感染症，認知症，MGeND，HLA

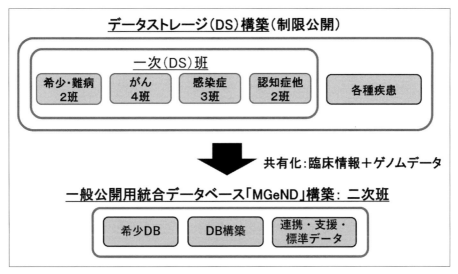

図❶ 臨床ゲノム情報統合データベース整備事業

マー病および遺伝性難聴の研究グループが参加している。

一方，二次班グループの活動は，上記の一次班（DS）グループによる成果の中で一般公開できるゲノムおよび臨床情報をまとめてデータベース化することにより，ゲノム医療を実践する関係者にとって，また研究者にとっても有用な基盤情報を提供することをめざす。そのために3つのグループが協力して，「MGeND」と命名された非制限公開データベースの構築，ならびに登録項目の整備や登録・公開データの充実に務めている。

ここで追記しておきたい点として，臨床ゲノム情報統合データベース整備事業およびMGeNDのめざすところは，DSグループによる成果の登録と公開にとどまらず，わが国でこれまでに実施された，あるいは実施中の様々なゲノム医学研究の成果をなるべく多く登録して公開することにある。そのため，図❶はDSグループ以外の各種疾患研究からのデータもMGeNDに受け入れるスキームとなっている。

Ⅱ．個別活動の紹介：二次班

ここで二次班グループについて具体的に紹介する。まず，非制限公開データベース「MGeND」の構築を担当するグループがある。このデータベースの構築は，倫理審査委員会による承認等の手続きも経て，昨年度中に一応完了し，2018年3月30日より非制限公開が開始された。現在は，各DS班などから送られたデータを確認して登録し，順次公開する作業を進めている。これと並行してMGeNDをより良いデータベースとするため，他の二次班グループとの緊密な連携のもとに，登録項目やデータベース構造の改良を行っている。

次に，希少疾患・難病に特化したデータベースを構築し，すでに報告された論文からゲノム変異情報や臨床情報を抽出する方法を開発するなど，DS班以外の成果も受け入れる体制を整備しているグループがある。ここでまとめられたデータを逐次MGeNDに送付することにより，MGeNDの内容の一層の充実にも貢献している。

最後に本事業全体を円滑に推進するため，倫理社会面を含めて必要な各種の整備や支援を実施し，ゲノム医療に関連する学会や大学病院，ナショナルセンターと連携することによってMGeNDへのデータ登録を促進し，ゲノム医療実践のための人材育成を支援する多くの班員からなるグループがある（研究代表者：溝上雅史）（図❷）。MGeND登録管理委員会の設置と運用，MGeND登録方針の倫理的検討，日本人標準ゲ

第7章 重要事項

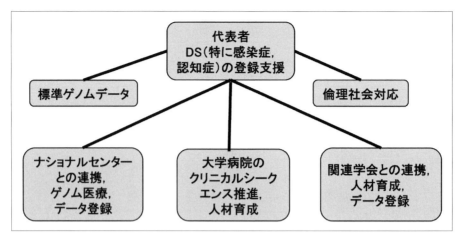

図❷ 二次班（連携・支援・標準データ）の体制と役割

ノムデータの整備，MGeND 登録項目に関する助言なども，このグループの役目である。それぞれの分担研究者は，日本人類遺伝学会，日本遺伝カウンセリング学会，日本家族性腫瘍学会および日本臨床腫瘍学会との連携，大学病院におけるゲノム医療の実装，人材育成，データ登録の支援，6つのナショナルセンターにおけるゲノム医療の実装とデータ登録の推進において役割を果たしている。

なお，筆者はこのグループにおいて，日本人標準ゲノムデータの整備についての分担研究者を務めている。倫理社会面の対応や MGeND 登録項目の検討にも参加している一方で，特に注力していることは，ヒトの遺伝子として最高度の多型を示し，約200種類もの免疫関連疾患と関連する *HLA* 遺伝子群，およびそのレセプター分子をコードし，やはり高度な多様性を示す *KIR* 遺伝子群についての標準データを取得・整備して，MGeND に登録・公開することである。これまでに実施した疾患関連研究で取得した日本人健常者の *HLA-A*, *B*, *C*, *DRB1*, *DQB1*, *DPA1*, *DPB1* 遺伝子群についての，2区域レベル（4桁レベルとも呼ぶ）の多型データをまとめて，すでに MGeND に登録済みである。現在，次世代シークエンサーを用いて，上記の遺伝子群に *DRB3*, *DRB4*, *DRB5* 遺伝子群も加えて，3あるいは4区域レベル（6あるいは8桁）の多型データを取得中であり，今年度中に MGeND に登録予定である。さらに，17種の *KIR* 遺伝子群からなるハプロタイプ解析も実施している。これらのデータが非制限公開されて，多くの疾患関連研究に活用されることを願っている。

ここで，SNP を用いたゲノムワイド関連解析（GWAS）によって *HLA* 領域の SNP が有意な関連を示した場合に，なぜ *HLA* 遺伝子群自体の多型を調べる必要があるのか，理由を述べておきたい。*HLA* 遺伝子群は互いの相同性が高く判別が難しいうえ，遺伝子コピー数の多型もある（SNP タイピングの評価の1つである Hardy-Weinberg 平衡検定に適合しない）。多型性の高いエクソンでは多数の多型部位が互いに近接する。このような理由によって，GWAS 用の DNA アレイが解析する SNP には *HLA* 遺伝子内のものがほとんどない。特に *HLA-DRB* 遺伝子領域には *DRB1* から *B9* まで互いに相同性の高い4種の機能遺伝子と5種の偽遺伝子があり，異なる *DR* 型は異なる *DRB* 遺伝子セットをもつため，GWAS 用アレイの空白域になっている（図❸）[1]。したがって，SNP-GWAS によって見かけ上 *DQB1* 遺伝子近傍に top SNP が検出されても，直ちに疾患感受性遺伝子と結論することはできない。第一義的な疾患感受性遺伝子を決定するためには，*HLA* 遺伝子群そのものの多型解析が必要な由縁である。なお近年，GWAS 用アレイの多数の SNP 解

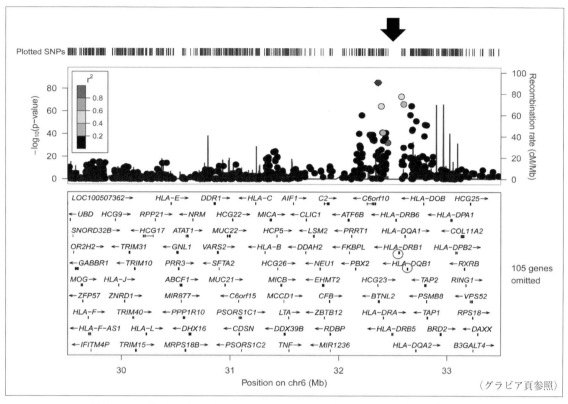

図❸ *HLA-DRB* 遺伝子のコピー数多型による SNP-GWAS の空白領域：*HLA* 遺伝子自体の多型解析の必要性
（文献1より）

析結果から *HLA* アリルを推定する方法（HLA imputation）が開発されており，適切な reference data を用いれば研究目的としては十分な精度を示すことがわかっている。

Ⅲ．個別活動の紹介：DS 班

ここでは，個々の DS 班の活動の一端として，筆者が分担研究者として参加する感染症の肝炎ウイルス関連疾患についての研究を紹介する（研究代表者：溝上雅史）。この研究班では，主としてB 型肝炎ウイルス関連疾患の発症などに関与する遺伝要因を探索している。すでに全国規模の多施設共同研究によって，慢性 B 型肝炎の発症には特定の *HLA-DPB1* アリルや *DRB1-DQB1* ハプロタイプが関連することを報告しているが[2]，さらに大規模な検体収集とゲノム解析を進めると同時に，バイオバンク・ジャパン（BBJ）事業で得られたデータも合わせて *HLA* 以外の遺伝要因も複数見出しつつある。また，B 型肝炎ウイルス関連肝がんの発症に関連する新たな *HLA* 遺伝子も同定した[3]。B 型肝炎ワクチン接種後に抗体が産生されないこと（ワクチン不応答）にも特定の *HLA-DRB1-DQB1* ハプロタイプなどが関連することなど[4]，ウイルス（病原体）とヒト（宿主）の両者のゲノム変異の興味深い相互作用が見出されている。これらのうち，比較的高いオッズ比を示す遺伝要因は臨床の場でも役立つことが期待され，論文報告するとともに，順次 MGeND に登録している。

おわりに

臨床ゲノム情報統合データベース整備事業は，わが国における「ゲノム医療」の社会実装に向けて，ゲノム情報および臨床情報を統合させ，非

制限公開データあるいは制限公開データとして「データ共有」を推進するものである。すなわち、クリニカルシークエンスによって検出される変異が、病原性/リスク因子であるかどうかの判断に役立つ基盤情報を提供することが期待されている。ただし、これらのデータベースは臨床の現場のみならず、研究の場でも有用である。例えば、病原性の「可能性あり」としてデータベースに登録された情報に、他の臨床グループあるいは研究グループからの情報が付加されることにより確かな結論が得られることも考えられる。このような知見の蓄積により、病原性変異のより良い判別法が開発されるかもしれない。本整備事業に関わる研究グループのデータを受け入れるのみならず、多数の先行研究の成果を取り出して登録するとともに、現在実施中の様々なゲノム医学研究の成果も受け入れることで、真に有用なわが国の臨床ゲノムデータベースになると考えられる。ゲノム医学に関係する多くの方々のご理解とご協力をいただきたいと願っている。

参考文献

1) Miyagawa T, Toyoda H, et al : Hum Mol Genet 24, 891-898, 2015.
2) Nishida N, Ohashi J, et al : Sci Rep 6, e24767, 2016.
3) Sawai H, Nishida N, et al : Sci Rep 8, e7958, 2018.
4) Nishida N, Sugiyama M, et al : Hepatology, 2018. doi: 10.1002/hep.29876.

参考ホームページ

・MGeND
 https://mgend.med.kyoto-u.ac.jp/

徳永勝士
1977年　東京大学理学部生物学科卒業
1979年　東京大学理学系大学院修士課程修了
1982年　同博士課程単位取得
　　　　日本学術振興会奨励研究員
1983年　東京大学理学部人類学教室助手
1989年　同医学部附属病院輸血部助手
1992年　日本赤十字中央血液センター研究部課長
1995年　東京大学大学院医学系研究科人類遺伝学分野教授

第7章　重要事項

2．次世代シークエンシング検査の品質保証

宮地勇人

　次世代シークエンシングは，検出標的を限定したターゲットシークエンシングなど実用化と臨床利用は急速な展開を示している。その臨床利用の拡大を踏まえて，国内外で品質保証の取り組みや標準化の活動が活発化している。新たな解析技術に基づき検査室がデザインまたは開発した方法で遺伝子関連検査を実施する場合の品質確保において，まず技術的に分析的妥当性の確保が重要である。その客観性と信頼性を確保するには，測定システムの技術的な標準化とともに，必要な能力を有すると第三者認定された臨床検査室での検査実施と結果報告が望まれる。第三者認定のプログラムは，技術の進歩に呼応した品質保証や標準化に関する国内外の活動成果が反映されるよう構築が進められている。

はじめに

　近年，次世代シークエンシング（next-generation sequencing：NGS）をはじめとするマルチプレックス（多項目同時解析）は，さらに包括的ゲノム規模解析による次世代解析システムへと展開している。ゲノム規模解析技術として，次世代シークエンシングは研究利用に加え，検出標的を限定したターゲットシークエンシングなど実用化と臨床利用は急速な展開を示している（クリニカルシークエンシング）。さらに次世代の高精度な技術を用いたゲノム解析，分子病態の明確化と治療法開発の統合による個別化がん治療が推進されている（プレシジョンオンコロジー/メディシン，precision oncology/medicine）[1]。これら手法を用いたがんゲノム医療を推進するため，がんゲノム診療中核拠点病院が2018年4月に指定された[2]。これら検査の結果は患者診療における医学的判断を大きく左右することから，良質な患者診療のために検査の品質保証が求められる。これら新たな解析技術に基づく遺伝子関連検査では技術的に測定の分析的妥当性の確保をはじめ，適正な測定前・後プロセスを含めた精度保証が重要で，検査サービスの客観性と信頼性を確保するには，測定システムの技術的な標準化とともに，必要な能力が確保された臨床検査室での検査実施と結果報告が必要となる[3)-6)]。本稿では，臨床利用を目的とした次世代シークエンシング検査における品質保証の取り組みについて概説する。

I．遺伝子関連検査サービスの品質保証の取り組み

　遺伝学的検査は解析技術の進歩により，国際的商取引の対象となり，その対象と件数が増加している。これに鑑み，経済協力開発機構（Organization for Economic Cooperation and

---

key words

次世代シークエンシング，ゲノム医療，遺伝子関連検査，精度保証（品質保証），標準化，検査室独自開発の検査（LDT），妥当性確認，分析的妥当性，第三者認定，国際規格，ISO 15189，認定プログラム，現地実技試験，外部精度管理調査

第7章 重要事項

Development：OECD）は，その品質保証[用解1]のために各国が行うべき政策等を明らかにする「遺伝学的検査の品質保証に関するベストプラクティス・ガイドライン」（OECDガイドライン）を公表し，2007年に勧告として採択した[7]。これに呼応して，日本臨床検査標準協議会（Japanese Committee for Clinical Laboratory Standards：JCCLS）では，わが国の状況分析を踏まえて「遺伝子関連検査に関する日本版ベストプラクティス・ガイドライン」を2012年に作成し，公表した[8]。これは遺伝子関連検査サービスの提供の一側面に焦点を当て，検査施設の品質保証実務に関するものである。本ガイドラインは，「一般原則」と「ベストプラクティス」から構成される。「一般原則」の内容は，品質保証の枠組み，インフォームドコンセント，遺伝カウンセリング，個人遺伝情報の保護，検体管理など検査の利用と実施における一般的事項に関する原則が述べられている。「ベストプラクティス」はこの「一般原則」の実施における実務上のガイダンスの提供をめざす。その具体的な柱は，①検査の品質保証システム，②施設技能試験，③検査結果の報告，④検査施設要員の教育と訓練の基準である（表❶）。JCCLSでは，これらベストプラクティスの4つのアプローチにおける具体的な方法について解説した「遺伝子関連検査に関する日本版ベストプラクティス・ガイドライン解説版」の作成作業を進め，2016年に発行した[9]。

日本版ベストプラクティス・ガイドラインのベストプラクティス4項目のうち，「検査の品質保証システム」として，臨床検査室の第三者認定がある。臨床検査室の第三者認定は，技術的に妥当な検査結果を提供するために必要な能力を有すると権威ある機関によって正式な承認を与える手続きをいう。具体的には，臨床検査室の能力と要求事項に関する国際規格ISO 15189に基づく施設認定や米国病理医協会（College of American Pathologists：CAP）による施設認定がある。

ISO 15189に基づく臨床検査室の施設認定の取得は，国際治験や医師主導の治験，臨床研究中核病院において国からの推奨または要件化に続き，保険診療報酬にて2016年4月に国際標準検査管理加算が新設された[10)-12)]。これは，検査サービスの品質向上に対する画期的なインセンティブとなっている。しかしながら，わが国では制度上の課題として，米国や欧州諸国など他のOECD加盟国と異なり，臨床検査室の第三者認定は義務化されていない[13]。

わが国で運用されているISO 15189施設認定は，日本適合性協会（Japan Accreditation Board）とJCCLSの共同プログラムで，審査の対象は薬事承認され保険診療収載された検査項目である[14]。一方，臨床研究中核病院に求められる国際レベルの臨床研究や医師主導の臨床治験において，新規技術を用いて検査室が独自に設計・開発し実施する検査室独自開発の検査（laboratory developed tests：LDT）が必要となる。また，がんゲノム診療中核拠点病院では，次世代シークエンシング検査の実施が前提となる。そこで，保険診療未収載または薬事未承認検査，特にLDTを

表❶ 遺伝子関連検査に関する日本版ベストプラクティス・ガイドラインの項目と主な内容
（文献9より）

項目	主な内容
検査機関の質保証システム	・施設認定の取得 ・質保証の定期的評価と改善 ・標準物質と対照の利用 ・検査の分析的妥当性，臨床的妥当性と有用性
施設技能試験：検査施設の質のモニタリング	・施設技能試験制度と実施機関 ・施設技能試験制度と代替方法 ・検査機関に対するモニタリング
結果の報告の質	・検査結果の取り扱い ・必要となる報告の内容
検査施設要員の教育と訓練の基準	・検査に従事する者（責任者，担当者）の水準や資格

対象としたゲノムラボ版 ISO 15189 施設認定プログラムの開発と設置が必要で，その審査基準を明確化するため，ガイダンス文書の作成が進められている（図❶）[15]。

Ⅱ．国内外のクリニカルシークエンシングの品質保証に向けた活動

次世代シークエンシングを用いた検査は，新たな技術を用いた LDT であるため品質保証を確認するうえで課題がある。すなわち，LDT を用いた遺伝子関連検査について特異的な標準物質，精度管理，技能試験（外部精度管理調査），監査の方法は十分整備されていない。次世代シークエンシングを用いた臨床検査サービスの動向を鑑み，米国疾病管理予防センター（Centers for Disease Control and Prevention：CDC）が主導した活動として，「次世代シークエンシングの臨床検査利用における標準化の原則とガイドライン Next-generation Sequencing: Standardization of Clinical Testing（Nex-StoCT）Workgroup: Principles and Guidelines」（2012）では，ISO 15189 の要求事項に合致する品質マネジメントを導入した（表❷）[3]。臨床利用のための次世代シークエンシング検査システムの確立における要求事項として，妥当性確認[用解2]，精度管理，技能試験，標準物質それぞれについて，次世代シークエンシング特有の推奨事項を明確化した。例えば，次世代シークエンシングに特異的な精度管理指標として測定の性能をモニターするうえで有用なものとして，カバレージ深度，カバレージの均一性，ベースコールとアライメントの品質スコア，アレルリードパーセンテージ，ストランドバイアス，GC バイアスおよびシグナル強度の低下がある。このガイドラインは，遺伝性疾患を対象として作成され，がんや感染症にも応用可能である。さらに，CAP からクリニカルシークエンシングの精度確保のための規格が公表された（表❸）[4]。この規格では，解析プロセスとバイオインフォマティクスプロセ

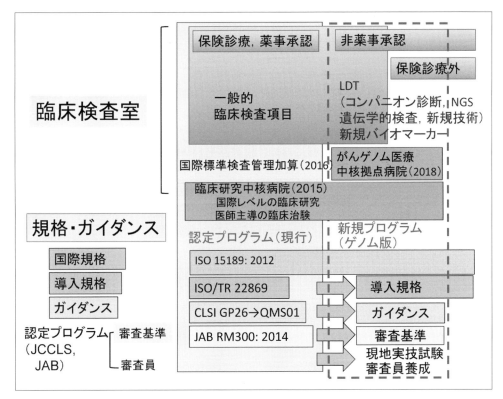

図❶ わが国の ISO 151819 施設認定プログラムとゲノム解析技術

第7章 重要事項

表❷ 次世代シークエンシングの標準化の原則とガイドライン（文献3より）

要求事項	目的
1. 精度管理，妥当性確認	患者検体の測定前に，プラットフォーム，測定，インフォマティクスパイプラインの信頼性を文書化
2. 精度管理	患者検査中のシークエンス解析の信頼性の文書化（精度管理物質，品質指標）
3. 技能試験	検査性能の独立評価
4. 標準物質	分析フェースの品質マネジメント用物質の利用

表❸ CAPクリニカルシークエンシング規格での取り扱い事項（文献4より）

	解析プロセス（Wet bench analysis）	バイオインフォマティクスプロセス
標準手順書（Standard Operation Procedure：SOP）	○	○
妥当性確認（バリデーション）	○	○
品質マネジメント	○	○
バリアント確認検査	○	
ラボ記録	○	
SOPに従わない除外ログ	○	
アップグレードモニタリング	○	○
データ保管		○
バージョントレーサビリティ（バイオインフォマティクス）		○
データ移管時の機密保持		○
バリアントの解釈と報告		○
インシデンタルファインディングの報告		○
外部委託		○

スに分けて，文書化，妥当性確認，品質保証，確認検査，除外ログ，アップグレードのモニタリング，バリアントの解釈と報告，インシデンタルファインディング，データ保管，バージョントレーサビリティ，データ移管時の秘密保持などの要求事項を挙げている．

Ⅲ．分析的妥当性を左右する測定前プロセスの国内の標準化活動

1．次世代シークエンシング検査の測定前プロセスに関する標準化

次世代シークエンシングを用いた検査は，その測定性能を確保するうえで，使用する検体の管理が重要となる．ヒト組織や体液における核酸を測定対象とする分子診断の進歩と臨床利用の展開は著しい．その分子のプロファイルや統合性は，測定前プロセスにおいて変化し，その後の測定の信頼性を低下させる．測定前プロセスに関する国内活動の成果として，JCCLSからの「遺伝子関連検査 検体品質マニュアル（パート1）」（2011年），「遺伝子関連検査 検体品質マニュアル（パート2）」（2017年）さらに日本病理学会からの「ゲノム診療用病理組織検体取扱い規程」（2017年）が作成，発行されている[16)-18)]。

臨床検査および体外診断検査システムに関する国際規格を審議する国際標準化機構（International Organization for Standardization）の第212技術委員会（ISO/TC212）において，分子学的検査の測定前プロセスに関する標準化と体系化を目的とする国際規格文書案として審議中である[19)]。国際規格文書の対象は，ホルマリン固定パラフィン包埋組織（ISO 20166），凍結組織（ISO 20184）および血液（ISO 20186）の3つの検体種である．

これら規格の利用対象には，臨床検査室や分子病理検査室でのLDTに加え，体外診断用医薬品メーカー，開発・研究機関，バイオバンクを想定

している。

2. 多項目分子学的解析の標準化と核酸品質評価

JCCLS遺伝子関連検査標準化専門委員会では，特定非営利活動法人バイオチップコンソーシアム（JMAC）と連携して，核酸品質の評価を通して，次世代シークエンシングをはじめとする多項目分子学的解析における様々な測定法の標準化をめざして，国際規格文書案「体外診断用医薬品・医療機器 - 多項目分子学的解析の一般的要求事項と定義 - 核酸品質の評価方法」の提案を行った。この提案規格は新規作業項目提案として承認され，2016年11月総会（神戸）にて，国際規格ISO 21474「体外診断用医薬品・医療機器 - 多項目分子学的解析 - 第一部 - 用語と核酸品質の評価方法に関する一般的要求事項」に改称され，審議中である[19]。

IV. ゲノム解析技術を対象としたISO 15189施設認定プログラム

1. ガイダンス文書の作成

ゲノム解析技術を用いた臨床検査を実施する検査室を対象とした新規ISO 15189「臨床検査室の品質と能力に関する要求事項」施設認定プログラムの構築には様々な取り組みが必要である。すなわち，施設認定の審査基準を明確化するためのガイダンスの作成，オンサイトの現地実技試験，審査委員（特に技術審査委員）養成などである。

ガイダンス文書の作成においては，日本版ベストプラクティス・ガイドラインで求められる水準を確保するうえで，技術の進歩に呼応した品質保証や標準化に関する国内外の活動成果が反映されるよう準備が進められている[15]。

ゲノム解析技術を用いた臨床検査を実施する検査室を対象とした新規ISO 15189施設認定プログラムの設置には，特にLDTで遺伝子関連検査を実施する検査室を対象とした内容が必要である。次世代シークエンシング検査を実施する検査室の能力として，検査の妥当性確認，測定性能評価のための標準（参照）細胞株または標準物質の利用，必要なカバレージ深度，測定再現性，検出感度・特異度など分析的妥当性，陽性予測値など臨床的妥当性などが必要である。そこで，検査室のスタッフの役割と資質に関する基準は特に重要となる。検査室の管理者は，測定開始，運用中における全プロセスにおいてエラー発生の原因となりうる要因に基づくアプローチにおいて重要な役割を果たす。

次世代シークエンシング検査を実施する検査室において，遺伝子パネル検査はLDTで運用されているものが多いため，検査全体の妥当性確認および検査プロセスの性能特性を評価して，検査手順全体を含めて文書化しておく必要がある。検査の妥当性確認では，意図する特定の用途に対して個々の要求事項が満たされていることを調査によって確認し，客観的な証拠を用意する。検査室は，以下の由来に基づく検査手順の妥当性確認をしなければならない。すなわち，標準的でない方法，検査室がデザインまたは開発した方法，目的とする適用範囲以外に利用される標準的な方法，妥当性確認され，その後改変された方法である。妥当性確認の対象は，プラットフォームおよび検査自体，すなわちシステムがゲノムの目標とされた領域で疾患関連のバリアントを正しく確認できるかである。検査の性能特性として，精確さ，精密さ，分析的感度，分析的特異性，報告できる範囲，参照範囲または基準範囲がある。次世代シークエンシングにおける定義は表❹のごとくである[3]。また検査を実施する場合には，検査の分析的妥当性[用解3]に加え，臨床的妥当性，臨床的有用性などの科学的根拠を明確にする必要性がある。

2. 測定方法に基づく現地実技試験

ISO 15189施設認定プログラムにおいては，施設審査の実施において，その施設の能力を直接評価するためオンサイトの現地実技試験を行う。すなわち，当日または前もって施設現場に搬入した試料について，その前処理から測定，解析が標準手順書どおりに行われているか，得られた結果について適切に評価がなされているかを審査する。

現地実技試験に用いる試料は，検査実施施設の能力を審査するうえで，本来は検査室が日常的に実施する検査項目と対象検体が望ましい。しかしながら，ゲノム解析技術を対象とした外部精度

表❹ 次世代シークエンシングにおける定義（文献3より）

	NGSにおける定義
Accuracy（精確さ）	測定に由来する核酸配列と参照配列との一致の程度
Precision（精密度）	繰り返したシークエンス分析が同じ結果，すなわち再現性（測定内再現性と測定間再現性）を与える程度
Analytical sensitivity（分析感度）	分析目標としたシークエンスバリエーションが存在する場合，それを検出する見込み
Analytical specificity（分析特異性）	分析で，何も存在しない場合でも，シークエンスバリエーションを検出する可能性（偽陽性率はシークエンス分析に有用な測定指標となる）
Reportable range（報告範囲）	検査結果として許容できる品質のシークエンスが検出できるゲノムの領域
Reference range（参照範囲）	疾患罹患のない母集団において起きうると見出されるシークエンスバリエーション

管理調査の場合と同様に，従来から行われてきた分析項目ごとの技能試験の方式では対応困難である。その理由は，遺伝子関連検査の項目や測定技術が様々で，拡大が急速であること，対象遺伝子が多数あること，対象となる検体の種類や測定前の検体取り扱いは煩雑な工程の多くを用手法にて行うことなどによる。

そこで，ゲノム解析技術を用いた臨床検査を実施する検査室を対象としたISO 15189に基づく施設認定プログラムのための現地実技試験として，検査実施施設の能力を審査するうえで，合理的かつ現実的な方法として，次世代シークエンシングをはじめとした測定方法ごとに，代表的な検体種を対象として，測定前の前処理から測定，解釈のプロセスを評価する仕組みの構築が検討されている[20]。すなわち，一般的な測定方法（PCR，FISH，次世代シークエンシングなど）ごとに，代表的な検体種〔病理組織：ホルマリン固定パラフィン包埋（formalin-fixed paraffin-embedded：FFPE），血液細胞，血漿，ゲノム〕を対象として，測定前の検体前処理（脱パラフィン，核酸抽出）から測定，解釈のプロセスを評価する。検査室での測定（検出）能力として，定量的測定ではその信頼性，変異検出では一塩基バリアント，挿入，欠失，GC-リッチのゲノム領域，偽陽性・偽陰性理由の認識（アレルのドロップアウトなど）を見る。

V．ゲノム医療を支える遺伝子関連検査の品質保証と法整備

1．ゲノム情報を用いた医療等の実用化推進タスクフォース

これら遺伝子関連検査に基づくゲノム医療を遂行するうえで，実用化，実施体制，適正利用，社会基盤整備など様々な課題がある。このような状況を踏まえ，健康・医療戦略推進本部により2015年1月に置かれた健康・医療戦略推進会議の下に，ゲノム医療を実現するための取り組みを関係府省・関係機関が連携して推進するため，「ゲノム医療実現推進協議会」が設置された。その中間答申に基づき，厚生労働省を事務局として，ゲノム（遺伝子）医療を関係府省が連携して推進することを目的とした「ゲノム情報を用いた医療等の実用化推進タスクフォース（ゲノム医療TF）」が設置され，会議は2015年11月～2016年7月にわたり開催された。最終的な報告書は，「ゲノム医療等の実現・発展のための具体的方策について（意見とりまとめ）」として公表されている[21) 22)]。

最も明確かつ具体的な成果の1つとして，遺伝子関連検査の品質・精度を確保するため，対応方針案として「遺伝子関連検査に関する日本版ベストプラクティスガイドライン」（JCCLS）の要求水準が必要であると考えられ，具体的な方策などを検討・策定していくことが明示された。

2. 法整備の展開

ゲノム医療TFでの意見とりまとめを踏まえて，遺伝子関連検査等の品質・精度の確保をめざす法整備について社会保障審議会医療部会にて議論がなされた。ゲノム医療実現推進のため，検体検査の精度を確保するための医療法，臨床検査技師等に関する法律の一部改正案要綱が国会にて審議のうえ，6月8日に可決された。本法律の施行は，公布後1年6ヵ月以内（2018年12月1日）に施行されることとなった[23]。

本法律において，病院・診療所または助産所（病院等）の管理者は，医療機関が自ら実施する検体検査に加え，外部委託する場合においても検体検査の精度を確保することに責任をもつ。本法律の施行に向けて，遺伝子関連・染色体検査に関する分類や基準が検討されている。遺伝子関連・染色体検査においては，一律の基準として採用する規定に加えて，追加的に設定する基準（案）として，責任者の設置，内部精度管理の実施，外部精度管理調査の受検，適切な研修の実施および検査施設の第三者認定が挙げられている[24]。「検体検査の精度管理等に関する検討会」とりまとめ〔平成30（2018）年3月〕では，検査施設の第三者認定については，遺伝子関連検査・染色体検査を行う医療機関，衛生検査所などすべてから申請があることを想定した体制にはなっていない現状があり，今後，大幅に申請件数が増加することも想定されるため，それに応じた審査体制の整備も段階的に行う必要があるため，勧奨とするとされた[25]。

おわりに

遺伝子関連検査は，科学的根拠に基づく個別の計画的医療，患者負担軽減による医療の質や効率の向上に向けて，新規技術の応用と利用対象の拡大が続いている。多くの検査室が独自に開発した方法（LDT）にて検査サービスの開発と実用化を進めている。次世代シークエンシングをはじめ新たな解析技術に基づくサービス提供においては，国際的な品質保証の取り組みや標準化の活動を踏まえて，測定精度を保証する体制のもと，適切な実施と利用が望まれる。国際規格ISO 15189の要求する事項に基づく新規の施設認定プログラムの構築において，ガイダンス文書作成は認定基準の基礎資料として，また現地実技試験は検査導入時の妥当性確認さらには日本版ベストプラクティスガイドラインの4つの柱の1つである施設技能試験・外部精度管理調査の構築において，重要な技術基盤となることと期待される[26]。

用語解説

1. **検査サービスの品質保証**：検査サービスの品質保証は，その品質に対する必要性（利用者のニーズ）を満足させると確信を与える活動をいう。検査の品質管理は，検査データの精度（正確度と精密度）が所定の水準内にあるよう制御する活動をいう。
2. **次世代シークエンシング検査の妥当性確認**：妥当性確認とは，意図する特定の用途に対して個々の要求事項が満たされていることを調査によって確認し，客観的な証拠を用意することである。次世代シークエンシング検査では，システムがゲノムの目標とされた領域で疾患関連のバリアントを正しく確認できることを確認する。
3. **次世代シークエンシング検査の分析的妥当性**：臨床利用を目的とした次世代シークエンシング検査の分析的妥当性には，精確さ，精密度，分析感度，分析特異度，報告範囲，参照範囲などが含められる。

参考文献

1) 宮地勇人：臨床病理 63, 1188-1193, 2015.
2) がん診療提供体制のあり方に関する検討会
   http://www.mhlw.go.jp/stf/shingi/other-kenkou.html?tid=128564
3) Gargis AS, Kalman L, et al : Nat Biotechnol 30, 1033-1036, 2012.
4) Aziz N, Zhao Q, et al : Arch Pathol Lab Med 139, 481-493, 2014.
5) Jennings LJ, Arcila ME, et al : J Mol Diagn 19, 341-365, 2017.
6) Roy S, Coldren C, et al : J Mol Diagn 20, 4-27, 2018.
7) OECD : Guidelines for Quality Assurance in Molecular Genetic Testing
   http://www.oecd.org/sti/biotech/38839788.pdf
8) 日本臨床検査標準協議会：遺伝子関連検査に関連する日本版ベストプラクティスガイドライン（承認文書）

(2012年3月)
http://www.jccls.org/techreport/bestpractice_guideline.pdf

9) 日本臨床検査標準協議会：遺伝子関連検査に関する日本版ベストプラクティス・ガイドライン解説版，学術広告社，2016.
10) 厚生労働省医薬食品局審査管理課：治験における臨床検査等の精度管理に関する基本的考え方について（2013年7月）
https://www.pmda.go.jp/files/000161910.pdf
11) 厚生労働省医政局長：医療法の一部改正（臨床研究中核病院関係）の施行等について（2015年3月）
http://www.mhlw.go.jp/topics/bukyoku/isei/chiken/dl/150402-01.pdf
12) 東條尚子：平成28年度診療報酬書改定 - 検査に関わる変更点の解説 -
http://www.jslm.org/committees/insurance/H28.pdf
13) 宮地勇人：臨床病理 64, 905-909, 2016.
14) 宮地勇人：臨床病理 63, 823-831, 2015.
15) 宮地勇人：臨床病理 65, 1285-1290, 2017.
16) 日本臨床検査標準協議会：遺伝子関連検査 検体品質管理マニュアル 第一部，学術広告社，2011.
17) 日本臨床検査標準協議会：遺伝子関連検査 検体品質管理マニュアル 第二部 新規測定技術・解析試料の品質管理，学術広告社，2017.
18) 日本病理学会：ゲノム診療用病理組織検体取扱い規程
http://pathology.or.jp/genome_med/

参考ホームページ

・検体検査の精度管理等に関する検討会
http://www.mhlw.go.jp/stf/shingi/other-isei.html?tid=487624

19) 宮地勇人：臨床病理 65, 440-443, 2017.
20) Schrijver I, Aziz N, et al : J Mol Diagn 16, 283-287, 2014.
21) ゲノム情報を用いた医療等の実用化推進タスクフォース
http://www.mhlw.go.jp/stf/shingi/other-kousei.html?tid=311652
22) ゲノム情報を用いた医療等の実用化推進タスクフォース．ゲノム医療等の実現・発展ため具体的方策について
http://www.mhlw.go.jp/file/05-Shingikai10601000-Daijinkanboukouseikagakuka-Kouseikagakuka/0000140440.pdf
23) 医療法等改正案の概要．遺伝子関連検査等の品質・精度の確保
https://www.ajha.or.jp/news/pickup/20170215/news07.html
24) 研究代表者 矢冨 裕：厚生労働行政推進調査事業費補助金（厚生労働科学特別研究事業）臨床検査における品質・精度の確保に関する研究 平成28年度 総括・分担研究報告書 平成29 (2017) 年5月
http://www.mhlw.go.jp/file/05-Shingikai-10801000-Iseikyoku-Soumuka/0000182681.pdf
25) 検体検査の精度管理等に関する検討会
http://www.mhlw.go.jp/stf/shingi/other-isei.html?tid=487624
26) 宮地勇人：臨床病理 63, 919-924, 2015.

宮地勇人

1981年	慶応義塾大学医学部卒業
1987年	米国シティオブホープ国立医療センター研究員
1989年	慶応義塾大学医学部内科学教室（血液内科）助手
1990年	東海大学医学部臨床病理学教室（現基盤診療学系臨床検査学）助手
2004年	同教授

第7章　重要事項

3．ゲノムシーケンス解析の臨床応用における倫理的配慮

高島響子・武藤香織

次世代シーケンサーの登場により希少難治性疾患やがんの領域におけるゲノム解析が目覚ましい進歩を遂げており，今後のさらなる臨床応用が期待されるところである．本稿では，ゲノム／遺伝情報を臨床応用する際に注意すべき倫理的課題を，医療倫理の4原則（自律尊重原則，無危害原則，善行原則，正義原則）の観点から整理した．そのうえで，ゲノム医療において患者と同様に配慮対象となる家系員の存在が，通常の医療以上に倫理的課題を複雑にすることを指摘した．さらに，ヒトゲノム計画から現在までのゲノム研究を巡る中心的倫理的概念の変遷を紹介した．

はじめに

次世代シーケンサー（以下，NGS）の登場により，希少難治性疾患やがんの領域におけるゲノム解析が目覚ましい進歩を遂げている．解析の結果得られる情報は，今後のさらなる臨床応用が期待されるところである．こうしたゲノム情報を診療に活用するゲノム医療では，個人の遺伝に関わる情報を用いることから，その取り扱いには厳格な保護と慎重な倫理的配慮が求められる．本稿では，ゲノム情報を臨床応用する際に注意すべき倫理的配慮事項を，医療倫理の4原則，すなわち自律尊重原則，無危害原則，善行原則，正義原則（表❶）の観点から簡潔に整理した．医療倫理の4原則は，1977年に米国でBeauchampとChildressによって提唱された，生命・医療倫理の代表的かつ基本的な考え方である[1)2)]．日本でもすでに広く知られていることだろう．4原則の一つ一つは，それぞれ誰もが納得できる道徳規範と考えられるが，それらを実臨床に当てはめようとすると，原則同士が対立することも少なくない．また，遺伝医療においては必ずしも原則が当てはまらない例外的対処を必要とする事例があることが指摘されている[3)]．とはいえ，対立の構造（利害や価値観の不一致）を見極めるためには，まず原則に当てはめて検討することで，一部の原則に支持される事実や意見の過剰評価や，論点の見落しなどを避けることができる．本稿では，4原則の限界を自覚しながら，各論点が対等な努力で対処されるよう検討することを意図した．続いて，そのほかに配慮すべき重要な点として家系員の存在に触れた後，最後にゲノム研究ELSI（倫理的・法的・社会的課題）の世界的な研究者であるKnoppersらが提唱する，現在のゲノミクスにおける中心的倫理規範となる6つの要素について紹介する．

key words
医療倫理の4原則，インフォームドコンセント，遺伝カウンセリング，解析結果の返却，知る権利／知らないでいる権利，アクセスの公平性，患者家族，ガバナンス，ELSI

表❶ 医療倫理の4原則（文献1より）

自律尊重原則	自律的な患者の意思決定と個人の価値・信念に基づいた行為を尊重せよ ・消極的義務：自律的な患者の決定に支配的な制約を与えてはならない（邪魔しない） ・積極的義務：必要な情報を開示し意思決定ができるよう支援する
無危害原則	害悪や危害を与えるな，また，そのリスクを負わせるな （危害を生じさせるような行為をしないこと）
善行原則	他人の利益のために行動せよ，リスク・ベネフィット・コストを比較衡量せよ （善をもたらす行為や，危害をなくす・防ぐ行為をすること）
正義原則	社会的な利益と負担は正義の要求と一致するように（公正に）分配せよ

I. 医療倫理の4原則から考えるゲノムシーケンス解析の臨床応用における倫理的配慮

1. 自律尊重原則

「自律的な患者の意思決定を尊重せよ」という自律尊重原則には，患者の意思決定に支配的な制約を与えてはならないという消極的義務と，患者が意思決定できるように必要な情報を開示し意思決定を支援するという積極的義務がある。後者について，医療では患者と医療者が保有する知識・情報に質と量の両面で絶大な差があることから，患者は，自身が何を望むのか考える際の材料，すなわち疾患名，病状，見込み，治療計画，取りうる選択肢，選択しなかった場合の帰結といった情報の一切を医療者から提供されねばならない。自律尊重原則から支持される重要な対応を以下に挙げる。

(1) インフォームドコンセント

前述のとおり，必要な情報は医療者から患者に開示・提供されなければならないが，特にゲノム医療では，患者の価値観によって決定が異なるため，患者の意向が尊重される関係が求められる[4]。遺伝子検査の受検に関する意思決定などのプロセスを共有していくことを「共有（協働的）意思決定モデル（shared dicision making）」という[4]。意思決定の主体は患者であるが，ただ情報を提供し決定を促すという一方通行のプロセスではなく，関係する医療者との話し合いの中で決定が下される。そのために重要なのが，次項の遺伝カウンセリングである。なお，患者が未成年者や同意能力がない者の場合には注意が必要である。とりわけ未成年に対し，成年期以降に発症する疾患についての遺伝学的検査を両親などの代諾によって行うことは認められていない。紙幅の都合上ここでは詳細に記せないが，日本医学会のガイドライン[5]などを参照されたい。

(2) 遺伝カウンセリング

遺伝カウンセリングとは，「疾患の遺伝学的関与について，その医学的影響，心理学的影響および家族への影響を人々が理解し，それに適応していくことを助けるプロセス」とされる[5]。現在，日本で遺伝カウンセリングの担い手となるのは，主に臨床遺伝専門医と認定遺伝カウンセラーである。遺伝カウンセリングでは，他のカウンセリングと同様，患者（クライエント）の抱えている苦しみや不安に配慮した受容的態度と共感的理解，ならびに特定の価値観や医療者側の考えを押しつけることなく偏りのない十分な情報提供を行う非指示的対応が求められる[3]。

(3) 知る権利・知らないでいる権利

遺伝カウンセリングを受けたとしても，患者には，遺伝情報が明らかとなる検査を受ける，受けない，いずれの選択もできる自由があり，また検査を受けたとしても，結果を聞かないという選択も可能である。すなわち，患者はゲノム/遺伝情報について「知る権利」と「知らないでいる権利」を有する。知らないでいる権利自体は新しい概念ではないが，NGSの登場，ゲノム研究の拡大によって調べることのできるゲノム/遺伝情報の量が爆発的に増えたことから，その価値が改めて重要になっている[5]。患者が，知りたいか知りたくないかを選択しなければならない情報量が増える一方で，その質については，臨床的な意義や有用

性が明らかでない所見（VUS）があり，さらにその評価や解釈も変化しうる。そのことが，知る権利・知らないでいる権利の行使を困難にしている。詳細は次項で述べる。

2. 無危害原則・善行原則

無危害原則は，患者に危害を与えてはならず，またそのリスクを負わせてはならないという義務である。善行原則は，患者に利益をもたらすために行動せよという義務で，最善の利益をもたらすために，害や利益，かかるコストを比較衡量することも含まれる。両者はいずれも患者にもたらされる害や結果としての利益に関係するが，前者は「〜するな」と行為しないことを命じるのに対し，後者は「〜せよ」と行為することを命じる。また，前者はいつ誰に対しても果たされる義務であることから（他に優先すべき義務がない限りにおいて）従わないことは不道徳とみなされるのに対し，後者は従わないことが直ちに不道徳とはならないという違いもある。医療者に課される無危害原則は注意義務がある場合のみである[2]。NGSを用いた解析では，結果の解釈における患者への害と利益とは何か，そして比較衡量が議論になるだろう。

(1) 患者個人の結果の取り扱い（返却・通知に関して）

NGSの登場により網羅的シーケンス解析が可能となったことで，結果の解釈および返却・通知に関する議論は国内外で多くの関心を集めてきた。論点を大別すると，シーケンス実施者の対処すべき範囲に関する議論（例：研究目的か診療目的か，一次的所見か二次的所見か）[7]と，見つかった内容が返却・通知に値するかどうかに関する議論である。ここでは無危害・善行の観点から後者を検討したい。返却・通知に値するかは，①分析的妥当性（分析水準，解析の質），②臨床的妥当性（検査結果の意味づけは十分か，特定の疾患に関連するとの相当の根拠があるかなど），③臨床的有用性（診断・予防・治療上の対処可能性があるか）の検討が必要となる。さらに③は，起きうる疾患などの重篤性，起きうる可能性（浸透率など），具体的な介入方法の効果，その遺伝子に対する現在の知識レベルの強さ，提案される介入方法の受容可能性が含まれる[8]。

これらの要素の具体的な検討内容は，シーケンスが行われる状況に応じて変わる。ここでは，善行原則だけでなく無危害原則についても十分に注意を払うべきであるということを指摘したい。医療者は，新たな発見や何らかの対処可能性があると考えられる場合，それを患者に伝えたほうがいいと考えがちである。そうした情報を得られる機会が他にない場合にはなおさらである。しかし，十分な妥当性を伴わない情報や，臨床的有用性が患者のライフサイクル，QOLに適合しない場合には，それを伝えること自体が患者にとって害になることもあるだろう。とりわけ臨床的有用性は，医学的な対処可能性（clinical/medical actionability）のみならず，患者の人生やQOLからみた対処可能性（non-medical actionability），生殖上の重要性や患者本人にとっての個人的有用性（personal utility）が含まれるとされる[9]。医療者側が医学的な価値観のみに基づく利益の判断をすれば，「1. 自律尊重原則」で述べた情報提供に偏りを生み，パターナリズムにつながるおそれもある。利益を考える際には必ず害も考え，利益の過大評価や害の過小評価をしていないか検討する必要がある。

3. 正義原則

正義原則は，社会的な利益と負担の公正な分配を求める義務で，医療においては医療資源の公正な分配やアクセスの公平性と関連が深い。資源が十分に存在している場合や資源が希少でも皆が譲り合って競争が存在しない場合には問題にならないとされるが[2]，残念ながら現時点で日本のゲノム医療はそのような状況にない。

(1) アクセスの公平性

本邦で保険適用されている遺伝学的検査は限られ，遺伝カウンセリングも，これらの検査後の結果説明のみが対象である。遺伝学的検査では検査を受けるかどうかを決定するための事前のカウンセリングが重要であるにもかかわらず，それらは全額患者の自己負担となり，国の指定難病の数に比しても十分にカバーされているとは言いがたい

のが現状である[10]。また，がん遺伝子パネル検査はここ数年，研究として実施されるか自由診療として実施されてきたが，後者の場合には患者の負担が数十万円にも上る。にもかかわらず，検査を受けても使用可能な治療薬が見つかるなどの効果が得られるのは一部であることが報告されている[11]。

2016年にゲノム情報を用いた医療等の実用化推進タスクフォースから出された「ゲノム医療等の実現・発展のための具体的方策について（意見とりまとめ）」でも，遺伝子関連検査の品質・精度の確保，患者・家族への情報提供と並んで，ゲノム医療に従事する者の育成，ゲノム情報を用いた新たな製品および技術の保険導入，ゲノム医療の提供体制が課題に挙げられた[12]。がんの領域では，2017年に出された厚労省の「がんゲノム医療推進コンソーシアム懇談会」の報告書を受け，指定された「がんゲノム医療中核拠点病院」11機関とその連携病院を中心に保険収載をめざした取り組みが始まったことから，今後の展開が期待されるところであるが，対象患者が限定されるなどアクセスの公正性の点では不安も残る[13]。

人材育成では，とりわけ遺伝カウンセリングを受けられる機会は地域差があるとの指摘がある[10]。しかし，遺伝カウンセラーの養成には時間がかかる（指定の大学院を修了する必要がある）ことから，現在の人材を有効活用し，育成を待つ以外の解決策（例えば，遠隔カウンセリングなど）も具体的に検討される必要があるだろう。

ゲノム研究・医療ともに機運が高まり，素晴らしい技術や研究成果が生まれている中，それを患者に届けるために，アクセスの公平性について改善するための課題解決が急務である。質を担保することは当然最優先だが，社会保険で利用可能なゲノム医療，遺伝カウンセリングを増やすことは喫緊の課題と考える。研究や自由診療はあくまで暫定的・例外的な措置であり，その先の出口への移行を進める必要がある。また，公正な分配を考えるうえでは，手続的正義（表❷）を担保することも重要である。患者を含む市民の意見を取り入れる場を設けることも考えられたい。

4. 患者家族の存在

ここまで患者個人を対象に4原則を整理してきたが，ゲノム医療においては，ゲノム/遺伝情報は血縁者と一部共有されることから，「家族の問題」であることも考慮せねばならない。個人の自由は，他者の生命や生活に害を及ぼさない限りにおいて認められるとされるが，患者の希望と家族の希望が一致しない場合や，一方の自律を尊重することが他方に害をもたらしうるといった衝突が生じうる[3,4]。現在の遺伝カウンセリングでは，患者が自身のゲノム/遺伝情報を知ったうえで，その情報が血縁者の早期診断や予防につながるような有益な情報である場合，医療者側は患者にそのことを説明し血縁者への情報開示をするための手段を講じる努力を要請するとの立場もある[14]。ケースバイケースで状況が異なるとはいえ，どのような場合に，患者個人への自律尊重原則よりも家族への無危害・善行原則が優先されるのかについて，関係者間で話し合い基本的な条件を設定する必要があると考える。

II. ゲノム研究における中心的倫理規範の変遷

カナダの法学者Knoppersらは，1994年，ヒトゲノム計画（Human Genome Project：HGP）の開始に際し，HGPの基礎となる倫理規範を検討し発表した[15]。その約10年後[16]，さらに10年

表❷ 手続的正義

手続的正義による資源配分の公正さの保証
1. 決定の根拠が公開されていること
2. 公平な人々が納得できる根拠や証拠が提示されること
3. 決定の改正や不服訴えの機会が与えられること
4. 決定が以上の条件を満たすことを保証するために，自発的または公的な規制があること

（文献2，302頁より）

後となる2015年[17]にも,時代の変遷に合わせて中心となる倫理規範,概念の検討を行ってきた(図❶)。ここでは,最新の2015年に挙げられた6つ(ガバナンス,セキュリティ,エンパワメント,透明性,知らないでいる権利,グローバリゼーション)を簡潔に紹介する。

(1) ガバナンス

「公的あるいは私的な事柄を運用する際の社会・政策・経済・経営/管理上の権限の施行における,多層的・複合的な機関,システム,構造,プロセス,手続き,実践,関係やリーダーシップ行動」と定義される。影響を受ける各当事者の利益(interest)の適切な保護を保証する方法を指す総称にもなっている。バイオバンクの登場により,個別同意から,試料・情報の将来的な利用に対する包括的同意の実践が実現した。個別同意からガバナンスへの移行を最も明白に示す例が,データ利用審査委員会(data access committee:DAC)で,データ利用申請の審査および承認,不適切な利用・管理に対する通告機能を有する。こうした取り組みは,国際的な研究コンソーシアムで先んじて取り入れられたもので,透明性と制裁による適切なガバナンスが,自身のデータ・試料の将来的な利用に対し包括的な同意を与えた研究対象者(提供者)の信頼との均衡をとっている。

(2) セキュリティ

セキュリティとは危険や脅威から自由な状態のこと。情報セキュリティにおいては権限のないアクセスを防ぐことが中心であり,個人のプライバシーも当然含まれるが,それに限らない。複数のデータスキャンダルが発生し,大量データのクラウド化が進む中,セキュリティの優先順位が上がっている。データのメンテナンスとリリースは社会的に受け入れ可能かつ適切でなければならず,データは正しく,また安全に保護されていなければならない。

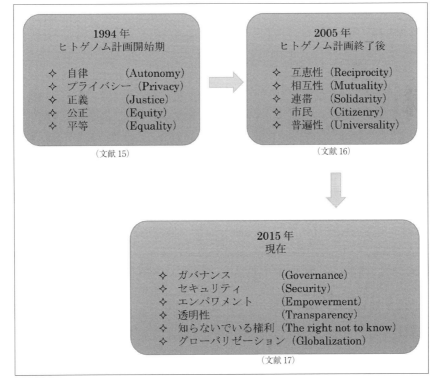

図❶ Knoppersらによるヒトゲノム計画開始以降のゲノム研究における中心的倫理概念の変遷

(3) エンパワメント

市民参与（engagement），パブリックコンサルテーションは2005年の時点で伸びつつあるトレンドであった。個人のエンパワメントは，市民の科学理解を向上するためであっても研究依頼者（スポンサー）の意向が優先された従来の取り組みとは異なり，市井の専門家（lay expertise）を科学的なガバナンスと研究の議題設定に導入する。また，Personal Genome Projectのように，個人が自らの全ゲノムデータをウェブ上に載せるような動きも出現した。自分の情報を共有したい，あるいは参加可能な臨床試験に入れるよう研究者からの連絡が欲しいという意思がこのようなムーブメントを後押しした。患者団体は，さらに効果的な臨床応用の実現を考えている。

(4) 透明性

透明性とは，活動がオープンに行われる方法のことで，患者情報が，利害関係者間だけでなく広く公的にアクセス可能であることである。現在，臨床試験のデータが匿名化された後に共有される動きが進んでいる。

(5) 知らないでいる権利

情報へのアクセスがエンパワメントを強化するとは限らない。「知らないでいる権利」の考えそのものは新しくはないが，次世代シーケンシング技術の登場により多大な情報かつ研究目的を超えた情報が明らかになることから，将来NGSを用いた診断を受ける患者には，これまで以上に「何を知りたくないか」についてしっかり尋ねなければならなくなる。なお，被検者が小児の場合，臨床的に重大かつ子供の間に治療や予防が可能な状態をあらわす所見が見つかった場合，両親は知らないでいる権利を行使できないよう，国際的な小児のゲノミクスのプラットフォームで提言されている。

(6) グローバリゼーション

過去10年，ゲノミクスにおけるグローバルな側面はより重要性を増してきた。サンプルの輸送とデータの境界線がより中心的な問題になっている。意味のある結果を得るために不可欠な十分な統計的検出力を確保するには，バイオバンク同士のデータ共有が欠かせない。この発展は上記の要素のうち，とりわけプライバシーとセキュリティに課題をつきつけるだけでなく，研究倫理審査委員会の手続き的な無能さも強調する。研究がますますグローバル化する中で鍵となるのは，倫理審査，ならびに異なる統治権内における監視の実質的な同等性についての相互認識に対するシステムである。

Knoppersらは，ガバナンスの明確なシステム，データセキュリティに対する市民の信頼，個々人のエンパワメントと再び「知る」（あるいは知らないでいる）ことの責任，そして研究成果の透明性が大事であるとしている。

おわりに

遺伝に関わる情報への倫理的配慮は古くから注意が払われてきたが，NGSによる情報量の爆発的増加，包括的同意やデータ共有の実践，グローバリゼーションや透明性の時代的要求といった変化に伴い，ゲノム／遺伝情報を巡る倫理対応も進化し続けなければならないといえよう。そのような中でも，原則のような基本的概念に立ち返ることで論点が網羅的に偏りなく検討できているか確かめることが可能になる。また，本稿でゲノム医療の一部は臨床研究として実施されていることを指摘したように，ゲノム医療においては臨床と研究の境界が必ずしも明確ではないことから，Knoppersが挙げた倫理規範についても臨床と無関係ではないことを認識されたい。それらを考慮のうえ，個々の機関，研究や患者の文脈に合わせて最善の対応を見つけることが望ましい。

参考文献

1) Beauchamp TL, Childress JF : Principles of Biomedical Ethics 6th ed, Oxford University Press, 2009.
2) 赤林　朗 編：入門・医療倫理学Ⅰ，勁草書房，2005.
3) 福嶋義光 監, 玉井真理子 編：遺伝医療と倫理・法・社会，

メディカルドゥ, 2007.
4) 有森直子, 溝口満子編：遺伝／ゲノム看護, 12-19, 医歯薬出版, 2018.
5) 李 怡然, 武藤香織：保健医療社論集 29, 72-82, 2018.
6) http://jams.med.or.jp/guideline/genetics-diagnosis.pdf
7) 山本圭一郎, 他：臨床薬理 49, 43-49, 2018.
8) Kalia SS, Adelman K, et al : Genet Med 19, 249-255, 2017.
9) ゲノム医療実用化推進研究事業「メディカル・ゲノムセンター等におけるゲノム医療実施体制の構築と人材育成に関する研究」サブテーマ2 別冊報告書「偶発的所見・二次的所見への対応についての検討と提言」（2017年3月）
https://www.amed.go.jp/content/files/jp/houkoku_h28/0401045/h26_001_att.pdf.
10) 平成26年度厚生労働科学研究費補助金厚生労働科学特別研究事業「遺伝情報・検査・医療の適正運用のための法制化へ向けた遺伝医療政策研究」（主任研究者 高田史男）平成26年度総括・分担研究報告書（2015年3月）
http://www.idenigak.jp/research/h26.pdf.
11) Zehir A, Benayed R, et al : Nat Med 23, 703-713, 2017.
12) http://www.mhlw.go.jp/file/05-Shingikai-10601000-Daijinkanboukouseikagakuka-Kouseikagakuka/0000140440.pdf.
13) 久保田文：日経バイオテク 2017年11月20日号
https://bio.nikkeibp.co.jp/atcl/report/16/082400016/111500040/.
14) 日本家族性腫瘍学会：家族性腫瘍における遺伝子診断の研究とこれを応用した診療に関するガイドライン http://jsft.umin.jp/project/guideline/index.html.
15) Knoppers BM, Chadwick R : Science 265, 2035-2036, 1994.
16) Knoppers BM, Chadwick R : Nat Rev Genet 6, 75-79, 2005.
17) Knoppers BM, Chadwick R : BMC Med Ethics 16, 58, 2015.

高島響子
2009年　東京大学医学部健康科学・看護学科卒業
2011年　同大学院医学系研究科公共健康医学専攻（SPH）専門職学位課程修了
2014年　東京大学医科学研究所公共政策研究分野特任研究員
2015年　東京大学大学院医学系研究科健康科学・看護学科　博士号（保健学）取得
2018年　国立国際医療研究センターメディカルゲノムセンター上級研究員

武藤香織
1993年　慶應義塾大学文学部人間関係学科卒業
1995年　同大学院社会学研究科修士課程修了
1997年　財団法人医療科学研究所研究員
2000年　米国ブラウン大学地域保健学教室博士研究員
2002年　信州大学医療技術短期大学部（2002年に医学部保健学科に改組）講師
　　　　東京大学大学院医学系研究科国際保健学専攻, 博士（保健学）取得
2007年　東京大学医科学研究所公共政策研究分野准教授
2013年　同教授

好評発売中

遺伝子医学 MOOK 別冊
シリーズ：最新遺伝医学研究と遺伝カウンセリング

シリーズ3

最新 多因子遺伝性疾患研究と遺伝カウンセリング

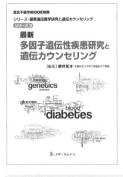

編集：櫻井晃洋（札幌医科大学医学部遺伝医学教授）

定価：本体 6,300円+税、B5判、300頁

●第1章 総論
1. ヒトゲノムの多様性：その成り立ち, 応用
2. 多因子疾患の遺伝学
3. 多因子疾患の遺伝要因探索の歴史と現状
4. 最新の遺伝子解析技術によるゲノム診断
5. ゲノムワイドデータの遺伝統計解析手法

●第2章 主に新生児～小児期にみられる多因子疾患の遺伝医学研究・診療各論
1. 二分脊椎・神経管閉鎖不全
2. 口唇裂・口蓋裂
3. 川崎病の遺伝要因解明の現状と課題
4. アトピー性皮膚炎とアトピー素因
5. アレルギー性呼吸器疾患（気管支喘息とアレルギー性鼻炎）
6. 食物アレルギーの遺伝学的側面
7. 1型糖尿病
8. 先天性心疾患
9. 消化器疾患

●第3章 主に成人期にみられる多因子疾患の遺伝医学研究・診療各論
1. 脳血管障害
2. 眼科領域の多因子疾患（加齢黄斑変性, 緑内障など）
3. 本態性高血圧の遺伝医学
4. 2型糖尿病
5. 肥満, 肥満症, メタボリックシンドローム
6. 遺伝子異常による脂質異常症
7. 骨粗鬆症
8. 自己免疫性甲状腺疾患（バセドウ病, 橋本病）
9. 冠動脈疾患の遺伝学
10. 慢性閉塞性肺疾患, 間質性肺炎

11. 炎症性腸疾患（潰瘍性大腸炎・クローン病）
12. 関節リウマチ
13. 全身性エリテマトーデス, 全身性強皮症, ANCA関連血管炎
14. アルコール依存症の遺伝研究：GWASからの知見
15. 腎泌尿器科領域の多因子疾患に対するゲノムワイド関連解析
16. 婦人科領域の多因子疾患－子宮内膜症－
17. 感染症における宿主の遺伝的多様性と病態

●第4章 多因子疾患の遺伝カウンセリングの実際（ケーススタディ）
1. 多因子疾患の遺伝カウンセリング
2. 口唇口蓋裂
3. 自閉スペクトラム症
4. 糖尿病（妊娠も含めて）
5. 関節リウマチ
6. アルツハイマー病（家族性でないもの）
7. DTC遺伝子検査
8. 全ゲノム（エクソーム）解析に伴う偶発的所見／二次的所見

●第5章 多因子疾患の遺伝情報と社会
1. Precision Medicine Initiativeとゲノム医療
2. ゲノム医療における多因子疾患の位置づけと国際的動向
3. 網羅的ゲノム解析時代における倫理的法的社会的課題
　－遺伝情報に基づく差別に対する諸外国の法的規制の動向
4. わが国の「遺伝子検査ビジネス」の現状と課題
5. DTC遺伝学的検査の科学的検証
6. 社会における遺伝リテラシー向上

お求めは医学書販売店、大学生協もしくは弊社購読係まで

発行／直接のご注文は

 株式会社 メディカルドゥ

〒550-0004
大阪市西区靱本町 1-6-6　大阪華東ビル 5F
TEL.06-6441-2231　FAX.06-6441-3227
E-mail　home@medicaldo.co.jp
URL　http://www.medicaldo.co.jp

索 引

キーワード INDEX

[英語]

● A
AI ... 29
ALK 阻害剤 ... 139
ALS ... 55
amplicon coverage analysis ... 64

● B
BRAF 阻害剤 ... 140

● C
C9ORF72 ... 56
cell-free DNA ... 29
ctDNA ... 29, 160
CHIP ... 153
circulating tumor cell ... 28
circulating tumor DNA ... 29
CLIA 法 ... 152
clinical laboratory geneticists ... 186
CTC ... 28, 160
ctDNA ... 29, 160

● D
DNA 損傷応答・修復システム ... 48

● E
EGFR 抗体 ... 139
EGFR 阻害剤 ... 139
ELSI ... 205

● F
FFPE 腫瘍組織 ... 148
FoundationOne CDx ... 158
FUS ... 55

● G
GJB2 遺伝子 ... 89

● H
HercepTest ... 137
heterogeneity ... 28
HLA ... 194
HPO ... 52
HRAM ... 51

● I
IF ... 172
IRUD ... 108, 115
IRUD Beyond（IRUD-Beyond） ... 113, 116
ISO 15189 ... 198

● L
large deletion/duplication ... 64
LDT ... 198

● M
MGeND ... 193
MSK-IMPACT ... 158

● N
Nanopore ... 34
NCC オンコパネル検査システム ... 148
NGS ... 71, 83, 88, 115, 122, 138, 143, 148, 160, 173, 183, 185
NIPT ... 125

● O
oncogene addiction ... 164
on the job training ... 181
opt out（拒否権） ... 173

● P
PacBio ... 34
PARP 阻害剤 ... 140
PCR 直接シークエンス法 ... 23
PGT-A ... 124
precision medicine ... 155
preconception test ... 123

● Q
Q-value ... 149

● S
secondary findings ... 185
SF ... 172
SHIVA 試験 ... 156
SILAC ... 51
SOD1 ... 55
STR ... 32

● T
TARDBP ... 55
TMB ... 152
TOP-GEAR プロジェクト ... 148
TTN ... 60

● V
VUS（variant of unknown significance） ... 86

● W
Watson for Genomics ... 79, 144
WES ... 84, 173
WGS ... 85, 173

● Z
ZNF512B ... 59

[日本語]

● あ
アクセスの公平性 ... 207

● い
一本鎖高次構造多形（SSCP）法 ... 23
遺伝カウンセリング ... 172, 182, 206
遺伝学的検査 ... 181
遺伝子解析 ... 93
遺伝子関連検査 ... 197
遺伝子検査 ... 99
遺伝子治療 ... 95
遺伝子変異 ... 143
遺伝性腫瘍 ... 130
遺伝性難病 ... 84
遺伝性網脈絡膜疾患 ... 39
医療倫理の 4 原則 ... 205
インターネット検索 ... 185
インテンシブコース ... 182
インフォームドコンセント ... 206

● え
エクソソーム ... 160
エピゲノミクス ... 67

● か
解析結果の返却 ... 207
解析センター ... 109
外部精度管理調査 ... 201
拡張型心筋症 ... 93
家族性腫瘍 ... 130
ガバナンス ... 209
がん ... 84, 143, 192
がん遺伝子パネル検査 ... 172
がんゲノム医療 ... 155
患者家族 ... 208
感染症 ... 192
がん臨床シークエンス ... 78

● き
機械学習 ... 30
希少疾患 ... 192
希少難病 ... 108
希少・未診断遺伝性疾患 ... 115
キャピラリーシークエンサー ... 24
急性骨髄性白血病 ... 145
拠点病院 ... 109
筋萎縮性側索硬化症 ... 55
筋原線維性ミオパチー ... 64
筋ジストロフィー ... 63

キーワード INDEX

●く
- 偶発的所見（IF） …… 172
- クリニカルシーケンス …… 29, 83, 96, 130

●け
- 血漿検査 …… 161
- ゲノミクス …… 66
- ゲノム医学 …… 99
- ゲノム医療 …… 172, 180, 192, 197
- ゲノム解析 …… 42
- ゲノムバイオマーカー …… 167
- ゲノム不安定性疾患群 …… 49
- ゲノム編集 …… 46
- 原因候補遺伝子変異 …… 115
- 検査室独自開発の検査（LDT） …… 198
- 現地実技試験 …… 201

●こ
- 酵母 …… 116
- 候補遺伝子 …… 93
- 国際規格 …… 198
- 国際連携 …… 109
- コケイン症候群 …… 51
- 個別化医療 …… 144
- コンパニオン診断 …… 164
- コンパニオン診断薬 …… 136

●さ
- サザンブロット法 …… 24
- 残存聴力活用型人工内耳（EAS） …… 90

●し
- ジェネティックエキスパート …… 185
- 資格認定制度 …… 185
- 色素性乾皮症 …… 49
- 次世代ゲノム解析 …… 50
- 次世代シークエンサー（NGS）
  …… 71, 83, 88, 115, 122, 138, 143, 148, 160, 173, 183, 185
- 次世代シークエンシング（次世代シーケンシング） …… 99, 197
- 次世代マルチオミクス解析 …… 48
- 自然言語処理 …… 30
- 出生前診断 …… 123
- 循環器ゲノム医療 …… 93
- ショウジョウバエ …… 116
- 知る権利/知らないでいる権利 …… 206
- 新型出生前診断 …… 122
- 心筋症 …… 93
- シングルセル解析 …… 27
- 人工知能 …… 29, 144
- 人工内耳 …… 88
- 人材育成 …… 185
- 新生児聴覚スクリーニング検査 …… 88
- 診断委員会 …… 110

●す
- スーパーコンピュータ …… 77

●せ
- 脆弱X症候群 …… 24
- 生殖細胞系列バリアント …… 130
- 精度管理 …… 103
- 精度保証 …… 197
- 精密医療 …… 31
- 精密質量分析 …… 51
- ゼブラフィッシュ …… 116
- 全エクソーム解析 …… 71, 95
- 全エクソンシークエンス（WES） …… 84, 173
- 全ゲノム解析 …… 72
- 全ゲノムシークエンス（WGS） …… 85, 173
- 全国遺伝子医療部門連絡会議 …… 180
- 選択的シーケンシング …… 34
- 線虫 …… 116
- 先天性筋無力症候群 …… 64
- 先天性ミオパチー …… 64

●そ
- 臓器横断的治療開発 …… 165
- 造血器腫瘍 …… 144

●た
- ターゲットキャプチャー …… 148
- ターゲットシーケンシング …… 100
- ターゲットパネルシーケンス …… 84
- ターゲットリシーケンス …… 63, 88
- 大規模スクリーニング …… 167
- 第三者認定 …… 198
- 代謝性ミオパチー …… 64
- 多型 …… 185
- 妥当性確認 …… 199
- 短鎖シーケンサー …… 85
- タンデム繰り返し配列 …… 32

●ち
- 着床前診断 …… 123
- 長鎖シーケンサー …… 85

●て
- データ共有 …… 196
- データシェアリング …… 109
- データベース …… 42, 85, 192
- デジタルPCR …… 160

●と
- 統合オミックス …… 69
- 統合データベース …… 169
- ドライバー分子 …… 164
- ドライバー変異 …… 143
- トラスツズマブ …… 136
- トランスクリプトーム解析 …… 52
- トリプレットリピート病 …… 24

●な
- 難聴 …… 88
- 難病医療支援ネットワーク …… 113

●に
- 二次的所見（SF） …… 172
- 認知症 …… 192
- 認定プログラム …… 199

●の
- 脳疾患 …… 32
- ノックインマウス …… 46

●は
- バスケット型臨床試験 …… 166
- バリアント …… 185

●ひ
- 肥大型心筋症 …… 93
- ビッグデータ …… 80
- ヒトゲノム …… 100
- 標準化 …… 197
- 品質管理 …… 87
- 品質保証 …… 197

●ふ
- ファンコーニ貧血症候群 …… 49
- プレシジョンメディシン …… 31
- 分子標的医薬 …… 95
- 分子標的薬 …… 136
- 分析的妥当性 …… 200

●へ
- 変異 …… 185
- 変性高速液体クロマトグラフィー（DHPLC）法 …… 23

●ほ
- 保因者診断 …… 122
- 保険診療 …… 89

●ま
- マイクロバイオミクス …… 68
- マルチプレックス遺伝子診断 …… 169

▶▶キーワード INDEX

●み
未診断疾患 108

●も
網膜 38
モデル生物プロジェクト 116

●や
薬剤耐性 168

●り
リキッドバイオプシー 29, 160
臨床遺伝専門医 180
臨床ゲノム情報統合データベース
　　整備事業 192
臨床シーケンス 143
臨床専門分科会 109

●ろ
ロングリード 32
ロングリードシークエンス 74

■ 特集関連資料記事広告

Thermo Scientific™ AcroMetrix™
遺伝子関連検査用 精度管理コントロール

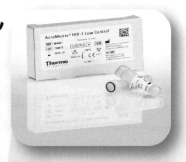

サーモフィッシャーダイアグノスティックス(株)
〒108-0023　東京都港区芝浦4丁目2番8号
　　　　　　住友不動産三田ツインビル東館
TEL(フリーコール)：0120-147-075
URL　：thermoscientific.com/phadia/ja
E-mail：JPYOK-CDD.QC@thermofisher.com

[製品紹介]

Thermo Scientific™ AcroMetrix™遺伝子関連検査用精度管理コントロールは、検査結果に対する正確性および完全性をより高めることができます。AcroMetrix製品は 1.測定結果のトレーサビリティーの確立し、2.検体を模倣した製品による核酸抽出ステップからの正確性、一貫性、妥当性を検証します。各施設の精度管理において、最初の検査手法の評価・検証から技術試験（Proficiency Testing）、定期的なQCモニタリングやキャリブレーション検証のサイクルまで、検査室の精度管理システムを国際レベルにします。

本製品はISO13485準拠、かつCE、US-IVD取得済のコントロールです。
＊cGMPレベルのドキュメント作成に寄与
＊ロット毎の分析証明書から期待値を事前に確認ができる
＊精度管理物質の調製や確認に要する時間を短縮
＊試験データ変動の抑制
＊QCロット変更時にかかる手間や時間を短縮
＊トラブルシューティングが簡単になるため再稼働までの時間を短縮
＊CDC GetRM 推奨

トランスレーショナルリサーチを支援する

好評発売中

遺伝子医学MOOK・28号（ムック）

ますます臨床利用が進む遺伝子検査
－その現状と今後の展開そして課題－

編集：野村文夫（千葉大学医学部附属病院マススペクトロメトリー検査診断学寄付研究部門客員教授）
定価：5,778円（本体5,350円＋税）、B5判、268頁

●第1章　実用化に向かう次世代シークエンサーとその周辺
1. 遺伝子検査に向けたDNAシークエンス技術の現状と今後の展望
2. がんを対象とした次世代シークエンサーによるゲノム解析と臨床応用
3. 遺伝性疾患の原因究明における次世代シークエンスの有用性
4. 次世代シークエンサーを利用した遺伝性疾患のパネル診断
5. 次世代シークエンサーにおけるIncidental findingsとその取り扱い
6. 遺伝子関連検査におけるネットの活用とその人材育成
7. 全自動遺伝子解析装置の最新情報
8. 遺伝子関連検査が保険収載されるまでの流れと質保証をめぐる諸問題

●第2章　分子標的治療のための体細胞遺伝子検査の現況
1. 肺がん
2. 乳がん
3. 大腸がんにおける分子標的治療と体細胞遺伝子検査
4. 造血器腫瘍の分子標的薬治療のための体細胞遺伝子検査
5. コンパニオン診断薬：現状と今後の課題
●第3章　生殖細胞系列遺伝学的検査の臨床応用
1. ファーマコゲノミクス検査の最前線〔4本〕
2. 各種疾患における診療目的の遺伝学的検査〔8本〕
3. 出生前診断の現状と課題〔2本〕
4. 生活習慣病の遺伝学的検査・DTC〔3本〕
●第4章　遺伝カウンセリングとその周辺
1. 遺伝学的検査を扱う際に知っておくべきガイドラインの概要
2. 遺伝学的検査と遺伝カウンセリング〔4本〕

〔○本：記事本数〕

発行／直接のご注文は　　株式会社 メディカルドゥ

TEL.06-6441-2231　FAX.06-6441-3227
E-mail　home@medicaldo.co.jp
URL　http://www.medicaldo.co.jp

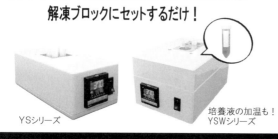

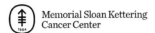

理研ジェネシスは、がん遺伝子パネル検査「MSK-IMPACT™」の仲介サービスを開始しました

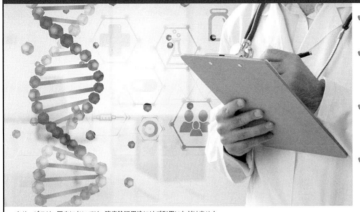

✓ FDA承認取得検査

✓ 10,000症例の公開データ
Zehir et al. Nat Med. 2017

✓ 468のがん関連遺伝子を網羅解析

✓ cBioPortal
Webベースのプラットフォームによるデータ可視化・分析

・本サービスは、国内においては、臨床診断用途にはご利用いただけません。
・記載の会社名および製品名は、弊社または各社の商標または登録商標です。

株式会社理研ジェネシス
〒141-0032 東京都品川区大崎1-2-2
アートヴィレッジ大崎セントラルタワー8階

〔お問い合わせ先〕営業部
TEL:03-5759-6042　MAIL:info2@rikengenesis.jp

riken genesis

2018年10月、雑誌「遺伝子医学」が復刊しました。

遺伝子(ゲノム)医学・医療,研究の推進を支援する

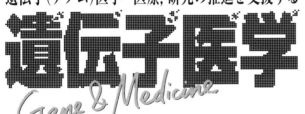

年間購読のご案内

只今「遺伝子医学」では，年間で弊社に直接ご購読いただけます読者の方を募集しております。

▶1年間のご購読（国内送料弊社負担）：1冊 2,500円 ×4冊＝10,000円＋税
　＊2年間以上のご購読の場合は，割引制度もございます。
　　詳しくはホームページ（http://www.medicaldo.co.jp）を御覧ください。
▶お申込み賜ります場合は、
　①送付先ご住所（勤務先または自宅），②お名前，③勤務先，④TEL，FAX，E-mail をご明記のうえ，下記へお申込みください。

発行／直接のご注文は　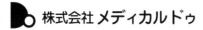　株式会社 メディカルドゥ

TEL.06-6441-2231　FAX.06-6441-3227
E-mail　home@medicaldo.co.jp
URL　http://www.medicaldo.co.jp

トランスレーショナルリサーチを支援する

遺伝子医学MOOK（ムック）・27号

iPS細胞を用いた難病研究
－臨床病態解明と創薬に向けた研究の最新知見

好評発売中

編集：中畑龍俊（京都大学iPS細胞研究所副所長，臨床応用研究部門特定拠点教授）

定価：本体 5,200円＋税、B5判、228頁

●特集に寄せて

●第1章　中枢神経疾患
1. 疾患特異的iPS細胞の網膜変性疾患への応用
2. パーキンソン病
3. iPS細胞を用いた統合失調症の病態解明
4. 遺伝子異常に基づく難治てんかん－Dravet症候群
5. iPS細胞を用いたアルツハイマー病モデルと小胞体ストレス

●第2章　神経・筋疾患
1. 球脊髄性筋萎縮症
2. 筋萎縮性側索硬化症（ALS）
3. 脊髄性筋萎縮症
4. 三好型ミオパチー
5. 疾患特異的iPS細胞を活用した筋疾患治療研究

●第3章　循環器疾患
1. 疾患特異的iPS細胞を用いた1型QT延長症候群疾患モデルの作製
2. 3型QT延長症候群
3. カテコラミン誘発性多形性心室頻拍における疾患特異的iPS細胞を用いた研究
4. 肥大型心筋症（HCM）
5. 拡張型心筋症

●第4章　血液・免疫疾患
1. Fanconi貧血患者特異的iPS細胞研究の現状と展望
2. Shwachman-Diamond症候群
3. 重症先天性好中球減少症
4. 先天性無巨核球性血小板減少症を解剖する
5. 疾患特異的iPS細胞を用いた慢性骨髄性白血病の病態解明と新規治療の開発
6. リプログラミング技術を用いた骨髄異形成症候群の病態解明と新規治療の可能
7. 原発性免疫不全症
8. CINCA症候群

●第5章　内分泌・代謝疾患
1. 1型糖尿病
2. 脂肪萎縮症
3. ゴーシェ病
4. Pompe病
5. ムコ多糖症

●第6章　その他領域の疾患
1. 呼吸器疾患
   難治性呼吸器疾患
2. 腎・泌尿器疾患
   多発性囊胞腎
3. 骨系統疾患
   進行性骨化性線維異形成症
4. 染色体異常
   ダウン症候群

お求めは医学書販売店、大学生協もしくは弊社購読係まで

発行／直接のご注文は

 株式会社 メディカルドゥ

〒550-0004
大阪市西区靱本町 1-6-6　大阪華東ビル 5F
TEL.06-6441-2231　FAX.06-6441-3227
E-mail　home@medicaldo.co.jp
URL　http://www.medicaldo.co.jp

トランスレーショナルリサーチを支援する

遺伝子医学MOOK(ムック)・28号

ますます臨床利用が進む
遺伝子検査
－その現状と今後の展開そして課題－

編集：野村文夫（千葉大学医学部附属病院マススペクトロメトリー
　　　　　　　　検査診断学寄付研究部門客員教授）

定価：5,778円（本体5,350円＋税）、B5判、268頁

好評発売中

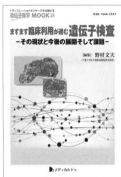

●第1章　実用化に向かう次世代シークエンサーとその周辺
1. 遺伝子検査に向けたDNAシークエンス技術の現状と今後の展望
2. がんを対象とした次世代シークエンサーによるゲノム解析と臨床応用
3. 遺伝性疾患の原因究明における次世代シークエンスの有用性
4. 次世代シークエンサーを利用した遺伝性疾患のパネル診断
5. 次世代シークエンサーにおけるIncidental findingsとその取り扱い
6. 遺伝子関連検査におけるネットの活用とその人材育成
7. 全自動遺伝子解析装置の最新情報
8. 遺伝子関連検査が保険収載されるまでの流れと質保証をめぐる諸問題

●第2章　分子標的治療のための体細胞遺伝子検査の現況
1. 肺がん
2. 乳がん
3. 大腸がんにおける分子標的治療と体細胞遺伝子検査
4. 造血器腫瘍の分子標的薬治療のための体細胞遺伝子検査
5. コンパニオン診断薬：現状と今後の課題

●第3章　生殖細胞系列遺伝学的検査の臨床応用
1. ファーマコゲノミクス検査の最前線
   1) 遺薬物代謝酵素・薬物トランスポーター多型診断の臨床的意義
   2) 生殖細胞系列遺伝子検査（遺伝学的検査）による薬剤の有害事象の予測

3) ホストと感染因子の遺伝子関連検査を組み合わせた感染症の治療
   ①CV感染症と*IL28B*遺伝子多型
   ②ヘリコバクターピロリにおける遺伝学的検査の臨床応用側
2. 各種疾患における診療目的の遺伝学的検査
   1) 筋疾患の遺伝学的検査
   2) ミトコンドリア病とその包括的遺伝子解析
   3) 先天代謝異常症におけるタンデムマスと遺伝学的検査の併用
   4) 遺伝性乳がん・卵巣がん
   5) 大腸がん
   6) 多発性内分泌腫瘍症
   7) 遺伝性不整脈疾患
   8) 糖尿病
3. 出生前診断の現状と課題
   1) わが国における出生前診断の概要
   2) わが国における母体血胎児染色体検査の現状と課題
4. 生活習慣病の遺伝学的検査・DTC
   1) 生活習慣改善のための遺伝子検査サービスの可能性
   2) 多因子疾患の遺伝子多型告知による生活習慣改善動機づけの成果
   3) パーソナルゲノムサービスの科学的吟味義

●第4章　遺伝カウンセリングとその周辺
1. 遺伝学的検査を扱う際に知っておくべきガイドラインの概要
2. 遺伝学的検査と遺伝カウンセリング
   1) 遺伝学的検査における遺伝カウンセリング概論
   2) 神経内科領域の発症前診断と遺伝カウンセリング
   3) 遺伝性腫瘍症候群における遺伝カウンセリング
   4) 新型出生前検査における遺伝カウンセリング

お求めは医学書販売店、大学生協もしくは弊社購読係まで

発行／直接のご注文は

 株式会社 メディカルドゥ

〒550-0004
大阪市西区靭本町1-6-6　大阪華東ビル5F
TEL.06-6441-2231　FAX.06-6441-3227
E-mail　home@medicaldo.co.jp
URL　http://www.medicaldo.co.jp

トランスレーショナルリサーチを支援する

好評発売中

遺伝子医学MOOK(ムック)・29号
オミックスで加速する
がんバイオマーカー研究の最新動向
リスク評価,早期診断,治療効果・予後予測を可能にする新しいバイオマーカー

監修：今井浩三（東京大学医科学研究所・前病院長）
編集：山田哲司（国立がん研究センター研究所創薬臨床研究分野主任分野長）
　　　金井弥栄（慶應義塾大学医学部病理学教室教授／国立がん研究センター研究所分子病理分野長）

定価：5,778円（本体5,350円+税）、B5判、284頁

● 第1章　オミックス解析技術
1. 最近のオミックス解析技術の進歩
   1）ゲノム
      ①次世代シークエンサーを利用したがんゲノム解析
      ②コピー数解析
   2）エピゲノム
   3）トランスクリプトーム
      ①次世代シークエンサー解析
      ②マイクロアレイによるがん診断薬開発の現状
   4）プロテオーム
      ①二次元電気泳動法を用いたがんバイオマーカー開発
      ②質量分析法に基づくバイオマーカー研究へのアプローチ
      ③リン酸化タンパク質
   5）メタボローム
   6）糖鎖解析技術の進歩で実現される糖鎖情報の解読と病態理解
   7）疾患診断のための化合物アレイの活用
2. オミックスデータの情報処理
   1）オミックスデータのシステム数理情報解析
   2）多層オミックス解析と統合データベース構築

● 第2章　血液バイオマーカーの新展開
1. 新規がん診療バイオマーカーとしての血液中miRNAの可能性
2. 血中循環腫瘍細胞
3. 血中腫瘍DNA
4. 血漿中アミノ酸プロファイルは、なぜ「がんリスク」を知っているのか

● 第3章　がん化リスクの評価
1. 肺発がんリスクに関わるゲノム要因
2. DNAメチル化指標を用いた肝発がんリスク評価
3. 生活習慣情報を用いた発がんリスク予測

● 第4章　バイオマーカーによるがんの早期診断
1. がん自己抗体による早期診断の可能性
2. 早期膵がん・膵がんリスク疾患を検出する血液バイオマーカーの開発 -Apolipoprotein AIIisoformを用いた早期膵がんの検出法-
3. 大腸がんのメチル化DNAマーカー

● 第5章　がんの予後予測
1. 肺がんの予後予測バイオマーカー
2. DNAメチル化を指標とした腎細胞がんの予後診断

● 第6章　治療薬のコンパニオンバイオマーカー
1. 肺がん
2. 大腸がんにおけるKRAS変異と抗EGFR抗体薬治療
3. 胆道がんにおける治療薬のコンパニオンバイオマーカー
4. BRAF阻害剤やMEK阻害剤を用いた悪性黒色腫の治療におけるBRAF変異診断
5. 前立腺がんに対する治療薬のコンパニオンバイオマーカー
6. 成人および小児のグリオーマ -ゲノム解析から得られた知見-
7. 胃がんにおける分子標的治療とコンパニオンバイオマーカーの開発
8. 乳がん
9. 抗PD-1あるいは抗PD-L1抗体を用いた免疫療法
10. DNA損傷応答
11. がんの個別化医療におけるチロシンキナーゼ阻害薬とコンパニオンバイオマーカー

● 第7章　体外診断薬としての実用化
1. 産学連携推進によるバイオマーカーの実用化
2. 体外診断用医薬品の市場について

お求めは医学書販売店、大学生協もしくは弊社購読係まで

発行／直接のご注文は

株式会社 メディカルドゥ

〒550-0004
大阪市西区靱本町1-6-6　大阪華東ビル5F
TEL.06-6441-2231　FAX.06-6441-3227
E-mail　home@medicaldo.co.jp
URL　http://www.medicaldo.co.jp

トランスレーショナルリサーチを支援する

遺伝子医学 MOOK・30号
今，着実に実り始めた遺伝子治療
－最新研究と今後の展開

編集：金田安史（大阪大学大学院医学系研究科遺伝子治療学教授／日本遺伝子細胞治療学会理事長）

定価：5,778円（本体 5,350円＋税）、B5判、308頁

好評発売中

●第1章　遺伝子治療の現状
1. 遺伝子治療の復活：世界の現状
2. 日本の遺伝子治療

●第2章　遺伝子治療革新技術
1. ゲノム編集法を利用した遺伝子修復治療
2. 次世代がん治療用HSV-1の開発
3. 標的化アデノウイルスベクターの開発
4. アデノウイルスベクターによる遺伝子発現制御技術
5. レンチウイルスベクター
6. AAVベクターの現状と問題点の克服に向けて - AAV Barcode-Seq解析法を用いた新たな取り組み -
7. センダイウイルスベクター
8. ワクシニアウイルス
9. 悪性腫瘍に対するコクサッキーウイルス療法開発の現況
10. HVJエンベロープベクター
11. 高分子ナノミセルを用いた生体へのin vivo mRNAデリバリー
12. 化学的アプローチを駆使した核酸医薬の最前線

●第3章　単一遺伝子の異常による遺伝性疾患と遺伝子治療
1. ライソゾーム蓄積症とペルオキシゾーム病
2. 慢性肉芽腫症
3. 先天性免疫不全症（ADA欠損症, X-SCID, WAS）
4. 遺伝性網膜疾患
5. 表皮水疱症に対する遺伝子治療の現状と展望
6. デュシェンヌ型筋ジストロフィー
7. 血友病に対する遺伝子治療の現状と展望
8. HGF遺伝子を用いたリンパ浮腫に対するリンパ管新生療法

●第4章　がんと遺伝子治療
1. 臨床の現場に近づいた前立腺がん遺伝子治療の現状と今後の展開
2. ナノパーティクルを用いた脳腫瘍治療
3. 悪性グリオーマに対するウイルス療法
4. 食道がんに対する放射線併用アデノウイルス療法の臨床開発
5. TCR改変T細胞による食道がん治療
6. Oncolytic Adenovirusによる消化器がん治療
7. 悪性中皮腫に対する遺伝子治療の現状
8. 白血病/リンパ腫に対するCAR-T遺伝子治療
9. Lung cancer gene therapy using armed-type oncolytic adenovirus

●第5章　神経疾患と遺伝子治療
1. Parkinson病
2. Aβ分解酵素ネプリライシンによるアルツハイマー病の遺伝子治療
3. 筋萎縮性側索硬化症 - 孤発性ALSモデルマウスを用いたALSの遺伝子治療法開発 -

●第6章　循環器疾患/感染症と遺伝子治療
1. 心不全の遺伝子治療
2. 末梢血管病変に対する遺伝子治療
3. 結核

●第7章　遺伝子治療におけるレギュラトリーサイエンス
1. 遺伝子治療関連規制
2. 遺伝子治療の審査体制と海外動向

お求めは医学書販売店、大学生協もしくは弊社購読係まで

発行／直接のご注文は

株式会社 メディカルドゥ

〒550-0004
大阪市西区靱本町1-6-6　大阪華東ビル5F
TEL.06-6441-2231　FAX.06-6441-3227
E-mail　home@medicaldo.co.jp
URL　http://www.medicaldo.co.jp

トランスレーショナルリサーチを支援する

遺伝子医学MOOK(ムック)・31号

がん免疫療法
-What's now and what's next?-

好評発売中

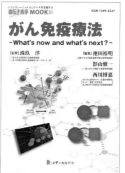

監修：珠玖 洋（三重大学大学院医学系研究科教授／三重大学複合的がん免疫療法リサーチセンター長）

編集：池田裕明（長崎大学大学院医歯薬学総合研究科教授）
　　　影山愼一（三重大学大学院医学系研究科教授）
　　　西川博嘉（国立がん研究センター先端医療開発センター免疫TR分野長／名古屋大学大学院医学系研究科教授）

定価：5,778円（本体 5,350円＋税）、B5判、292頁

●第1章　総論
1. がん免疫療法 - 夢, 研究, そして実現への長い道程 -
2. ヒトがん免疫病態の理解と展望
3. 免疫チェックポイント阻害剤のもたらしたインパクト
4. がん免疫反応の攻める側と抑える側
5. 抗がん剤による細胞死と宿主免疫応答
6. 腸内細菌とがん治療応答性

●第2章　最近のがん免疫療法開発の臨床的成果と位置づけ
1. 免疫チェックポイント阻害剤
   1) 悪性黒色腫
   2) 婦人科腫瘍に対するがん免疫療法臨床開発
   3) 非小細胞肺がんにおける免疫チェックポイント阻害剤の臨床開発
2. 受容体改変T細胞輸注療法
   1) 造血器腫瘍に対するCAR-T細胞療法
   2) 血液がんに対するがん抗原特異的TCR遺伝子導入T細胞療法
   3) 固形がんに対するTCR改変T細胞療法
3. がんワクチン
   1) がんペプチドワクチン療法開発の成果と位置づけ
   2) 本邦でのがんワクチン開発と今後の動向
   3) CTLとTh細胞を共に活性化できるがんペプチドワクチン療法の開発
   4) タンパクおよび長鎖ペプチドによるワクチン
4. 腫瘍溶解性ウイルス
   1) ウイルス療法と抗腫瘍免疫
   2) 遺伝子組換え単純ヘルペスウイルスⅠ型（G47Δ）を用いた悪性グリオーマのウイルス療法
   3) 腫瘍溶解性ウイルスHF10による再発乳がん多発結節症例, 切除不能進行膵がん症例に対する臨床研究

●第3章　がん免疫療法臨床試験からのレッスン
1. 免疫抑制分子とリンパ球の腫瘍浸潤
2. 宿主免疫でのネオアンチゲンの役割
3. 腫瘍免疫における遺伝子変異集積の意義
4. バイオマーカーとしてのPD-L1
5. バイオマーカーとしての免疫抑制細胞

●第4章　次世代がん免疫療法へのチャレンジ
1. 多機能性がん免疫賦活作用を有する人工アジュバントベクター細胞
2. アジュバントがつなぐ自然免疫と獲得免疫
3. 新規TLR3アジュバントの開発
4. CCR4抗体によるがん免疫療法
5. ヒト型抗CD4抗体IT1208のがん治療薬としての臨床開発
6. iPS細胞技術を用いたがん抗原特異的T細胞療法の開発
7. iPS細胞由来ミエロイド細胞の大量生産とがん治療への応用
8. 細胞内がん抗原を標的としたCAR-T細胞
9. 代謝制御によるT細胞機能調節
10. T細胞放出エクソソームによるがんの浸潤・転移抑制機構
11. 複合的がん免疫療法への期待
12. 免疫チェックポイント阻害療法抵抗性腫瘍への免疫療法
13. Personalized Medicineとしてのがん免疫療法

●第5章　わが国での開発促進に何が必要か
1. イノベーション創出拠点形成国家プロジェクトの歴史と成果そして展望 - 治癒的治療法の開発に向けて -
2. わが国でのレギュレーション整備への期待
3. がん治療における産官学連携の推進

●おわりに：未来のがん免疫療法への期待

お求めは医学書販売店、大学生協もしくは弊社購読係まで

発行／直接のご注文は

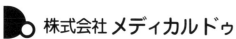

〒550-0004
大阪市西区靭本町 1-6-6　大阪華東ビル 5F
TEL.06-6441-2231　FAX.06-6441-3227
E-mail　home@medicaldo.co.jp
URL　http://www.medicaldo.co.jp

トランスレーショナルリサーチを支援する

遺伝子医学MOOK・32号（ムック）

難病研究 up-to-date
臨床病態解析と新たな診断・治療法開発をめざして

好評発売中

編集：松原洋一（国立成育医療研究センター研究所長／東北大学名誉教授）

定価：5,778円（本体5,350円+税）、B5判、288頁

序文
序章：情報共有による難病研究の隘路解消をめざして

● 第1章　難病の診断と病態解析
1. 未診断疾患イニシアチブ
2. エピゲノム
3. ヒトマイクロバイオームデータと病態診断
4. 大規模コホート調査とメタボローム解析が明らかにする日本人代謝プロファイル

● 第2章　難病の病態モデル作製
1. ゼブラフィッシュ
2. 患者由来iPS細胞を用いた病態モデル作製
3. 疾患モデルマウス：家族性アミロイドポリニューロパチー
4. 小型霊長類マーモセットによる病態モデル

● 第3章　難病の治療法（総論）
1. 遺伝子治療の現状と展望
2. 酵素補充療法の現状と今後の展開
3. 核酸医薬
4. 難治性神経変性疾患における治療開発
　～疾患特異的iPS細胞を用いた神経疾患モデルの構築と治療薬の開発
5. 先天代謝異常症のタンパク質ミスフォールディングに対する治療：薬理学的シャペロンとタンパク質恒常性制御因子
6. 同種造血幹細胞移植
7. 再生医療 iPS ES
8. ゲノム編集

● 第4章　難病の治療法（各論）
1. 遺伝子治療
　1) 慢性肉芽腫症
　2) AADC欠損症に対する遺伝子治療
2. タンパク質・酵素補充療法
　1) ライソゾーム病に対する酵素補充療法
　2) 筋萎縮性側索硬化症（ALS）に対するHGF
3. 核酸医薬
　1) デュシェンヌ型筋ジストロフィーの新規核酸医薬品開発をめざして
　　－エクソン53スキップ薬開発の現状－
　2) 福山型筋ジストロフィー
4. 薬剤の開発：低分子化合物, 分子標的薬・抗体医薬
　1) 肺がんの新しい分子標的薬
　2) 関節リウマチ
　3) 脊髄性筋萎縮症（SMA）における新規治療
　4) PARP阻害薬開発の現状と展望
5. シャペロン
　1) リソソーム病の薬理シャペロン療法
6. 移植（骨髄移植, 肝移植など）
　1) 副腎白質ジストロフィー（ALD）の造血幹細胞移植
　2) 先天代謝異常症に対する肝移植
7. 再生医療 iPS, ES
　1) 重症心不全に対する心筋再生治療法の開発
　2) iPS細胞を用いた筋萎縮性側索硬化症の疾患モデル
　3) ES細胞による再生医療
8. ゲノム編集
　1) ゲノム編集
　2) 疾患モデルマーモセット
9. トピック
　1) 炎症性腸疾患の治療総論

● 第5章　難病研究今後の展開
1. 次々世代のゲノム解析
2. データシェアリングによる研究促進

お求めは医学書販売店、大学生協もしくは弊社購読係まで

発行／直接のご注文は

 株式会社 メディカルドゥ

〒550-0004
大阪市西区靱本町1-6-6　大阪華東ビル5F
TEL.06-6441-2231　FAX.06-6441-3227
E-mail　home@medicaldo.co.jp
URL　http://www.medicaldo.co.jp

編集者プロフィール

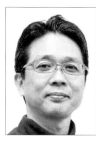

松本直通（まつもと　なおみち）
横浜市立大学大学院医学研究科遺伝学教授

＜経歴＞
- 1986年　九州大学医学部医学科卒業
- 1997年　長崎大学大学院医学研究科修了，博士（医学）
　　　　　シカゴ大学人類遺伝学教室博士研究員
- 2000年　長崎大学大学院医歯薬学総合研究科分子医療部門助教授
- 2003年　横浜市立大学大学院医学研究科遺伝学教授

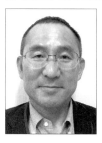

難波栄二（なんば　えいじ）
鳥取大学研究推進機構研究戦略室教授
鳥取大学医学部附属病院遺伝子診療科

＜経歴＞
- 1981年　東京医科大学医学部医学科卒業
- 1985年　東京医科大学大学院医学研究科博士課程外科学専攻修了医学博士
- 1987年　米国カリフォルニア大学ロサンゼルス校腫瘍外科学博士研究員
- 1991年　国立がんセンター研究所病理部実験病理研究室研究員
- 1994年　国立がんセンター研究所病理部実験病理研究室室長
- 2001年　国立がんセンター研究所腫瘍プロテオミクスプロジェクトリーダー
- 2004年　国立がんセンター研究所化学療法部部長
- 2010年　国立がん研究センター研究所副所長創薬臨床研究分野分野長
- 2011年　国立がん研究センター研究所上席副所長
- 2014年　国立がん研究センター研究所創薬臨床研究分野・主任分野長

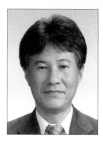

古川洋一（ふるかわ　よういち）
東京大学医科学研究所臨床ゲノム腫瘍学分野教授

＜経歴＞
- 1987年　東京大学医学部医学科卒業
　　　　　同医学部附属病院および関連病院外科
- 1992年　がん研究所生化学部（中村祐輔研究室）
- 1996年　WHO 国際がん研究機構留学
- 2004年　東京大学医科学研究所ヒトゲノム解析センター特任教授
　　　　　同附属病院ゲノム診療部部長（併任）
- 2007年　同研究所臨床ゲノム腫瘍学分野教授

遺伝子医学MOOK 34
臨床応用に向けた疾患シーケンス解析

定　価：本体 5,300 円＋税
2018年11月30日　第1版第1刷発行

編　集　松本直通・難波栄二・古川洋一
発行人　大上　均
発行所　株式会社 メディカル ドゥ

〒550-0004　大阪市西区靱本町 1-6-6 大阪華東ビル
TEL. 06-6441-2231 / FAX. 06-6441-3227
E-mail：home@medicaldo.co.jp
URL：http://www.medicaldo.co.jp
振替口座　00990-2-104175
印　刷　モリモト印刷株式会社
©MEDICAL DO CO., LTD. 2018　Printed in Japan

- 本書の複製権・上映権・譲渡権・公衆送信権（送信可能化権を含む）は株式会社メディカルドゥが保有します。
- JCOPY ＜出版者著作権管理機構 委託出版物＞
　本書の無断複製は著作権法上での例外を除き禁じられています。複製される場合は、そのつど事前に、出版者著作権管理機構（電話 03-5244-5088、FAX 03-5244-5089、e-mail: info@jcopy.or.jp）の許諾を得てください。

ISBN978-4-944157-28-0